진단

정의
- 사람들의 건강 상태와 질병에 의한 객관적인 정보를 제공하기 위하여 신체로부터 얻은 검체를 이용하여 체외에서 검사를 시행하는 것
  - 가치 있는 정보로 활용
  - 의생명과학의 핵심 학문

역할
- 현대의 복잡, 다양한 헬스케어 시스템 내에서 이를 이용하는 사람들에게 건강 관리의 효율적인 수혜가 최대한으로 활용되도록 건강정보와 서비스를 제공
  - 꼭 필요한 사람에게, 꼭 필요한 시간에, 정확한 검사 서비스 시행
  - 의료 제공자의 정확한 진단과 치료 결정에 기여

가치
- 근거중심의 정보 제공 — 보건의료에 있어 더 나은 진단 및 치료결정
- 조기 진단 및 정확한 진료정보 제공
  - 예방의학적 행위
  - 의료자원의 비용효율적 활용
- 진료 프로토콜의 필수 요소
- 실시간 진료결정 지원
- 건강정보와 서비스 제공 — 건강관리의 효율적 수혜 최대 적용
- 환자의 안전 및 편리에 긍정적인 영향
- 정책적 효과성
  - 암 검진 사업 및 전염성질환의 검색
  - 국가보건의료 재정의 하중 경감
  - 비용효율적인 보건의료체계 구축에 기여

생명공학 융합 분야
- IT.BT.NT-convergence
- 생명과학 분야 중 가장 부가가치가 높다.
- 유전체학, 단백질체학 이용 기대
  - biochip 사용
  - 핵산이나 단백질 검사의 자동화 발전
- 바이오 산업
  - IT기업 — 재벌 그룹들의 투자 — 삼성, Intel, LG, SK
  - 종류 — 체외진단
  - 차세대 바이오산업
    - 바이오시밀러복제의약품
    - poc진단기기 — 유비쿼터스 헬스 확대

미래 의료 환경
- 환자 중심의 헬스케어
  - 환자의 대기시간, 안전, 만족
  - 이동형 신속진단 및 치료센터 개발
  - 현장검사의확산
    - 소형화와 미세공정기술 — 일회용 분석기구
    - POCT
- 검사실 서비스 집중화 — 중앙검사실 시스템 자동화
- 치료모니터링의 변화
  - 환자의 치료 순응도 향상
  - 자가 치료 및 자가 모니터링의 강화
- 검사업무의 자동화, 컴퓨터화
- 인터넷 등 정보기술과 로지스틱스 기술 활용
- 임상검사과학의 개발예정분야
  - 진단면역학분야
  - 미생물분야
  - 임상화학분야
    - 자동화시스템
    - 내분비및 독성학 분야의 검사
  - 혈액학분야 — 기기소형화
  - 병리학검사분야 — 조직병리학과 신경병리학 검사분야
  - 세포검사학 — DNA
  - 유전학검사 — 유전적 결함이나 유전적 다형성 검사
  - 조직, 장기이식 적합성 검사
- IVD 핵심기술
  - 단일클론항체 및 단백질 칩 제조기술
  - Lab-on-a-film chip
  - 바이오칩(혈당센서 기술)

연구 개발 분야
- 유전학 — 핵산 검사 — 체외진단 분야 성장 예측 20%
- 면역학 — 전세계 체외진단검사 시장 점유율 = 31%
- 나노 공학
- 항체 연구
- 핵산 탐침
- 로보틱스 — 자동화된 시스템
- 정보학
- 바이오 마커 — 미래에 가장 가능성 있는 시장

본 mindmap은 진단검사과학개론 수업과제로 제작한 자료입니다. 임상병리학과에 처음 입학한 새내기들에게 미래 목표와 사명을 정하고 학업을 수행하는데 도움이 되기를 희망하며 제작학생의 동의를 얻어 게재합니다. 본 마인드맵은 하나의 샘플입니다. 임상병리학과 학생들의 더욱 훌륭한 의료사회적 역할과 창의적인 미래 개척을 기대합니다.

…검사과학과
…의 미래

…학

나의 미래

- 임상병리사
  - 역할 — 보건의료전문가 (전문 의과학 기술인)
    - 검체 또는 생체를 대상으로 병리적·생리적 상태의 예방·진단 예후 관찰 및 치료에 기여
    - 신속하고 정확한 검사결과를 제공
    - 검사결과의 연관성 해석 및 현재 사용중인 검사법의 평가와 개선을 꾀해 새로운검사법 평가
  - 가치 — 가치 향상 및 인식도 제고 노력
    - 건강관리 전문가들에게 효율적인 진료가 수행되도록 지원
    - 보건의료, 공중보건 분야의 전문직업인으로서 헬스케어의 가치 증진
    - 검사의 질 표준화와 헬스케어 시스템 내에서 환자안전의 목표 향상
  - 직업 윤리의식
    - 환자에 대한 의무
      - 검사서비스의 질과 완정성에 대해 설명
      - 검사실행에 있어 고급표준을 유지 및 향상
      - 환자정보, 검사결과에 대해 엄격하게 비밀유지
    - 동료나 동업자에 대한 의무 – 고급실행표준과 교육, 공정한 사회경제적 근로조건을 위해 노력
    - 사회에 대한 의무
      - 사회의 보편적 웰빙에 대한 직업적 책무
      - 관련법규와 제도를 따르며 양심에 따라 업무 수행
  - Mission
    - 의료적, 경제적, 산업적 효과 명시
      - 불필요한 치료 방지 및 병원 재원일 감소
      - 정책적 효과성
    - 전문성과 생산성 증진
    - – 신속한 진단법과 검사기술 개발 — 새로운 질병 출현 및 세계화
    - 넓은 분야의 이익 — 전제조건: 단순화, 충분한 연구
- 다양한 활동 분야 — 전문가 되기
  - 식품안전검사
  - 수의진단검사
  - 농업
  - 법의학
  - 의생명과학 연구 분야
  - 제약 컨설팅 분야
  - 보험 관련 업계 — 생명보험회사의 심사업무
  - 시약과 장비의 개발 및 연구 — 다양한 직무와 기술 필요
- 목표
  - 연구원
    - 대기업 생명분야 연구원
    - 대학병원 의생명연구원
      - 서울대병원
      - 서울아산병원
      - 연세대학교병원
      - 부산대학교
    - 민간 연구원
  - 공무원
    - 의료기술직공무원
    - 보건직공무원
    - 보건복지부공무원
      - 7급 보건주사보
      - 9급 보건서기보
  - 국내 의료기기회사 — 삼성메디슨
  - 10대 글로벌 의료기기회사
    - Johnson&Johnson
    - 지멘스(SIMENS)
    - GE
    - 메드트로닉
  - 국제 세포 병리사 — 국제 세포 병리사 자격증 IAC
  - 미국 국제 임상병리사 — TOEFL
- 미래설계
  - 임상병리사 자격증
    - 1.국내 3년 혹은 4년제 대학 임상병리과 — 신한대학교 임상병리학과
    - 2.국가시험 합격 — 한국보건의료 국가시험원에서 연 1회 시행
    - 3.보건복지부장관의 면허
  - 대학교 학점 관리
  - 여러가지 대외활동 참여
    - 국내외 봉사활동
      - 현대자동차 해피무브
      - LS 대학생 해외봉사단
    - 학술대회
    - 전시회
  - 영어 능력
    - TOEIC
    - TOEFL

Second edition

진단검사과학개론

Introduction to Biomedical Laboratory Science

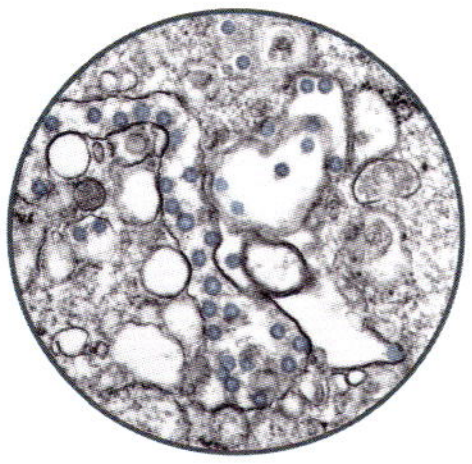

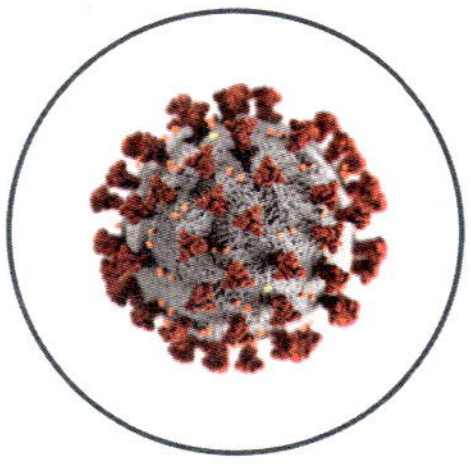

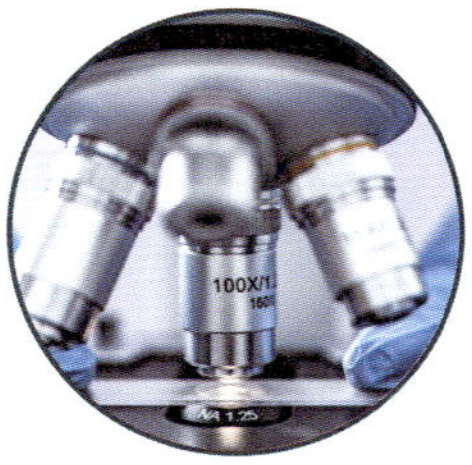

청구문화사

머리말

이 교재는 임상병리학과에 입학하여 진단검사과학을 배우고자 하는 학생들을 위한 개론책이다. 이 책의 집필 목적은 임상병리학과에 입학한 학생들이 진단검사과학에 대한 학문적 정체성을 명확히 이해하고, 진단검사과학의 학문적 특성을 배움과 더불어 미래 직업에 대한 확고한 의지와 목표를 갖게 하는 것이다.

현재 바이오 분야는 우리나라뿐만 아니라 전세계 선진국의 주력산업으로 산업 및 기초학술연구에 대규모 투자와 연구가 진행되고 있다. 향후 반도체나 자동차를 능가하는 산업군으로 성장할 것으로 예측되는 바이오 분야 중 특히 주목을 받는 부분이 바로 바이오헬스케어 분야이다. 그리고 바이오헬스케어의 여러 분야 중 핵심 분야가 바로 체외진단검사 분야라 할 수 있다. 과거 진단검사의 대표적 이미지는 현미경 관찰과 파이펫팅이라고 해도 크게 틀리지 않을 것이다. 그러나 현재 진단검사의 핵심적 주제는 자동화, 컴퓨터화, 정보화, 현장화 그리고 데이터의 질 유지와 활용이라고 할 수 있다. 특히 빅데이터, 인공지능 등 4차산업 기술들과의 동반 발전을 위해서는 이와 같은 흐름에 창조적 능력을 접목시키는 것이 필요하다. 따라서 진단검사과학을 배우고자 하는 학생들은 미래의 주체적 역량이 무엇인지를 고찰하고 대응하여야 한다.

저자들은 이러한 시대적 흐름과 요구에 올바른 방향제시를 함은 물론, 임상병리사들의 과거와 현재 역할을 이해하고 미래의 역할을 고찰하는데 도움이 되었으면 하는 바램으로 본서를 집필하였다. 우리는 학생들이 이 분야에 대한 올바른 성찰을 통하여 자신의 미래에 대하여 긍정적이고 진취적인 사고로 미래를 준비하길 기대한다. 이와 같은 진취적인 마인드를 갖기 위해서는 현재 진단검사과학이 가지고 있는 가치가 사회적으로 어떻게 평가되어 있고 충분한 효용성과 가치가 있는지 알아야 한다. 그리고 그 가치와 효용성을 더욱 향상시키기 위해서 우리가 알아야 하고, 실천해야 하는 것이 무엇인지, 어떤 노력을 기울여야 하는지를 깨닫는 것이 매우 중요하다. 이러한 관점에서 본서의 내용이 우리 학생들에게 진단검사과학의 가치와 효용성을 이해하는데 도움이 됨은 물론 의료분야뿐만 아니라 사회안전과 산업적으로도 매우 필요한 학문이라는 것을 이해하길 희망한다.

부록편에는 진단검사과학과 관련하여 매우 유용한 정보를 제공하는 웹 사이트를 소개하여 진단검사과학과 유관 분야에 대한 학생들의 시야를 넓혀주고자 하였다. 또한 스마트폰을 이용하여 쉽게 접근할 수 있도록 QR code를 추가하였다. 이 부분은 진단검사과학을 처음 접하는 신입생뿐만 아니라 고학년과 졸업 후에도 유용하게 활용될 수 있을 것으로 기대된다.

이 책이 나오는데까지 많은 분들의 수고가 있었다. 특히, 진단검사과학 분야의 개론적 내용 충실화를 위해 아이디어와 자료를 제공하고 집필에 참여해 주신 교수님들과 교정에 참여하여 주신 여러 교수님들의 노고에 깊이 감사드린다. 특히 진단검사 분야의 기술 흐름과 역사에 대한 자문과 자료를 제공해 주신 성현메디텍 차경환대표님께 감사드린다. 2판 출판을 기쁘게 승낙하여 주시고 격려해 주신 청구문화사 이상태 대표님과 편집을 맡아준 안상희 과장과 편집부 직원들에게 거듭 감사드린다.

마지막으로 이 책이 나오기까지 부족한 가장을 응원하고 지켜준 가족들과 하늘나라에 계신 사랑하는 나의 어머님께 이 책을 바친다.

2022. 2.

대표저자 권 영 일

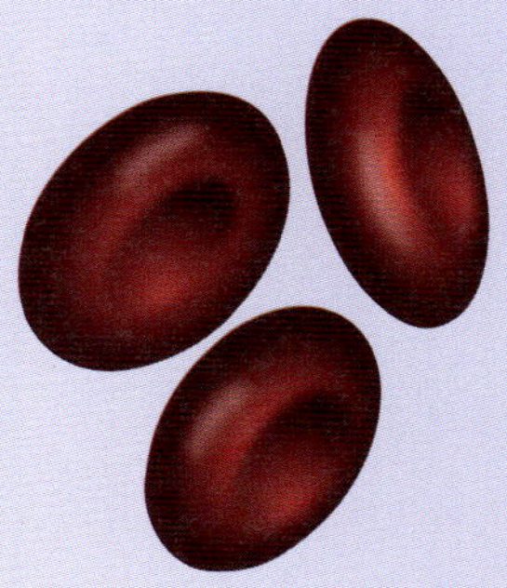

진리가 너희를 자유케 하리라.

요한복음 8:32

Veritas vos Liberabit.

Juan 8:32

목 차

Part 1.

진단검사과학의 정체성 및 의료사회적 가치

Part 2.

진단검사 및 병리검사의 이해

Part 3.

진단검사의 활용

Part 4.

생리학적 검사 및 특수검사

부록

Part 1
진단검사과학의 정체성 및 의료사회적 가치

개 요

21C를 사는 우리는 이 사회의 주역이 되기 위해 그리고 사회와 사람을 위해 어떤 직업적 정체성과 책무를 가져야 하는가? 그리고 우리가 가져야 할 비전과 우리가 행해야 될 사명은 무엇인가?

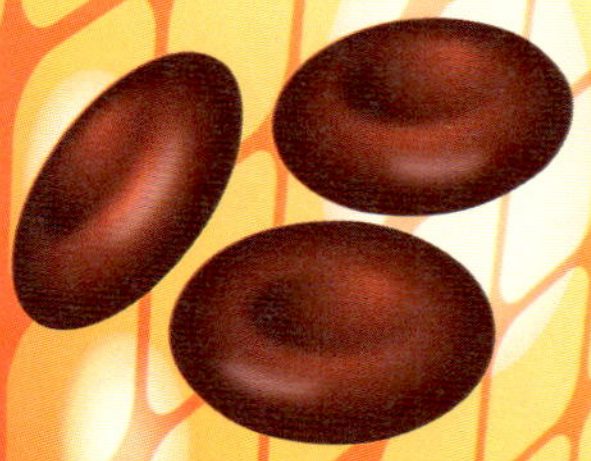

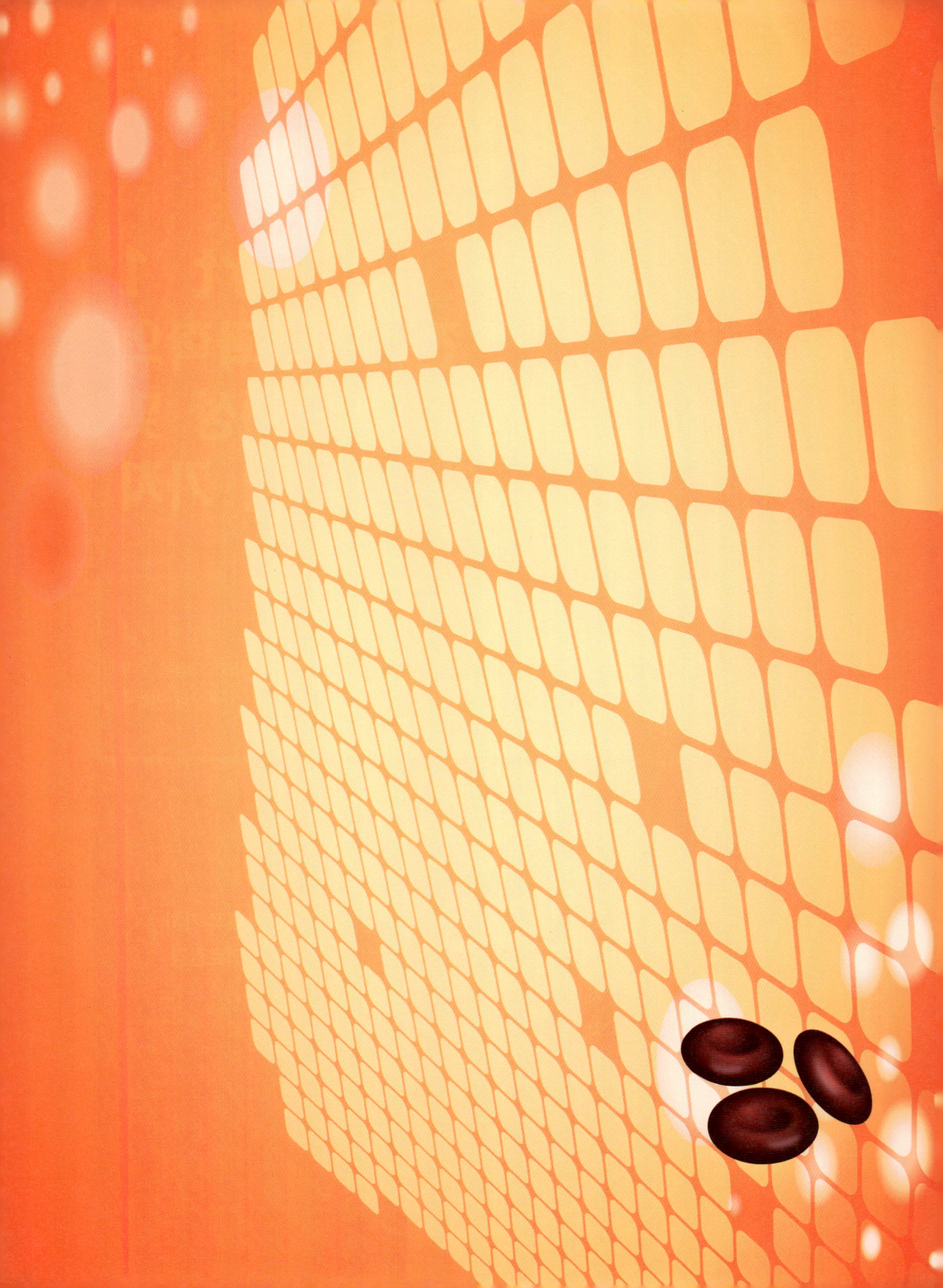

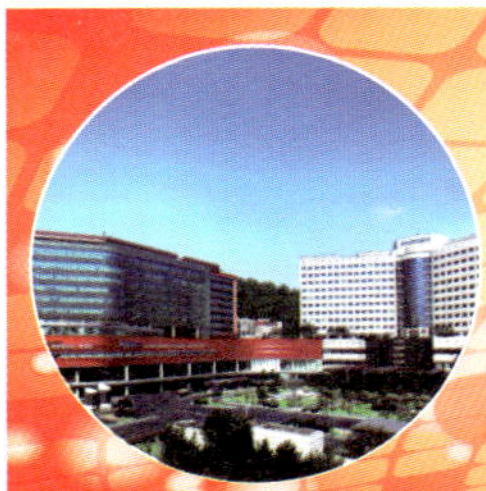

Chapter 1 의료기관과 의료서비스

학습목표

우리나라 의료기관의 법·제도적 특징 그리고 한국과 OECD 국가의 의료제도 및 지출 특성을 알아보고, 이에 근거하여 다음 장부터 학습하는 진단 및 병리 그리고 생리학적 검사 서비스의 특성과 역할을 고찰함으로써 보건의료에 있어 보다 폭넓은 식견과 이해를 갖도록 학습한다. 또한 이를 바탕으로 보건의료의 주체적/전문적 역할을 도모할 수 있는 전문성이 인정된 임상병리사가 되기 위한 노력과 방향성을 고찰한다.

1.1 우리나라의 의료기관 개괄

의료기관이란?

현대의 의료기관은 개인이나 집단의 건강요구를 충족시키기 위해 의료서비스를 제공하는 사람들과 교육 및 연구 그리고 관련자원들의 조직체라고 할 수 있다. 그리고 이들이 제공하는 서비스를 의료서비스라 칭한다. 통상 '병원'을 의료시스템으로 인식하고, 진료행위를 의료서비스로 인식하지만 나라별로는 매우 다양한 역사적 배경과 인식을 갖고 있다.

병원의 영어 낱말 "hospital"은 원래 "병자나 환자의 수용 시설"을 뜻하는 말이었다. 오늘날 병원 (病院, hospital)은 그 역할이 확장되어 질병이나 질환에 대해 의료를 제공하고 환자를 수용하는 시설을 의미하게 되었다. 그러나 여러 나라에서 "hospital"은 양로원, 보육원 따위의 의미로도 쓰이고 있다

우리 나라에서도 다른 나라와 마찬가지로 의료기관에 대한 규정이 법으로 제정되어 있는데, 의료법상 30명 이상의 환자를 수용할 수 있는 시설을 갖춘 의료기관을 병원이

라 칭하며, 그 이하는 의원이라 부른다(표1.1). 또한 국민건강보험법상으로는 1, 2, 3차 의료기관으로 분류하는데 그 기준은 표1.2와 같다.

표 1.1 의료법에 따른 의료기관의 분류

구분	세부구분	병상수 기준	기타
조산원	조산원		조산사가 조산과 임부·해산부·산욕부 및 신생아를 대상으로 보건활동과 교육·상담을 하는 의료기관
의원급 의료기관	의원	30병상 미만	
병원급 의료기관	병원	30병상 이상	병원, 치과병원, 한방병원 포함
	요양병원	30병상 이상	요양병상(장기입원이 필요한 환자를 대상으로 의료행위를 하기 위한 병상)을 갖추어야 함
	종합병원	100병상 이상 300병상 이하 시	내과·외과·소아청소년과·산부인과 중 3개 진료과목, 영상의학과, 마취통증의학과와 진단검사의학과 또는 병리과를 포함한 7개 이상의 진료과목을 갖출 것
		300병상 초과 시	내과, 외과, 소아청소년과, 산부인과, 영상의학과, 마취통증의학과, 진단검사의학과 또는 병리과, 정신과 및 치과를 포함한 9개 이상의 진료과목을 갖출 것

자료: 의료법

표 1.2 국민건강보험법상 의료기관의 분류

분류	병상 수	비고
1 차 의료기관	30 미만	의원(한의원, 치과의원 포함)
2 차 의료기관	30 이상	병원, 종합병원(요양병원, 한방병원, 치과병원 포함)
3 차 의료기관	500 이상	상급종합병원 중 보건복지부장관이 지정한 요양기관

자료: 국민건강보험법

최근 우리나라 의료기관의 구분별 특성

우리나라 의료기관의 시작은 19세기말 조선이 외부세계에 문호를 개방하면서 서양 의료기관의 도입으로 시작되어 현재와 같은 보건의료체계로 발전을 거듭하여 왔다. 이와 같은 발전에는 그 동안의 경제발전과 사회 각 부문의 변화요구 그리고 의학과 관련한 기술의 발전, 의료보험 제도와 같은 사회보장체계의 도입 등 보건의료 부문의 획기적인 변화가 중요한 동인으로 작용하였다. 우리나라는 1987년 전국민 의료보험을 시작으로 의료서비스 수요가 획기적인 변화하였고 이로 인해 전체 의료기관수도 꾸준히 증가하였다. 표1.3은 2000년 이후 우리나라 의료기관 수의 변화 추이이다. 병원과 의원의 경우 꾸준한 증가세를 보이는데 반해 상급종합병원의 경우에는 2000년 이후 거의 변화가 없는 특징을 보이고 있다. 의료기관이 증가됨에 따라 병상수의 증가도 꾸준히 상승하고 있는데 2018년 기준으로 인구 천명당 13.6 병상이 설치되어 운영되는 것으로 보고되어 있다(그림 1.1). 지역별 병원 현황을 보면 서울과 경기를 중심으로 의료기관이 편중되어 있음을 알 수 있다(표1.4). 이와 같은 자료는 적정 의료인력 확보를 통해 국민건강 증진은 물론 국가의 의료선진화를 위한 자료로 활용되지만 의료기사의 적정인원 확보 및 업무 적정화에도 유용한 자료로 활용될 수 있으므로 이와 같은 자료의 면밀한 분석을 통해 적정 임상병리사의 수를 산출하려는 노력도 매우 필요하다 할 수 있다. 이와 관련하여 보건의료인력지원법이 2019년 제정되고 같은 해 시행됨에 따라 보건의료인력의 인력확보 및 근무환경 개선 등에 대한 적극적인 연구·조사 등 임상병리사들의 다각적인 노력과 참여가 필요할 것으로 보인다.

표 1.3 의료기관 수의 변화추이

구분	상급종합병원 Tertiary hospital	종합병원 General hospital	병원 Hospital	의원 Clinic	구분	상급종합병원 Tertiary hospital	종합병원 General hospital	병원 Hospital	의원 Clinic
2000	43	245	681	19,688	2007	43	261	1,639	26,141
2001	43	234	705	21,342	2008	43	269	1,883	26,528
2002	42	241	783	22,607,	2009	44	269	2,039	27,027
2003	42	241	871	23,559	2010	44	274	2,182	27,469
2004	42	241	970	24,301	2011	44	275	2,363	27,837
2005	42	249	1,112	25,166	2012	44	278	2,524	28,033
2006	43	253	1,322	25,789	2013	43	281	2,683	28,328

자료 : 건강보험통계연보 2013

표 1.4 우리나라 의료기관 지역별 병원 현황(2018)

시/도	계	상급 종합병원	종합병원	병원	요양병원	의원	보건의료원	보건소
서울	22,345	13	45	223	119	8,372	–	25
부산	6,679	4	25	137	187	2,342	–	16
대구	5,001	5	10	108	64	1,760	–	8
인천	4,404	3	16	62	72	1,529	–	10
광주	2,809	2	20	78	64	933	–	5
대전	2,975	1	9	49	51	1,068	–	5
울산	1,791	–	8	41	42	604	–	5
세종	465	–	–	–	6	171	–	1
경기	19,851	5	58	265	336	6,817	1	45
강원	2,497	1	14	45	33	761	2	16
충북	2,704	1	12	39	52	865	–	14
충남	3,605	2	11	45	91	1,062	2	14
전북	3,740	2	11	77	86	1,153	4	10
전남	3,367	1	23	74	84	943	3	19
경북	4,441	–	20	76	120	1,282	2	23
경남	5,310	2	23	139	144	1,620	1	19
제주	1,200	–	6	7	9	436	–	6
계	93,184	42	311	1,465	1,560	31,718	15	241

자료: 국민건강보험공단, 건강보험심사평가원, 「건강보험통계」

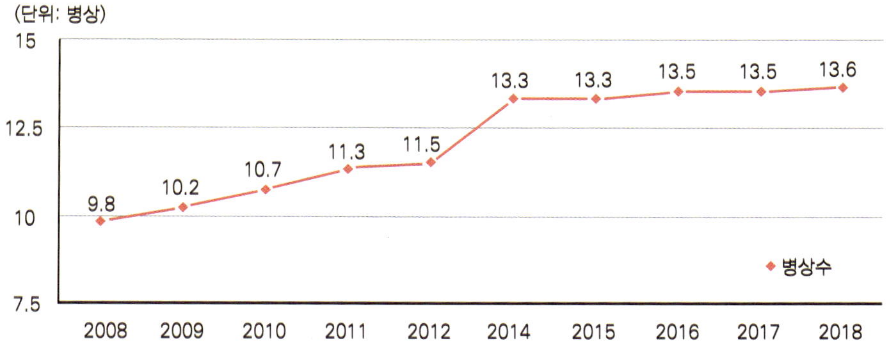

출처: 보건복지부「보건복지통계연보」, 통계청「장래인구추계」

그림 1.1 인구 10만명당 병상수 추이

우리나라 및 OECD 의료비 추이

의료비 지출에 관한 각 국가의 특성은 경제여건, 보건의료 수준 및 정책, 인구특성 등이 주요한 결정요인으로 작용한다. 국가별 의료기관의 형태를 보면 영국과 캐나다는 공공의료의 비중이 매우 높은 사회주의형 의료제도를 운영하고 있으며, 미국의 경우에는 의료서비스를 산업으로 지원함으로 인해 의료서비스의 시장기능이 활성화되어 있다. 한국과 일본의 경우에는 건강보험제도를 통해 국가가 의료서비스에 대한 엄격한 관리와 통제를 실시하지만 우리나라의 경우 의료서비스를 이끄는 것은 민간부분이라는 특성을 갖고 있다. 그럼에도 불구하고 우리나라의 경우에는 영리병원이 법적으로 허용되고 있지 않다(표1.5, 1.6).

표 1.5 주요 국가별 병원 형태

	일본	미국	캐나다	독일	영국	프랑스	한국
민간병원	-	12%	-	14%	-	19%	-
비영리병원	80%	60%	2%	35%	2%	16%	93%
공공병원	20%	28%	98%	51%	98%	65%	7%

출처: 한국보건산업진흥원, 2009

표 1.6 주요 국가별 공공영리병원 1,000명당 병상 수

	공공병원	비영리민간병원	영리병원	영리병원 비중
호주	2.53개	0.54개	0.67개	17.9%
프랑스	3.91개	0.89개	1.49개	23.7%
독일	3.37개	2.34개	2.46개	29.7%
일본	3.49개			0%
한국	1.19개	9.77개		0%
미국	0.66개	1.76개	0.48개	16.6%

자료: OECD Health Statistics 2016

우리나라의 경상의료비 중 공공의료비의 비중은 1980년대 초만 해도 20%를 갓 넘는 수준이었으나 계속되는 의료보장 인구의 증가와 급여의 확대로 2017년에는 58.9%에 이르고 있다(표 1.7). 그러나 이 비율은 아직도 OECD의 평균인 73.6%에는 훨씬 못 미치는 수치이다. OECD가 발표한 2017년 기준 우리나라의 경상의료비 중 가계가 직접 부담하는 비율은 33.7%로 OECD 평균인 20.5%보다 월등히 높다는 것을 알 수 있다(표 1.8). 이는 다른 선진국들에 비해 환자가 직접 부담하는 비율이 높다는 것을 의미하며 우리나라 의료보장제도의 꾸준한 개선이 요구되는 사안이라 할 수 있다.

표 1.7 경상의료비 중 정부·의무가입보험재원 비중(%) 추이

	2007	2008	2009	2010	2011	2012	2013	2014	2015	2016	2017
한국	60.6	58.7	60.5	60.6	59.7	58.9	59.0	58.7	58.9	59.1	58.9
OECD 평균	71.9	72.4	73.4	73.2	73.1	72.6	72.4	73.4	73.4	73.6	73.6

자료: OECD Health Statistics 2019, 의무가입보험재원이란 건강보험 재원을 의미함

표 1.8 경상의료비 중 가계직접부담 비중(%)

	2012	2017		2012	2017		2012	2017
호주	19.9	18.3(2016)	아이슬란드	18.6	16.5	폴란드	24.3	22.8
오스트리아	18.7	19.2	아일랜드	13.9	12.3	포르투갈	28.2	27.5
벨기에	17.7	17.6	이스라엘	23.4	22.3	슬로바키아	23.2	18.7
캐나다	14.4	15.0	이탈리아	21.7	23.5	슬로베니아	12.5	12.3
칠레	33.4	33.5	일본	13.0	12.8	스페인	22.8	23.6
체코	15.3	14.8	한국	35.0	33.7	스웨덴	15.4	15.0
덴마크	14.2	13.7	라트비아	37.8	41.8	스위스	28.8	28.9
에스토니아	21.5	23.6	리투아니아	31.8	32.3	터키	15.9	17.4
핀란드	18.7	20.2	룩셈부르크	10.4	10.8	영국	9.7	16.0
프랑스	10.1	9.4	멕시코	42.6	41.3	미국	12.1	11.0
독일	14.0	12.5	네덜란드	10.1	11.1			
그리스	30.1	34.8	뉴질랜드	12.3	13.6			
헝가리	29.4	26.9	노르웨이	14.8	14.2	평균	20.4	20.5

자료: OECD Health Statistics 2019

우리 나라의 경상의료비는 1987년 전국민 의료보험을 실시한 이래 계속적인 증가세를 보이고 있으면 최근에는 더욱 급격한 증가 추세를 보이고 있다. GDP 대비 경상의료비는 2019년을 기준으로 8%를 차지하고 있다. 즉 우리나라의 2019년 경상의료비는 154조원이 소요되었으며 이중 정부와 건강보험이 부담한 금액이 93.6조원 민간이 부담한 금액이 60.4조원이었다(표 1.9). 우리나라의 경상의료비는 지속적으로 증가세를 보일 것으로 예측되고 있는데 2020년에는 1인당 325만원에서 2030년에는 1인당 889만원으로 급격한 증가추세를 보일 것으로 전망된다(그림 1.2).

표 1.9 한국의 GDP대비 경상의료비 추이

[단위: 조원, %]

	2011	2012	2013	2014	2015	2016	2017	2018	2019
⊙ 경상의료비	83.5	88.3	93.8	101.2	110.3	120.4	130.5	143.2	154.0
– (GDP대비, %)	6.0	6.1	6.2	6.5	6.7	6.9	7.1	7.5	8.0
○ 정부, 의무가입제도	50.1	52.2	55.4	59.6	65.0	71.1	77.5	85.8	93.6
– (구성비, %)	60.0	59.1	59.1	58.9	58.9	59.0	59.4	59.9	60.8
○ 민간의료비	33.4	36.1	38.3	41.6	45.3	49.3	52.9	57.4	60.4
– (구성비, %)	40.0	40.9	40.9	41.1	41.1	41.0	40.6	40.1	39.2

자료: 보건복지부 『2017년 국민보건계정』, OECD Health Statistics 2019

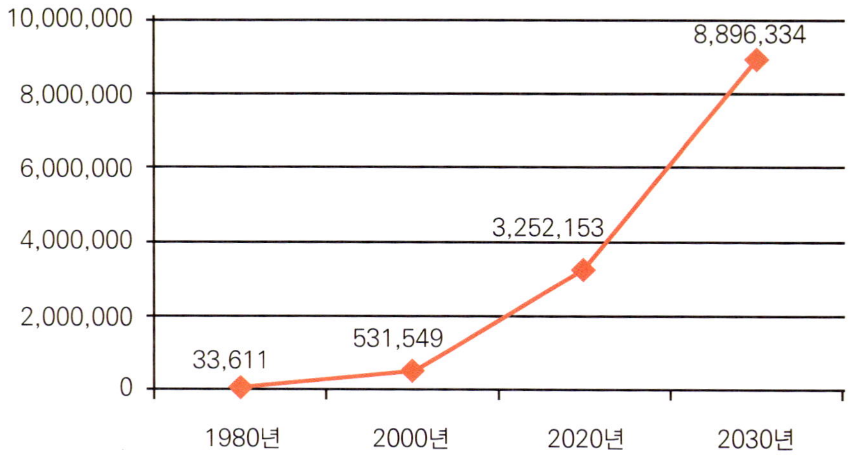

그림 1.2 국민 1인당 의료비 지출 전망 (한국조세연구소, 단위: 원)

앞에서 언급한 것처럼 우리나라는 경상의료비는 OECD의 평균치를 하회하고 있다. 그러나 우리나라의 경제규모와 보건복지분야 정책 등을 고려하면 추후 더 많은 의료비 지출이 있을 것으로 예측된다. 또한 우리나라의 의료비 증가 속도는 OECD 회원국 중에서 가장 빠른 것으로 알려져 있다. 따라서 이로 인한 보건산업과 의료기술 분야의 혁신적인 발전이 기대된다. 이와 같은 상황변화에서 임상병리사들의 역할과 노력이 무엇이야 하는지를 적극적으로 사고하고 대응하는 진취적인 자세가 필요하다 하겠다.

1.2 의료서비스와 진단검사서비스

의료란 '건강을 유지하고 질병을 예방하거나 경감 혹은 치료를 위하여 과학 및 기술이 적용되는 제반 활동'으로 규정할 수 있다. 일반적으로 보건(health)은 '인체의 기관이나 한 부문이 그의 생리적 기능을 정상적 혹은 적절히 수행하는 상태' 혹은 '신체적으로나 정신적으로 건전한 상태' 등의 사전적 의미를 가져 의료에 비해 보다 광의의 개념으로 해석된다. 오늘날에 있어서 보건과 의료는 질병의 원인과 치료에 있어서 사회적·환경적 관련성에 대한 중요도가 증가하면서 거의 구분되지 않고 사용하고 있다.

의료서비스란?

의료서비스란 의료인이 주체가 되어 환자들을 진료하고 그 증세에 따라 적절하게 투약하거나 처리를 함으로써 환자를 치료하는 행위와 관련된 직·간접의 모든 서비스이며, 의료행위 자체의 본질적인 서비스와 의료이용자가 의료행위를 받게 되기까지 경험하는 의료행위 이외의 부가적인 서비스도 포함된다. 또한 의료서비스란 전문서비스로서 고도의 전문교육을 거쳐 일정한 자격 또는 면허를 취득한 전문가들이 행하는 진료행위의 과정 내지 시스템을 의미한다. 의료서비스는 질병을 치료하거나, 질병에 걸리지 않게 하기 위하여 의사가 주체가 되며 환자가 의료기관에 도착한 이후의 접수, 진료, 처방, 검사 및 투약에 이르는 직·간접적인 전과정의 서비스라고 할 수 있다. 따라서 의료서비스는 직접적으로 서비스를 제공받는 것과 의료서비스 이용자가 의료행위를 제공받게 될 때까지 경험하는 모든 의료행위까지 포함하며 단순히 질병의 퇴치뿐만 아니라 건강을 증진시키고 또는 건강에 대한 장애요소를 제거하기 위한 예방적 노력을 포함한다고 볼 수 있다.

진단검사서비스란?

진단검사서비스란 위에서 설명한 의료서비스의 중요한 부분으로 사람들의 건강과 질병을 평가하고 진단과 치료에 활용되는 정보를 제공하는 의과학적 행위이다.

현대의 진단검사서비스의 핵심 명제는 꼭 필요한 사람에게, 꼭 필요한 시간에, 정확한 검사서비스 시행하고 것이고, 의료제공자가 정확한 진단과 치료 결정을 내리도록 인체 내의 생화학적, 혈액학적, 면역학적, 미생물학적, 유전학적, 병리·세포학적, 생리학적 정보를 다양하게 분석하여 제공하는 것이다. 이와 같은 진단검사서비스는 진단과 치료 결과뿐만 아니라 환자안전과 관리에도 지대한 영향을 미치며 또한 근거중심의 과학적 의료와 최고의 의료를 위한 필수적 행위라 할 수 있다. 따라서 진단검사서비스를 수행하는 임상병리사는 의학적뿐만 아니라 의료사회적으로도 그 가치가 높게 인정되는 전문가이다.

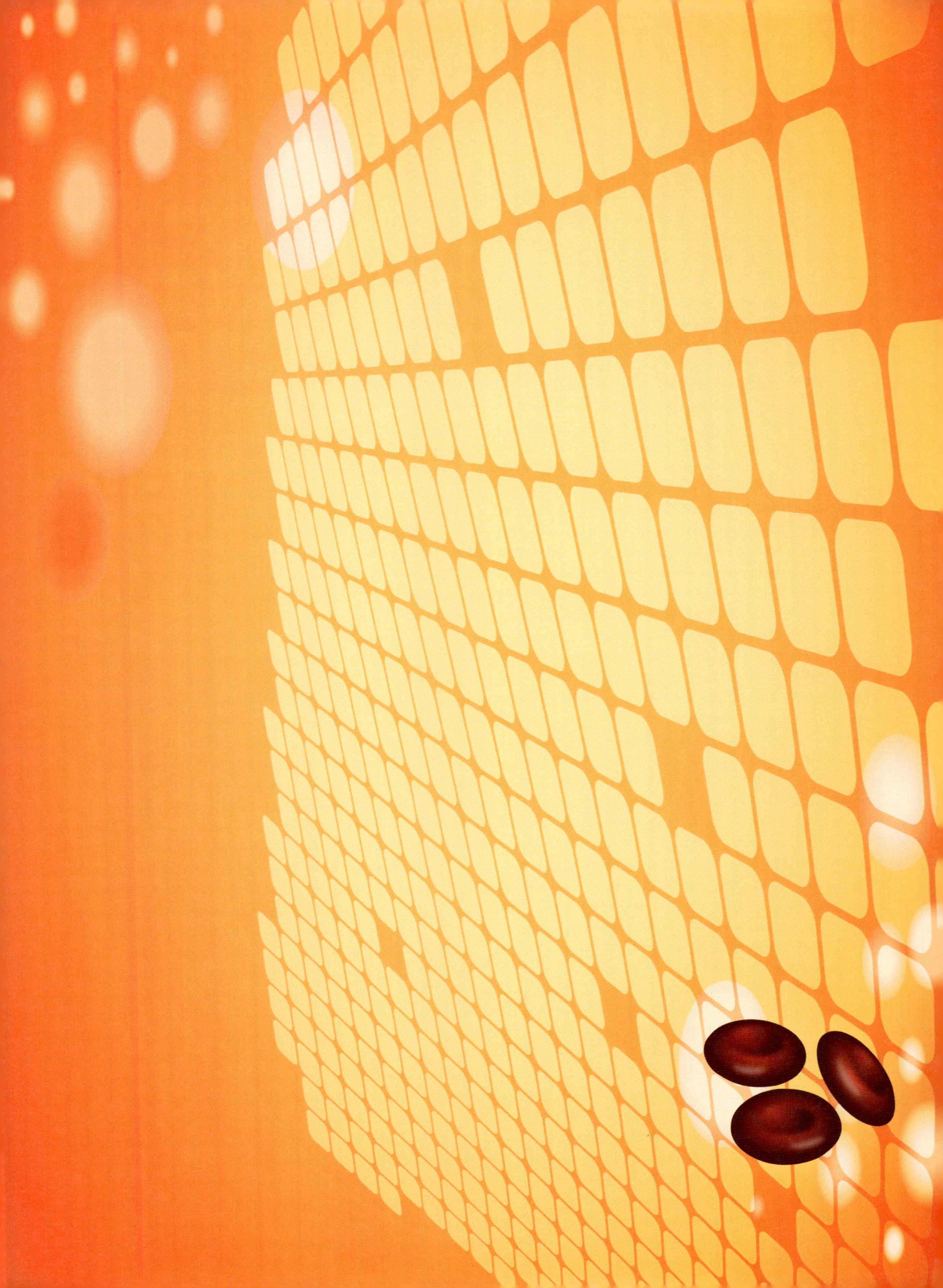

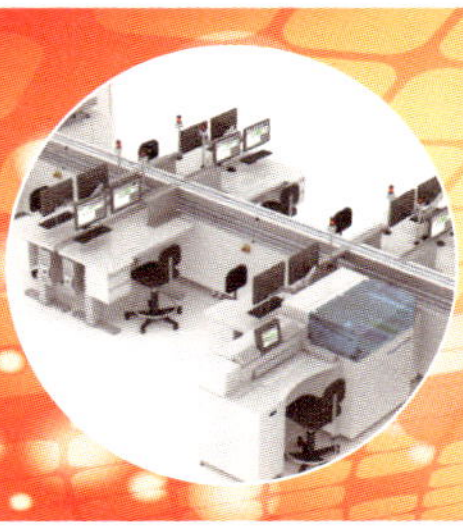

Chapter 2
진단검사란 무엇인가?

학습목표

진단검사는 사람들의 건강상태와 질병에 대한 객관적인 정보를 제공하기 위하여 신체로부터 얻은 검체 즉, 혈액, 조직, 요 등을 이용하여 체외에서 검사를 시행하는 것으로써 이를 통하여 얻은 데이터는 신체의 상태와 기능의 정도에 대한 중요한 혹은 가치 있는 정보로 활용되며 이는 의료에 있어 더 나은 결정을 유도한다.

진단검사과학이란 위와 같은 과정과 응용에 필요한 지식과 기술이 보건의료 분야에 이용되도록 분석, 연구, 개발, 조사 등을 실시하는 의생명과학 분야의 핵심학문이다.

2.1 진단검사의 정의

현대의학에 있어서 진단검사과학은 매우 중요하다. 왜냐하면 의사들이 질병을 진단하는데 있어 정확한 검사결과에 의존하기 때문이며, 또한 다양한 보건전문가들도 개별 환자의 치료나 간호를 수행하는데 있어서 검사결과에 의존하여 업무를 수행하고 있기 때문이다. 진단검사는 매년 증가하고 있으며 미국의 경우 매년 수십억 달러가 검사비용으로 사용되며, 우리나라의 경우에도 진단검사의 건수가 매년 증가하고 있는 추세인데 건강보험통계연보에 따르면 2013년 기준 우리나라 건강보험 급여 총진료비 36조 6천억 중 검사료는 4조 5천억으로 약 12.5%를 차지하고 있다(표 2.1).

표 2.1 건강보험 급여 총진료비에서의 검사료 비중 (2013년 건강보험통계연보)

	총진료비(원)	검사료(원)	진료비 중 검사료 비중(%)
상급	8,064,232,412	1,602,906,024	19.9
종합	7,717,081,815	1,374,890,297	17.8
병원	8,202,220,730	549,970,673	6.7
의원	10,674,185,731	1,024,980,295	9.6
치과병원	114,261,232	3,208,210	2.8
치과의원	1,824,923,127	12,861,363	0.7
보건의료원	12,976,358	1,005,456	7.7
전체	36,609,881,404	4,569,822,317	12.5

자료: 건강보험통계연보, 2013.

총진료비 중 검사가 차지하는 비중이 12.5%를 보인다는 것은 진단검사가 진료현장에서 그만큼 많이 활용되고 있다는 의미이며 이는 의료현장에서 임상병리사가 업무적으로 매우 높은 비중을 차지하고 있다는 것을 의미한다. 표 2.2는 임상병리사의 주요 근무부서인 진단검사의학과와 병리과가 개설되어 있는 병원 현황이다. 2014년 기준 병원급 이상의 의료기관에 진단검사의학과는 456개, 병리과는 257개가 개설되어 있고, 의원급에는 각각 10개와 21개의 검사실이 개설되어 있다. 표 2.2의 의원급의 경우에도 진단검사 및 병리검사를 수탁하는 업무를 수행하고 있어 많은 수의 임상병리사가 근무하는 주요 의료기관이기도 하다. 이외에도 진단검사의학전문의나 병리전문의가 상주하지 않는 병원 및 의원급 진단검사실에도 많은 수의 임상병리사가 근무하고 있다.

표 2.2 진단검사의학전문의나 병리전문의가 상주하는 의료기관별 진단검사의학과 및 병리과 개설현황

	진단검사의학과	병리과
종합병원	309	189
병원	147	68
의원	10	21
계	466	278

자료: 건강보험심사평가원 홈페이지 자료, 2014.

임상병리사들은 진단검사를 수행하는 전문가들이다. 이들은 검사결과를 산출하는데 있어 높은 정확도와 정밀도 그리고 정도관리에 대한 표준적 방법을 가지고 업무를 수행하며 이 들이 다루는 기기나 시약들은 고정밀도를 유지하여야 하기 때문에 임상병리사에게는 특별 한 전문성이 요구된다. 임상병리사들은 검사결과의 판독과 검정, 검사방법의 평가 및 개선 그리고 새로운 검사방법의 계획과 설계 등에 대하여 책임을 진다.

임상병리사들은 우리 몸의 모든 조직과 혈액, 요로부터 세포까지 모든 형태의 검체를 이 용하여 검사를 시행하고 있다. 사람의 몸체로부터 채취한 검체를 분석하여 얻어진 결과는 질병의 정확한 진단, 적절한 치료 그리고 경과를 모니터링하기 위하여 매우 중요한 요소로 활용되고 있다. 따라서 임상병리사는 의생명과학 분야의 학문적 배경과 다양한 분석적 기술을 가진 최고의 전문성을 갖고 있어야 하며, 관련 분야의 전문가들과도 효율적으로 소통하고 협력할 수 있는 능력도 가져야 한다. 예를 들자면 검사결과의 정확한 적용을 위해 컨설팅할 수 있어야 하며 다른 부서와 소통할 수 있는 능력도 가지고 있어야 한다.

위에서 언급된 내용을 바탕으로 진단검사과학을 정의하면 아래와 같이 기술할 수 있을 것이다.

『진단검사(과거 병원에서는 임상검사, 임상병리검사라는 용어로 쓰였음)는 사람들의 건강상태와 질병에 대한 객관적인 정보를 제공하기 위하여 신체로부터 얻은 검체 즉, 혈액, 조직, 요 등을 이용하여 체외에서 검사를 시행하는 것으로써 이를 통하여 얻은 데이터는 신체의 상태와 기능의 정도에 대한 중요한 혹은 가치 있는 정보로 활용되며 이는 의료에 있어 더 나은 결정을 유도한다.

진단검사과학이란 위와 같은 과정과 응용에 필요한 지식과 기술이 보건의료 분야에 이용되도록 분석, 연구, 개발, 조사 등을 실시하는 의생명과학 분야의 핵심학문이다』.

현재 진단검사와 과거 진단검사의 핵심업무에도 많은 차이가 있다. 과거에는 주로 검사실의 분석행위에 초점을 맞추었다면 지금은 결과의 신뢰도를 유지하고 향상시키기 위해 진단검사 전과정이 중요하게 다루어 지고 있다. 즉 검체 채취부터 시작하여 결과의 검정과 판독까지 모든 과정을 중요하게 다루며 특히, 결과의 신뢰도를 높이기 위해 단순히 분석과정의 정도관리(quality control, QC)만을 강조하는 것이 아니라 진단검사에 참여되고 투여되는 모든 요소를 관리하는 질관리 프로그램(total quality assurance, TQA)이 더욱 중요하게 강조되고 있는 것이다(그림 2.1). 뿐만 아니라 산출된 데이터의 관리 및 활용도 매우 중요하게 다루어 지고 있다. 또한 이 부분은 인터넷 등 정보기술 그리고 의료분야의 인공지능 도입 등과 연계되어 그 중요도가 더욱 증가할 것으로 보인다.

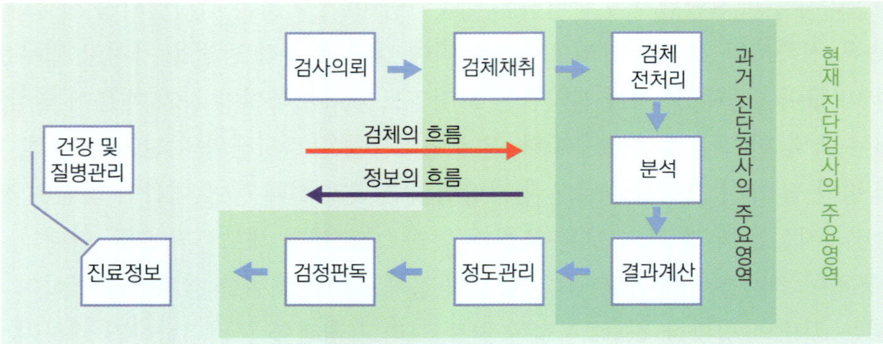

그림 2.1 **과거 진단검사 및 현재 진단검사의 주요영역과 진단검사 프로세스**

2.2 진단검사의 의료 적용 예

앞에서 언급한 것처럼 진단검사는 사람의 건강과 질병을 관리하는데 매우 중요하게 활용되고 있다. 여기서는 진단검사가 실제로 어떻게 이용되고 활용될 수 있는지 알아보도록 한다.

- 일반 대중에 대한 잠복질환의 검색(예: 국가 5대 검진암 사업 중 간암, 대장암, 자궁경부암, B형 간염 검사 등)
- 질병 유무에 대한 개별적인 검색(예: 코로나-19 검사, 간기능검사, 신장기능검사 등)
- 조기 진단 및 정확한 진단(예: 간암, 신장질환, 심혈관질환 등)
- 치료경과의 모니터링(예: 당뇨환자의 Glucose와 HbA1c, 간염 환자의 AST, ALT 등)
- 자가 치료 및 자가 모니터링의 강화(예: 당뇨환자, 고지혈증 환자 등)
- 개인별 맞춤약 조제 시
- 의료소송의 효과적인 근거자료로 활용
- 더 나은 의료결정을 위한 기본적이고 객관적인 정보로 활용

위에서 언급한 진단검사의 의료적용 예 외에도 매우 많은 예가 있지만 특히, 코로나-19와 같은 감염병 진단을 위한 검사행위 그리고 임상병리사들이 수행하는 '국가5대 검진암 사업' 중 주요 업무들은 의료적 행위 이외에도 국가사회적으로 매우 중요한 역할임을 알 수 있다. 국가 5대 검진암 사업이란 우리나라 사람들에게 가장 많이 발생

하는 다섯 가지 암에 대한 사전검진 사업인데 간암, 위암, 폐암, 자궁경부암, 대장암을 말한다. 이 중 간암, 자궁경부 암, 대장암 사업은 임상병리사가 참여하지 않으면 국가적인 사업이 불가능하다고 이야기하여도 지나치지 않을 만큼 임상병리사의 역할이 중요하다. 코로나-19와 같은 감염병 검사와 관련하여서도 바이러스 검출을 위한 임상병리사들의 수고는 의료적 행위뿐만 아니라 사회안전망 구축을 위해서도 매우 중요한 업무를 수행하고 있음을 인정할 수 있다.

현재 그리고 앞으로 의료의 패러다임은 예방의학적 차원에서의 시행이 중요하다. 진단검사는 질병이 발생하기 전에 질병을 조기에 검색하고 정확한 진단을 하도록 도와주는 예방의학적 행위로써 그 가치가 더욱 향상되고 있으며, 환자의 경제적 부담뿐만 아니라 국가의 의료보험 재정을 효과적으로 사용하도록 도와주는 데에도 매우 결정적인 역할을 하고 있어 앞으로도 그 역할이 확대될 것으로 보인다.

2.3 진단검사의 시행장소 및 검사 시행자

과거 진단검사가 시행될 수 있는 장소와 검사시행자는 거의 병원검사실과 검사실 내에 근무하는 임상병리사들 뿐이었다. 이것은 의료서비스가 병원 내에서만 이루어질 수 있다는 과거의 고전적 개념에 근거한 것이다. 그러나 현재는 의료 시행과 서비스 개념이 급속도로 변하고 있다. 지금은 의료가 시행될 수 있는 장소가 의사가 있거나 병원이 아닌 곳에서도 부득이 환자의 생명이 위급하여 우선 조치를 취해야 하는 경우와 환자의 상태를 조기 개선시키기 위해서 시행될 수 있다. 또한 환자의 편리성을 제고하는 방향으로 의료의 시행장소에 대한 제약이 약해지고 있으며 다양한 기술들이 이를 가능하도록 하고 있다. 또한 질병관리를 위해 예방적 조치를 시행하여야 하는 경우에도 장소에 크게 구속받지 않고 의료가 시행되고 있는데 이와 같은 상황에서 의료가 적정하게 이루어지도록 도움을 주는 도구 중 하나가 진단검사라 할 수 있다.

과거 진단검사를 실시하는 장소는 거의 병원 내 검사실이었으며 현재도 대부분이 병원 내 검사실에서 이루어지는 것이 사실이다. 그러나 의료의 패러다임이 변함으로 인해 진단검사도 병원 외적인 환경이나, 혹은 병원 내라고 하더라도 기존 검사실이 아닌 병실 혹은 외래 등 환자 곁에서 실시되는 검사가 증가하고 있다. 이는 검사실까지 검체를 보내어 분석하지 않고 환자 곁에서 검사결과를 얻는 것이 가능한 경우, 또는 신속하게 결과를 얻어야 하는 경우, 그리고 간편하고 편리하게 결과를 얻을 수 있는 경우에 활용되고 있다. 이것은 의료소비자인 환자가 원하는 곳이나 또는 효과적인 의료를 위해서 의사가 필요하다고 인정되는 모든 장소에서 진단검사가 시행될 수 있다는 것을 의미한다. 그리고 이와 같은 검사가 가능해진 것은 바로 검사기술의 획기적인 발전 때문이라고 할 수 있다. 아래에는 진단검사가 시행될 수 있는 장소와 검사시행 주체를 기술하였는데 요약하자면 보건의료가 필요한 모든 장소에서 진단검사가 가능하다는 것이다.

진단검사가 시행될 수 있는 장소 및 수행자

- 진단검사의학과/진단병리과(소규모, 대규모 검사실, 수탁검사기관): 임상병리사, 의사
- 현장검사(환자 곁, 수술실, 외래 등): 의사, 간호사, 임상병리사
- 가정(당뇨환자나 Warfarin 복용환자의 자가 모니터링, 임신여부 자가검사, 심혈관질환 고위험군 검사) : 환자 자신이나 보호자
- 지역사회(일차의료기관, 보건소, 직장, 구급대, 학교 등): 임상병리사, 간호사, 의사, 응급구조사 등

2.4 진단검사의 분류

과거 진단검사는 혈액학검사, 생화학검사, 면역혈청학검사, 미생물검사, 병리조직검사, 방사면역검사 등으로 구분되었다. 그러나 진단검사기술의 혁신적인 발전으로 인해 현재는 학문적 특성과 분석기술의 특성에 근거하여 아래와 같이 분류되고 있다. 특히 분자유전학 분야는 진단검사의 핵심아이템으로 자리잡고 있으며 검사건수도 폭발적으로 증가하고 있다. 면역혈청학 분야도 분석기술 향상과 감염병진단의 중요성 증가로 면역화학 분야와 감염면역학 분야로 나누어 시행되고 있다.

현대 진단검사의 분류

- 임상화학(Clinical chemistry)
- 진단혈액학(Diagnostic hematology)
- 병원미생물학(Clinical microbiology)
- 면역혈청학(Immunoserology)
  - 면역화학(Immunochemistry)
  - 감염면역학(Infectious immunology)
- 수혈의학(Transfusion medicine)
  - 혈액은행(Blood bank)
- 진단분자유전학 (Diagnostic molecular and genetics)
  - 핵산분석학(Nucleic acid test)
- 검사정보학(Laboratory informatics)

2.5 진단검사의 응용 분야 및 연구개발 분야

진단검사의 기본적 지식과 기술을 활용하면 관련분야의 발전에 기여할 수 있는데 특히 아래와 같은 분야에서 임상병리사들의 전문적인 활약과 기여가 기대된다고 할 수 있다.

추후 진단검사의 응용과 연구가 활발히 진행될 분야는 다음과 같다. 수의진단학 분야와 식품안전 분야는 대표적인 진단검사의 확장분야이다. 동물병원과 산업동물을 대상으로 하는 진단키트는 사람을 대상으로 하는 진단키트와 크게 다르지 않다. 반려동물의 수 증가와 식품안전에 대한 사회적 의식변화가 이 분야와 관련한 진단기술 및 진단제품 사용에 큰 영향을 미치고 있다. 또한 법의학이나 환경독성 관련한 분석분야도 진단검사기술이 유용하게 활용될 수 있는 분야라 하겠다.

진단검사가 확장되고 있는 영역

- 법의학 (Forensics)
- 수의진단학 (Veterinary diagnostics)
- 식품안전 (Food safety)
- 환경 유해물질 모니터링 (Environmental hazardous materials monitoring)
- 연구 (Research)

진단검사와 관련하여 연구가 진행되고 있는 분야는 다양하다. 유전학 분야와 핵산을 찾는 연구개발 분야는 현대 진단검사에서 가장 주목받는 분야라 할 수 있다. 면역학 분야 역시 질병을 정복하고 대항하고자 하는 인간의 욕구를 해결해 줄 수 있는 분야로 현대 질병연구의 핵심분야라 할 수 있다. 바이오마커는 단백질이나 DNA, RNA, 대사 물질 등을 이용해 몸 안의 변화를 알아 낼 수 있는 표지자를 칭하는데 특정 질병의 발병 정도를 평가하거나 모니터링하기 위해서는 더 많은 새로운 바이오마커를 찾는 연구가 필요하다. 항체연구도 암 및 감염병 진단과 치료를 위해 주목받는 연구 분야라 할 수 있다. 검사실 자동화 역시 검사실의 생산성 향상과 관련한 중요한 이슈로 이를 해결하기 위한 로보틱스 기술이 활발히 연구되고 있다. 최근 정보기술과 나노기술 그리고 생명공학기술이 융합되어 진단검사 분야로 유입되고 있어 이 분야에 대한 연구도 매우 활발히 진행되고 있으며, 인공지능 기술 도입을 위한 연구 역시 활발히 진행되고 있다. 이와 같은 연구들은 진단검사의 발전 및 가치 향상에 크게 기여할 것으로 보인다.

진단검사의 연구개발 분야

- 유전학(Genetics)
- 나노공학(Nanotechnology)
- 바이오마커(Biomarkers)
- 로보틱스(Robotics)
- 인공지능(Artificial intelligence)
- 면역학(Immunology)
- 항체연구(Antibody research)
- 핵산 탐침(Nucleic acid probes)
- 정보학(Informatics)

진단검사 유사용어 정리

임상검사과학(Clinical Laboratory Science) : 임상병리사들이 수행하는 업무에 관해 학문적으로 체계화한 응용학문 분야이다. 1993년 이전에는 임상병리학(Clinical Pathology)이라는 명칭을 사용하였다. 그러나 의료환경과 의료체계가 변하면서 임상병리학이라는 명칭으로는 현대 진단검사의 직무정체성을 설명하기에는 다소 적절하지 않다는 주장이 많아지면서 1993년부터 미국 임상병리사회를 중심으로 clinical laboratory science라는 용어를 사용하기 시작하였다. 그 이전인 1988년부터 학술잡지명에도 clinical laboratory science라는 용어를 쓰기 시작하였다. 미국 임상병리사협회 명칭은 1993년 이전에는 American Society for Medical Technology(ASMT)로 명명하였고, 1993년부터 American Society for Clinical Laboratory Science(ASCLS)라는 명칭을 사용하기 시작하여 '의료기술자'라는 표현 대신 '진단검사과학자'라는 표현을 쓰기 시작하였다. 그러나 우리나라와 일본임상병리사회는 Korean Association of Medical Technologists (KAMT)와 Japanese Association of Medical Technologists(JAMT)라는 영어표기를 2021년 현재까지 공식적으로 사용하고 있다.

의생명검사과학(Biomedical Laboratory Science) : 주로 유럽국가들에서 사용하는 명칭으로 clinical laboratory science와 동일하게 사용되고 있다.

임상병리학과(Department of Clinical Pathology) : 우리나라에서 2002년 3월 의료법 개정으로 병원에서는 현재의 진단검사의학과로 개칭되었다. 그러나 임상병리사를 교육하는 대학에서는 현재까지 임상병리학과라는 명칭을 쓰고 있다.

진단검사의학과(Department of Laboratory Medicine) : 2003년부터 의료법개정으로 기존 병원의 임상병리과는 '진단검사의학과'라는 명칭으로 대체되었다.

병리과(Department of Pathology) : 조직 및 세포진단과 관련한 분야의 업무를 수행하는 부서로 진단병리과(Department of Diagnostic Pathology)라는 명칭도 혼용하여 사용하고 있다.

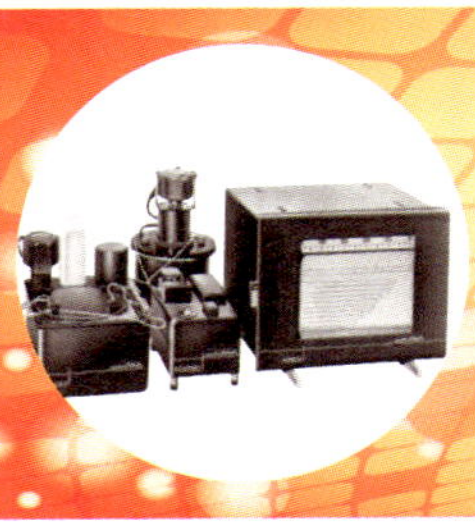

Chapter 3
진단검사의 역사

학습목표

의료의 역사적 사실과 이에 따른 진단검사의 발전 및 역할을 이해하고, 진단검사 기술이 발전해온 궤적을 학습한다. 또한 근대부터 현재까지 급속한 의료환경의 변화와 이에 대응하기 위한 새로운 진단기술의 활용과 다른 기술 분야와의 융합으로 나타나는 진단검사의 기술적 트렌드를 이해한다.

3.1 19세기 중·후반부터 20세기초, 진정한 진단검사의 시작

환자를 진단하는데 있어 이용된 1800년대 중반 이전의 검사방법은 맛이나 냄새, 느낌, 관찰이 주요한 방법이었다. 그러나 의학의 역사 중에서 진단검사와 관련한 사건들을 나열하자면 아래의 '임상검사와 관련한 주요 기록'들을 이야기할 수 있을 것이다. 우리가 생각하는 과학기술적인 진단검사의 시작이라 할 수 있는 시기는 19세기 중·후반부터라 할 수 있다. 이 시기는 제2차 산업혁명이 꽃을 피던 시기로 새로운 과학과 지식이 등장하였고 이를 뒷받침하는 기술들이 실용화되는 시기였다. Virchow는 병의 원인이 세포의 기능적이고 형태적인 변화에 있다고 주장하면서 세포병리학을 창시하였고, Koch, Pasteur가 미생물을 통한 질병 연구로 주목받았다. Malachowski와 Romanowsky는 혈액염색방법을 개발하여 혈액과 혈액감염 기생충을 관찰할 수 있게 하였다. Duboscq가 Beer's law에 근거한 육안 colorimeter를 개발하였고 20세기 초 이를 이용한 육안비색계의 활용은 진정한 화학검사의 시작이라 해도 크게 틀리지 않을 것이다.

진단검사와 관련한 주요기록

1. 2600's BC 고대 중국의 전설적인 황제 Huang Ti(의학개요서 'Nei Ching'의 작가)가 피부를 천자한 후 혈액이 흐르는 시간을 측정하였다는 내용이 기록
2. 1500 BC - 장내 기생충 기록
3. 600 BC - 질병 진단에 요 사용(맛, 냄새, 외형)
4. 1500's - 의사들이 요 color chart를 이용하여 육안검사 실시
5. 1632 - 1723 - Leeuwenhoek가 현미경을 발명하여 혈액세포, 원생동물, 세균 관찰
6. 1800's - 세포이론, 유기화학, 생리화학, 세균학이 발달하기 시작
7. 1854 - Jules Duboscq가 Beer's Law에 근거한 육안 colorimeter 개발
8. 1886 - Jaffe가 creatinine 측정을 위한 alkaline-picrate 방법 개발
9. 1890's - Von Fleischl 혈색소계 출시
10. 1896 - 미국 Johns Hopkins 병원 최초의 임상검사실 오픈
11. 1902 - 최초로 임상검사실에서 Duboscq 육안비색계 사용
12. 1900's - Abbe 굴절계를 이용하여 Hgb, protein, glucose 등을 측정
13. 1922 - ASCP가 미국 세인트 루이지아나에 설립
14. 1927- 임신한 여성의 요를 랫드(rat)나 마우스(mouse)의 피하에 주사하여 임신여부를 판단하는 bioassay (Aschheim-Zondek test, A-Z test)를 시작, 두꺼비, 개구리 등을 활용하여 배란을 확인하는 방법으로 발전
15. 1928 - Papanicolaou에 의해 Pap smear가 개발되었고 1943년부터 진단에 적용
16. 1937 - 혈액은행 업무가 병원에 도입
17. 1938 - Somogyi가 혈청과 요에서 amylase측정하는 방법 개발
18. 1939 - Conway와 Cook이 혈액 암모니아 측정법 개발
19. 1945 - S. Borgstrom이 혈액응고 검사법 개발
20. 1946 - Becton-Dickinson Co.에서 진공튜브 개발, Arne Tiselius가 크로마토그래피를 이용하여 단백질 분리, College of American Pathologists(CAP) 설립
21. 1947 - American Association of Blood Bank 설립
22. 1948 - American Association of Clinical Chemistry 설립
23. 1950's - 정도관리 개념이 도입(Levey와 Jennings가 Shewhart QC chart를 임상검사실에 적용). Coulter 자동혈액계수기(Coulter counter) 검사실 도입, R.S. Yalow와 S. Berson이 방사면역측정법(RIA) 개발
24. 1959 - Technicon Corp에서 단채널 자동분석기와 염광광도계 출시
25. 1961 - Becton-Dickinson Co.에서 일회용 주사기 출시
26. 1968 - DuPont(ACA)에 의해 random access 자동분석기 출시
27. 1970's와 1980's - 자동화의 증가, 검사결과 처리에 컴퓨터 이용, Kodak사에 건식화학(dry chemistry) 방식의 분석기 Ektachem 출시, 임의접근(random access) 방식 분석기 출시
28. 1973 - Westgard multi-control rule을 임상검사실에 적용
29. 1975 - 단클론항체의 개발로 인해 면역학, 면역화학 등의 발전에 영향을 줌 e.g., 종양표지자, DNA 서던 블롯 등, Micromedic Corp사에서 자동화 RIA 출시

30. 1985 - Kary Mullis가 PCR 발명
31. 1986 - DNA probes를 이용하여 미생물학 검사, 법의학 검사 등에 적용
32. 1990's - 임상검사실 전자동화(Total Laboratory Automation) 시작, Point of Care Testing, Microarray 개발, 현장검사(POC testing) 시스템 도입
33. 2000's - 핵산검사 자동화 장비 출시, DNA chip, Lab-on-a-chip, Protein chip 확산

19세기 말에 들어서면서 임상검사가 본격적으로 진료에 활용되기 시작하였는데 이때에도 미생물, 혈청학, 요분석과 혈액학 검사들에만 한정되었고 생화학검사의 정량측정은 거의 이루어지지 못하였다. 그러나 미국 Johns Hopkins 병원에서 최초의 임상검사실이 개설된 후 1900년대 초부터 여러 병원들에서 임상검사실들이 만들어져 임상검사 활성화가 시작되었다. Abbe가 개발한 굴절계가 1900년대 초 Carl Ziess, Bausch & Lomb 등에서 생산되어 Hgb, protein, glucose를 측정하는데 사용되었다. 1922년에는 ASCP(American Society for Clinical Pathology, 미국임상병리사 자격 인증기관)가 미국 세인트 루이지아나에 설립되었다. 1927년 Aschheim와 Zondek은 A-Z test"라고 알려진 bioassay 임신진단 방법을 최초로 개발하였다. 이 방법은 미성숙한 마우스나 랫드의 피하에 임신한 여성의 소변을 주입하여 자궁각(uterine horns)의 비대와 난소에서의 황체화와 출혈소견을 관찰하는 시험이었다. 이 시험법은 두꺼비, 개구리 등을 활용하여 배란을 활용하는 방법으로 발전하였다. 1928년 Papanicolaou에 의해 Pap smear가 개발되었고 1943년부터 진단에 적용되었는데 이 검사법은 현재까지도 자궁경부암을 진단하는데 있어 매우 중요한 역할을 하고 있다. 1937년에는 혈액은행 업무가 병원에 도입되었다. 1938년 Somogyi가 혈청과 요에서 amylase를 측정하는 방법을 개발하였고, 1939년 Conway와 Cook이 혈액 암모니아 측정법을 개발하여 실용화되기 시작하였다.

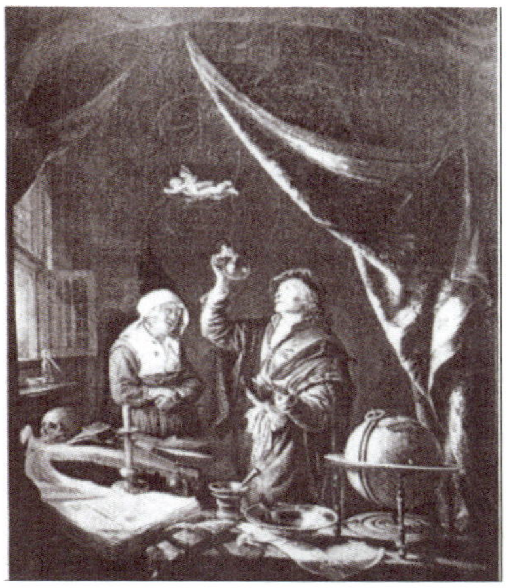

그림 3.1 1800년대 중반 이전의 주요 검사방법.

주로 맛, 냄새, 느낌, 관찰 방법으로 진단하였다. 거미줄이 낀 어두운 방에서 비이커 속의 용액을 관찰하는 모습, 천장에 달린 천사 모양 인형과 아래쪽 두개골이 이채롭다.

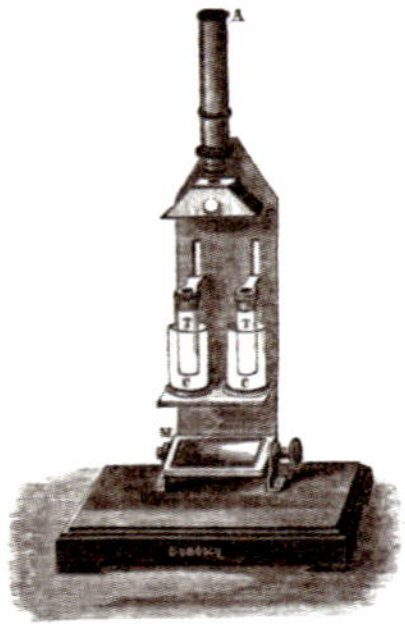

그림 3.2 Duboscq 육안비색계.

1854년 Jules Duboscq가 Beer's Law에 근거한 육안 Colorimeter를 개발하였고, 1902년 임상검사실에서 사용되기 시작하였었다. 두 개의 Column(검체와 대조) 사이의 흡광도를 육안 비교하는 방식이다.

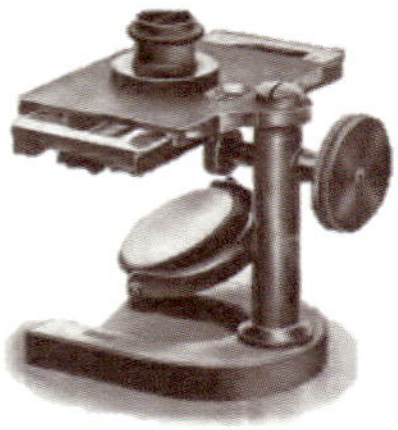

그림 3.3 1890년대 Von Fleischl 혈색소계.

물로 적혈구를 용혈시킨 후 혈색소의 색강도를 대조 유리막대와 비교하여 측정하였다

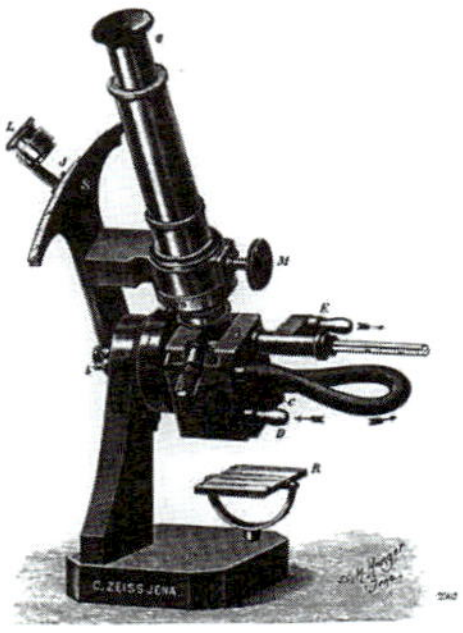

그림 3.4 Abbe가 개발한 굴절계

1900년대 초 Carl Ziess, Bausch & Lomb 등에서 생산되어 Hgb, protein, glucose를 측정하는데 사용되었다

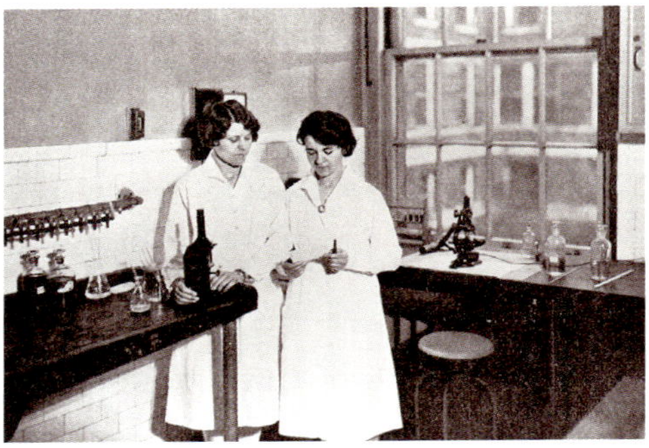

그림 3.5 1930년경 미국 Children's Hospital 검사실.

검사자가 Duboscq Visual colorimeter를 들고 있는 모습. 현미경, 시약과 플라스크 등도 함께 보인다.

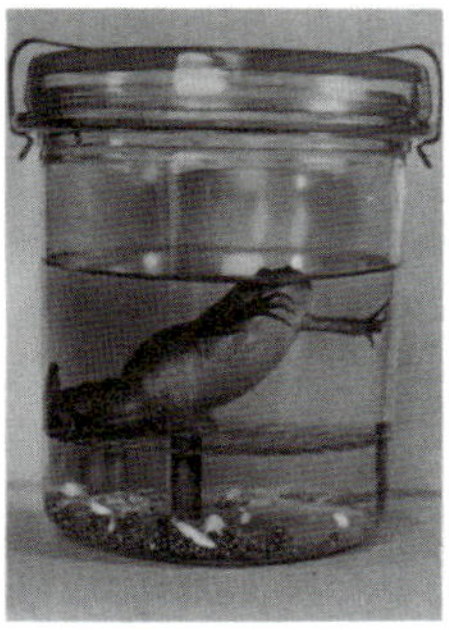

그림 3.6 Bufo test, 두꺼비를 이용한 임신진단검사법

임산부의 소변을 주입한 두꺼비의 배란 여부를 판단하였다.

3.2 근대 이후 진단검사의 주요 발자취와 측정기술의 발전

1940년대

1940년대부터는 임상화학검사가 본격적으로 시작되면서 검사건수가 급격히 증가하기 시작하였고 이 때부터 진단검사가 급속도로 발전하기 시작하였다. 업무량 증가로 검사업무 중앙화가 필요하게 되었고 더 나은 분석 민감도와 향상된 특이도, 더 빠른 결과보고, 숙련된 검사자의 필요, 더 나은 분석방법의 도입 등이 시대적 요구였다.

1941년에 Beckman instrument에서 Beckman DU spectrophotometer를 소개되었는데 이 분광광도계는 자외선의 양을 측정하기 위한 최초의 상업적으로 모델이었다. 1945년에는 S. Borgstrom가 혈액응고 검사법을 개발하였으며, 1946년에는 Becton-Dickinson사에서 진공튜브가 소개되었다. Arne Tiselius가 크로마토그래피를 이용하여 단백질 분리에 성공하였다. College of American Pathologists(CAP, 검사실 질관리 인증기관)가 설립되어 현재도 임상검사실의 질관리에 큰 영향력을 발휘하고 있다. 같은 해에 설립된 American Association of Clinical Chemistry(AACC, 미국 임상화학회)도 현재까지 가장 큰 규모의 학술세미나 및 시약·기기 전시회를 개최하고 있으며 다양한 학술정보도 제공하고 있다. 임상검사 분야의 양대 축이라고 할 수 있는 International Federation of Clinical Chemistry and Laboratory Medicine(IFCC, 국제임상화학·검사의학회)은 1952년 활동을 개시하였다.

1950년대

1950년대부터는 임상검사실이 본격적으로 근대화되는 시기라 할 수 있다. 이 시점에서 Levey와 Jennings가 Shewhart QC chart를 진단검사실에 응용하면서 정도관리 개념이 도입되기 시작하였다. Coulter에 의해 자동혈액계수기(Coulter counter)가 검사실에 도입되기 시작하였으며, Yalow와 Berson이 방사면역측정법(RIA)을 개발하였다. 1959년에는 Technicon사에서 단채널 자동분석기와 염광광도계를 출시하여 임상화학 검사분야의 자동화를 선도하기 시작하였다.

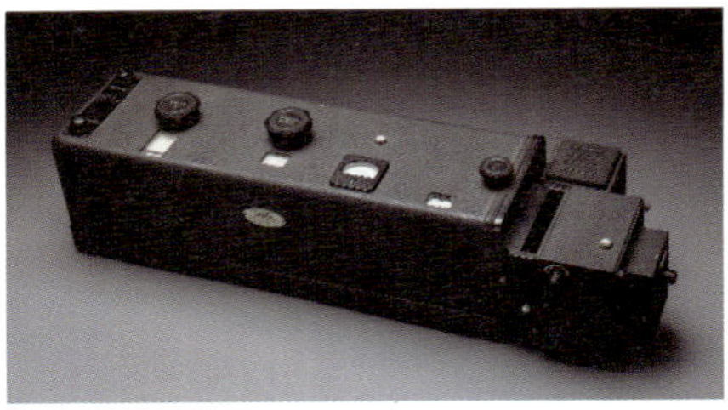

그림 3.7 **Beckman DU 분광광도계(1941)**
자외선 측정을 위한 최초 상업적 모델로 소개

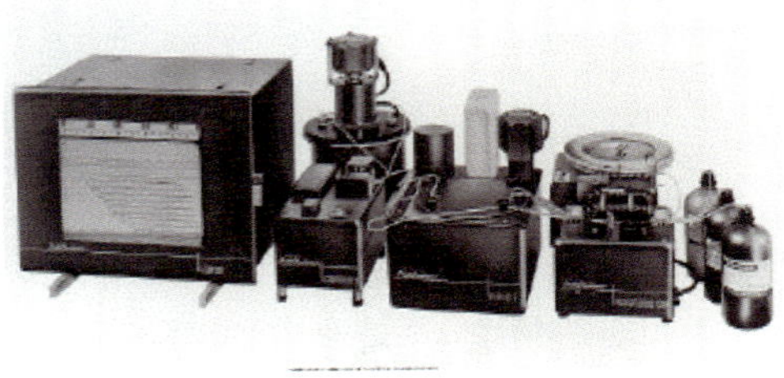

그림 3.8 **Technicon사의 연속흐름방식 Basic Autoanalyzer, 생화학분석기 (1957)**

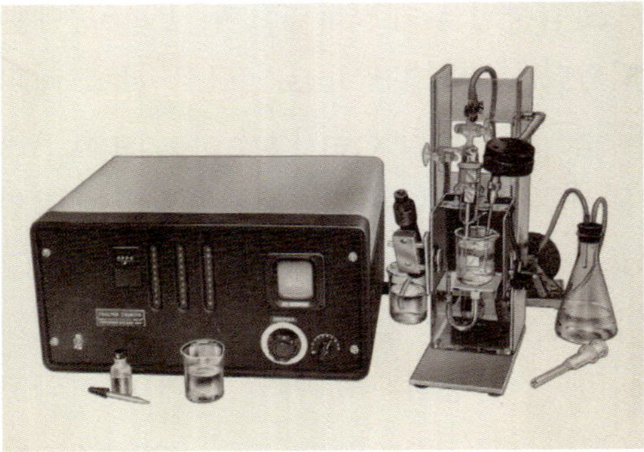

그림 3.9 **초기 개발된 Coulter Counter**
1949년 Coulter에 의해 입자계수기로 개발되었다.
1950년대 검사실에 혈구계수를 위해 사용되었다.

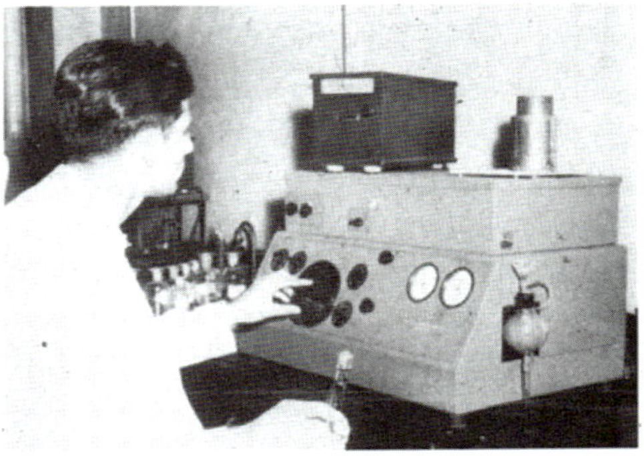

그림 3.10 **초기 염광광도계 (flame photometer, 1950년대)**

1960년대

1960년대는 자동분석 장치의 이용 확대를 특징으로 이야기할 수 있다. 이 시기에는 대부분의 검사실에서 자동화 장비가 폭넓게 이용되어 졌다. 초기에는 single channel 분석기의 사용이 주를 이루었으며 중반 이 후에는 Technicon Instrument에서 다채널 (multichannel) 분석기가 생화학 검사에서 일반화되어 사용되기 시작하였다. 1968년에 DuPont (ACA)에서 random access(무작위 혹은 임의접근) 자동분석기를 출시하여 검사방식의 획기적인 변혁을 선도하기 시작하였으며, 1960년대 말에는 컴퓨터 시스템이 검사에 응용되기 시작하였다. 1961년에는 Becton-Dickinson 사에서 일회용 주사기를 출시하였다.

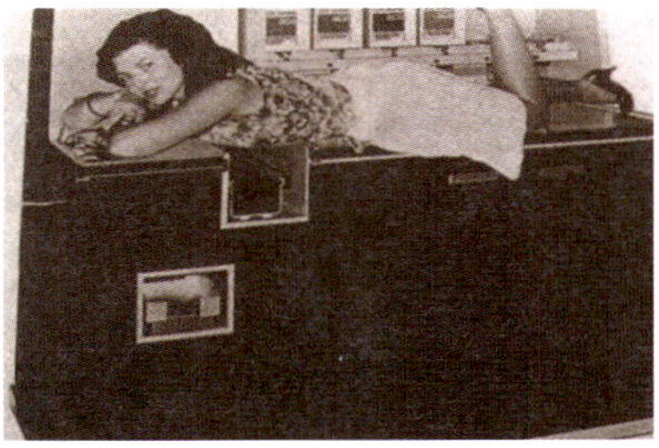

그림 3.11 DuPont ACA I형.

1964년 일본 Shimadzu에서 제작. 분석기 위 요염한 자태의 모델모습이 이채롭다.

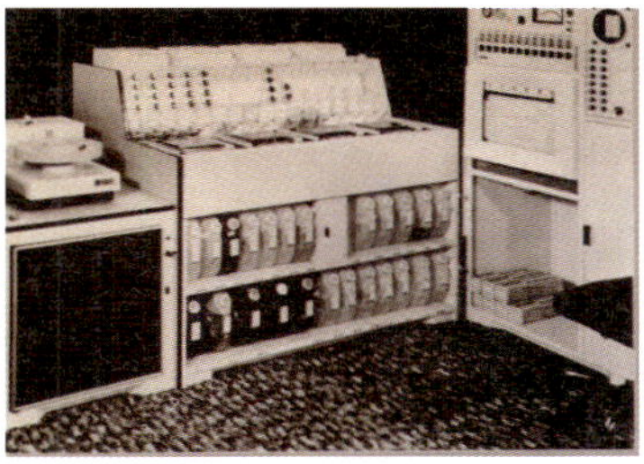

그림 3.12 Technicon Instrument사의 SMA 12/60

연속흐름방식 생화학 자동분석기(1960년대).

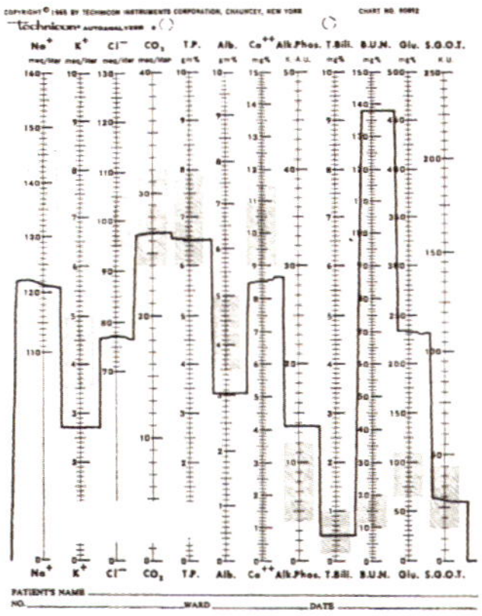

그림 3.13 Technicon SMA-12의 아나로그 결과지 (1966)

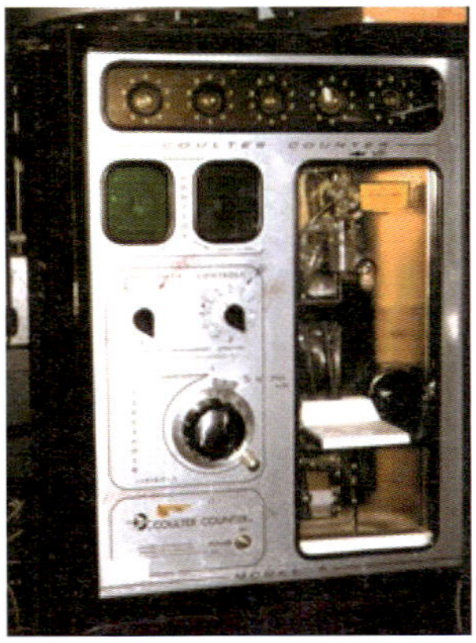

그림 3.9 우리나라에 70년대에 도입되어 가장 많이 사용된 Coulter counter 모델.

혈구가 지나가는 aperture의 확대 모습과 혈구의 저항 값을 보여주는 오실로스코프가 장착되어 있다.

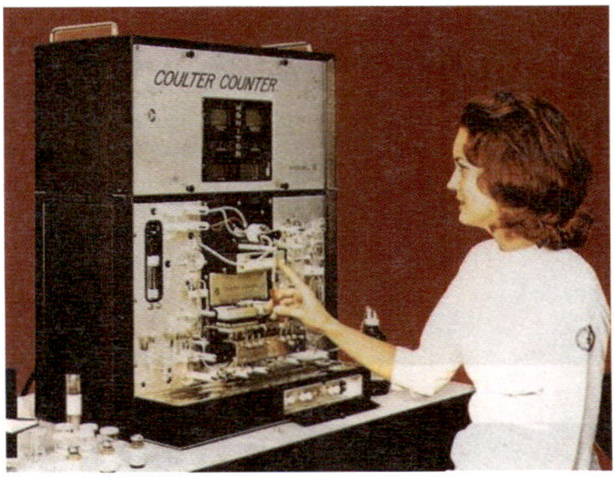

그림 3.14 Coulter counter. Model S.

1968년 판매된 모델로 자동혈액검사기. 7 항목검사(WBC, RBC, Hgb, HCV, MCH, MCHC)의 전자동 측정이 가능한 최초의 model이었다. 최대 시간당 18 검체를 처리할 수 있는 당시에는 획기적인 장비였다.

1970년대

1970년대는 임상검사기술이 획기적으로 발전하는 시기였고 초기 컴퓨터기술이 분석기에 적극적으로 응용되던 시기이다. 또한 이온 선택전극의 개발과 백혈구감별(differential count)에 자동분석장치가 도입되기 시작한 시기이기도 하며, Kodak사의 건식화학(dry chemistry) 방식의 분석기인 Ektachem 출시도 주목할 만한 사건이다. 1973년에는 J. Westgard control rule이 임상검사실에 적용되어 검사실 질관리 활동에 획기적인 변화가 시작되었다. Personnel computer의 활용도 특기할만한 사건으로 1970년대 말부터 분석기 옆에 별도의 컴퓨터를 설치하고 분석기와 접속(interface)하여 통신하는 방식이 주를 이루기 시작하였고 이로 인해 검사결과 입력 및 검사결과 처리 등이 전산화되었다. 또한 이 시기에는 단클론항체를 이용한 면역화학 분석기술이 도입되어 진단검사의 질향상에 기여하였다. 1976년 Warner-Chilcott사가 가정에서 사용할 수 있는 비처방(over-the-counter) 임신테스트 키트를 FDA로부터 승인을 받아 1977년 후반기에 시장에 출시하였다.

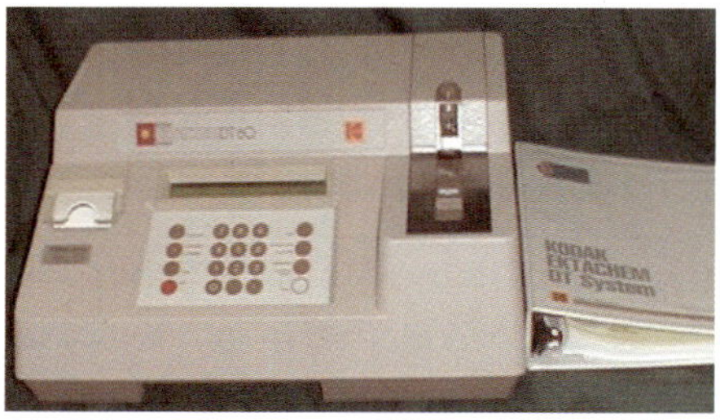

그림 3.16 1970년대 건식화학 측정방식의 Kodak사 EKTACHEM DT 시스템.

출시 당시 간단한 측정방식과 폐기물 처리 등 기존 습식방식의 단점을 극복하여 습식방식 상당부분을 대체할 것으로 예측하였지만 가격, 성능, 선호도 등의 문제점을 극복하지 못하고 주류 측정방식으로 진입하는데 실패하였다.

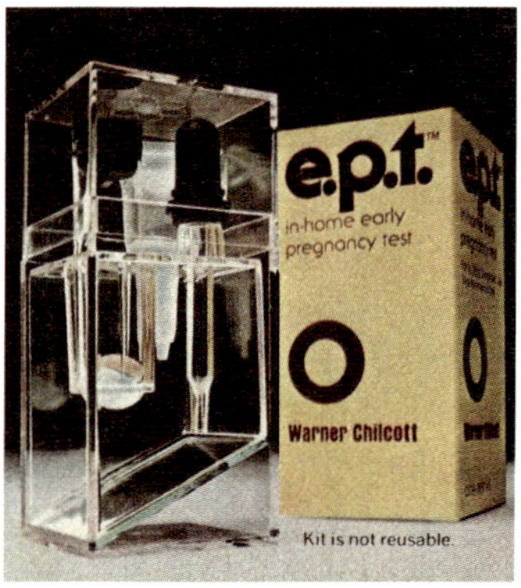

그림 3.17 1976년 Warner-Chilcott사의 임신진단키트

가정에서 사용할 수 있는 최초 임신진단키트를 출시하여 임신진단의 간편화에 기여하였다.

1980년대

1980년대 검사방식의 특징은 무작위접근 (random-access) 개념이 도입되어 검사 순서를 검사자가 임의로 조정할 수 있게 되었다는 것이다. 이 시대에는 이전까지 사용하던 일괄처리식(batch processing) 분석방법이 아니라 새로운 타입의 자동분석방식인 무작위접근 방식이 주를 이루게 되면서 즉시 (stat) 또는 응급검사가 일반화되기 시작하였다. 또한 한 대의 분석기가 광범위한 검사메뉴를 실시간으로 실행할 수 능력을 가지게 되었고 이로 인해 기기운용자는 분석기의 허용능력 내에서 분석자가 원하는 방식과 순서대로 검사를 시행할 수 있게 되었다. 또한 1985년에는 Kary Mullis가 중합효소연쇄반응(PCR)을 발명하여 미생물학 검사나 법의학 검사 등에 핵산분석이 적용되기 시작하였다.

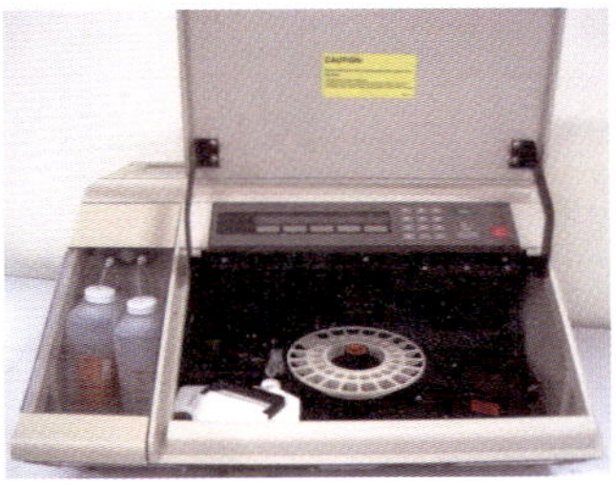

그림 3.18 1980년대 출시된 ABBOTT iMx 자동면역화학 분석기(batch processing type)

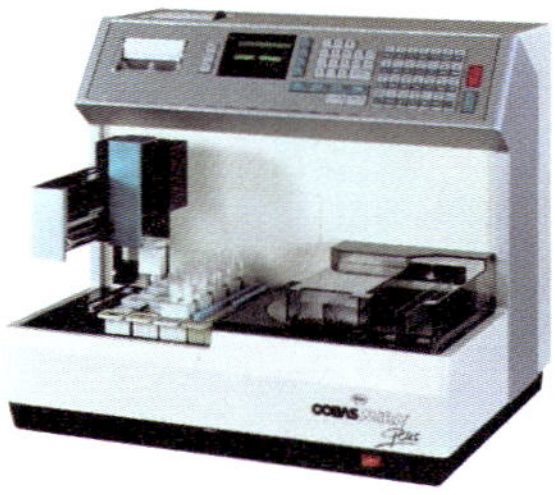

그림 3.19 1985년대 출시된 Cobas Mira (Roche) 생화학 자동분석기 (random accessing type)

1990년대

1990년대는 임상검사에 있어서 통합의 시대라고 정의할 수 있다. 이 시대의 특징은 검사실 운영자나 자동분석기 개발자 모두에게 통합과 경비절감의 시대적 요구를 수용하게 하는 즉 운영효율성을 강조하는 시기였다. 이를 해결하는 방법으로 제안된 방법이 바로 임상검사실 전자동화(Total Laboratory Automation)이다. 또한 현장검사(Point of Care Testing, POCT)를 위해 간편성과 이동성이 뛰어난 기기개발이 시작되었으며, 핵산검사의 대량화 및 신속화를 위해 microarray 개발도 개시된 시기이다. 또한 면역화학적 기술이 발달하면서 면역분석기와 생화학분석기가 하나의 분석기로 통합된 시스템들이 출시되었고 이로 인해 분석시스템에 있어 면역학 검사와 생화학 검사간 경계가 사라지게 되었다. 1991년 CHIRON에서 화학발광면역분석기(automated chemiluminescence system)를 소개하였는데 이는 효소면역검사가 화학발광면역검사로 대체되는 되는 계기가 되었다. 미생물검사분야에도 자동화시스템이 도입되면서 세균동정과 항생제 감수성검사 등이 자동화되기 시작한 시기이기도 하다.

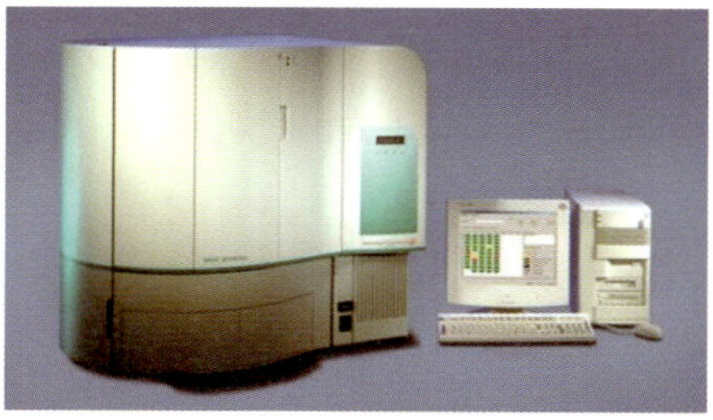

그림 3.20 MICROSCAN

DADE BEHRING에서 1990년에 출시한 세균동정과 항생제 감수성검사를 수행하는 미생물자동분석기.

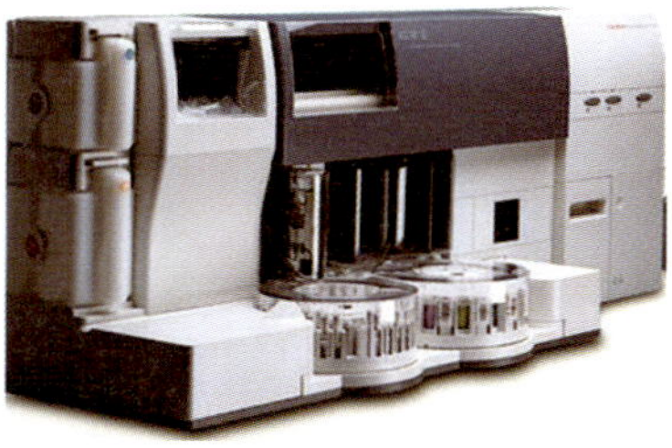

그림 3.21 CHIRON에서 1991년 출시한 자동화학발광면역분석기(automated chemiluminescence system).

면역반응 분석시간과 민감도를 향상시킨 면역화학분석기로 효소면역검사가 화학발광면역검사로 대체되는 계기가 된 분석기이다.

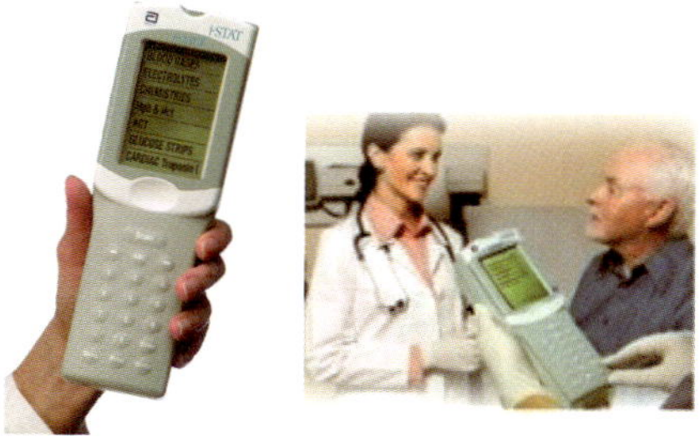

그림 3.22 i-stat.

1990년대 진단검사의 새로운 트렌드를 몰고 온 현장검사(POC Testing)의 대표적인 분석기

2000년대 이후

2000년대에는 정보기술과 생명공학기술 그리고 나노기술이 융합된 측정기술이 진단분야에 도입됨에 따라 유전체학(Genomics), 단백질체학(Proteomic) 분야의 진단검사에 획기적인 발전이 있을 것으로 기대된다. 따라서 핵산이나 단백질 검사의 자동화가 급속히 진행될 것이고 이에 편승하여 관련검사의 증가도 폭발적으로 증가할 것으로 보인다. DNA chip, Lab-on-a-chip, protein chip, cell chip 등의 biochip 사용이 보편화될 것으로 추정되며 이로 인해 진단민감도와 정확도가 매우 높아질 것이다. 또한 이 시기에는 더욱 신속한 검사결과 회송 필요성 때문에 POC Testing의 요구도가 급격하게 증가할 것이며 이로 인해 전통적으로 중앙검사실에서 시행되던 상당수의 검사들이 환자 곁에서 시행되게 될 것이다. 그리고 IT 기술의 발달로 홈테스팅이 일반화되어 진단검사의 새로운 트렌드가 구축될 것으로 예견된다. 대형 검사실들은 로보틱스를 이용한 더욱 자동화된 시스템을 이용하여 분석업무를 수행할 것이며 이를 이용한 진단검사서비스의 향상노력이 매우 중요한 과제가 될 것이다.

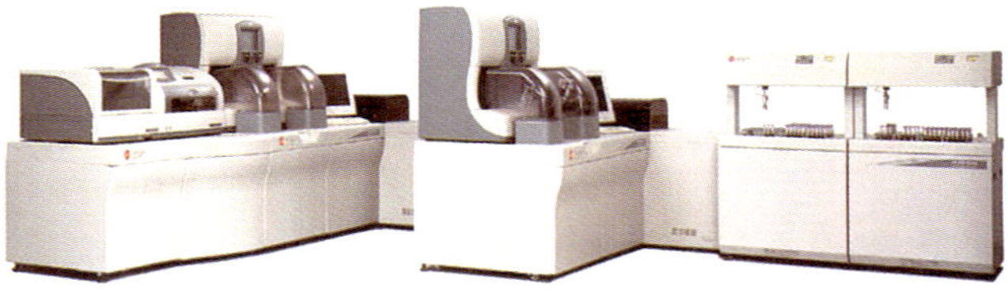

그림 3.23 Beckman-Coulter사의 LH1500 series 모델.

Workstation 형태의 복합혈액학 자동분석기로 혈액분석은 물론 슬라이드메이커, 검사 전, 검사 후 단계, 검체저장까지 자동화되어 있다(2000년대).

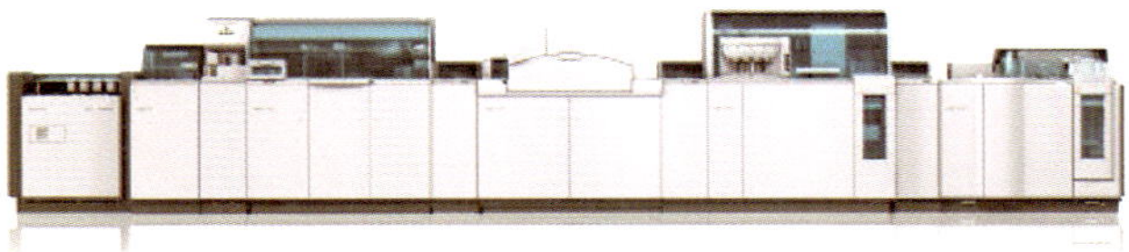

그림 3.24 Roche Diagnostics cobas 8000 modular analyzer series.

임상화학 및 면역형광측정 복합분석기. 분석용량에 따라 분석기를 추가로 장착할 수 있는 대용량 분석시스템, 시간당 최대 8,400 테스트가 가능하다(2010년대).

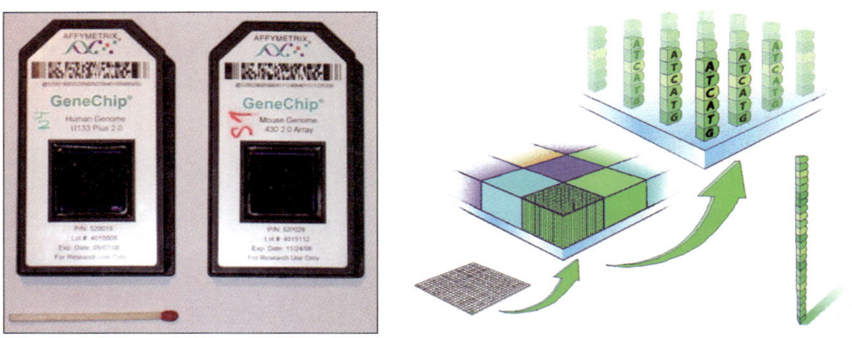

그림 3.25 **Microarray (DNA chip).**

기존의 복잡하고 어려운 과정으로 측정되었던 핵산 검출을 간단하고 신속하게 측정할 수 있도록 고안된 분석기구로 slide glass상에 수백~수천개의 DNA 유전자를 정렬, 고정화하고 분석하고자 하는 세포에서 추출한 RNA로 조제한 형광표식 cDNA를 hybridization함으로써 각 유전자의 발현 및 변화를 측정하는 방법이다. 성냥 크기만 한 Affymetrix사의 Gen-Chip.

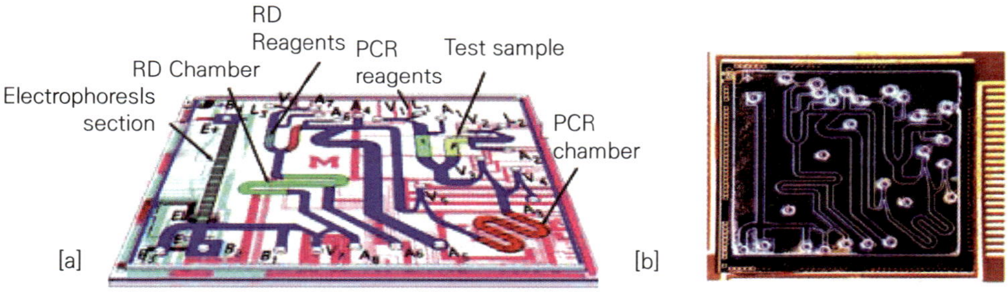

그림 3.26 **Lab-on-a-chip 모형(a)과 실물(b).**

용어에서 의미하듯 칩 위에 검사실이라고 할 수 있다. MEMS(Micro Electro Mechanical Systems)나 NEMS(Nano Electro Mechanical Systems) 기술을 이용하여 시료의 희석, 혼합, 반응, 분리, 정량 등 시료의 모든 전처리 및 분석단계를 하나의 칩 위에서 수행하도록 설계되었다.

우리나라 진단검사의 시작과 임상병리사 교육체계의 변화

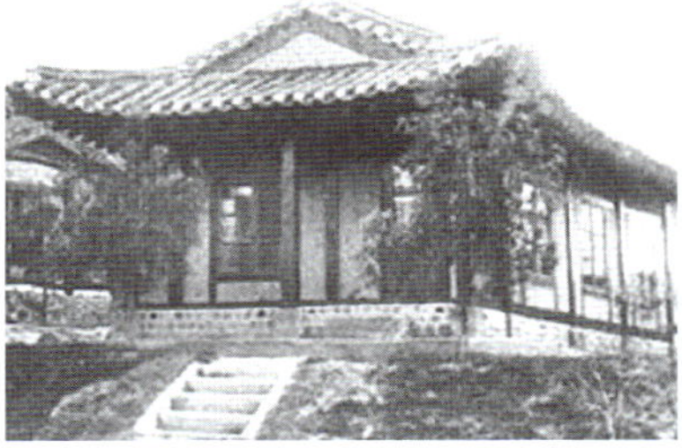

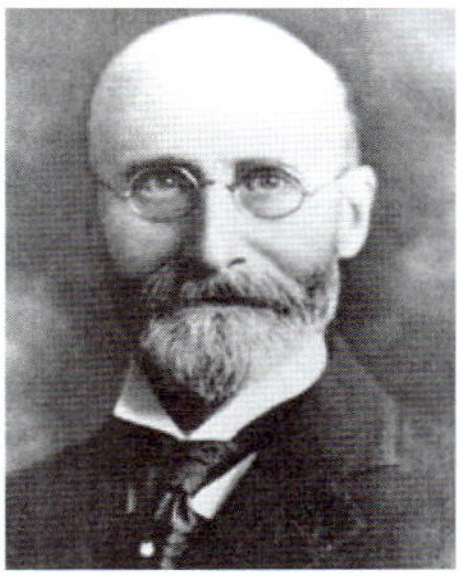

우리나라 최초의 근대식 서양병원(광혜원)과 설립자 닥터 알렌(Dr. Horace N. Allen)

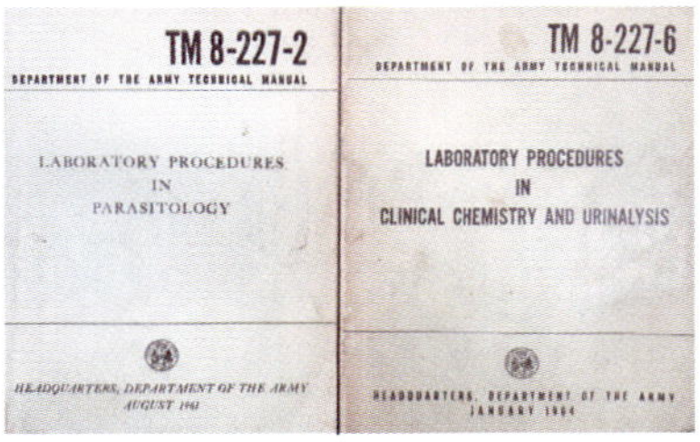

우리나라에 미군병원이 설치되고 그 당시 사용하였던 임상병리검사 관련한 TM book.

각 분야별 검사를 세분하여 상세히 기록된 교재로 이 TM book을 이용하여 1세대 임상병리사들이 진단검사를 배우고 수행하게 되었다.

우리나라 근대서양의학의 시작은 1885년 고종시대 재동소재의 광혜원이라고 알려져 있고 미국의료 선교사 닥터 알렌(Dr. Horace N. Allen)이 세웠으며 언더우드 등이 활동하였다고 알려져 있다. 광혜원(廣惠院)은 대중을 널리 구한다는 제중원(濟衆院)으로 이름이 바뀌었고 제중원 내에 의학교를 세웠는데 이 학교가 바로 세브란스의 전신이다.

우리나라 서양의학의 본격적인 발전은 제2차 세계대전 종전과 아울러 미군의 진주, 그리고 6.25동란으로 미 육군병원과 해군병원이 설치되면서부터라 할 수 있다. 임상병리검사가 본격적으로 시작된 것도 이 시기이다. 임상병리사 1세대라고 할 수 있는 선배들이 미육군병원과 해군병원에서 근무한 후 민간병원으로 이직하여 검사업무를 시작하게 되었다. 이것이 우리나라의 본격적인 임상병리검사 업무의 시작이었다고 볼 수 있다. 이 후 국가차원의 임상병리사 양성을 위해 1963년 7월 31일 법률 제1380호 의료보조원법이 공포됨으로써 임상병리사 제도가 법적으로 확립되었다. 이후 의료기사 등에 관한 법률로 개정되고 2004년까지 8차에 걸쳐 개정되었다.

1963년 처음으로 수도의과대학 병설 초급대학(후에 고려대학교 보건대학이 됨)이 최초의 임상병리사 교육기관으로 개설되었으며, 1965년 제1회 임상병리사 국가고시가 시작되어 면허소지 공인 임상병리사들이 업무를 수행하게 되었다. 이 후 임상병리사 교육기관이 증가하여 2019년 현재 3년제 전문대학이 27개, 4년제 대학이 25개교가 개설되어 운영되고 있다. 1962년 대한임상검사기술협회가 창립되었으며 이후 대한임상병리사협회로 개칭되었다. 2018년 기준 약 5만8천명 정도의 협회등록 임상병리사가 있으며 이 중 절반 정도가 현업에 종사하는 것으로 알려져 있다.

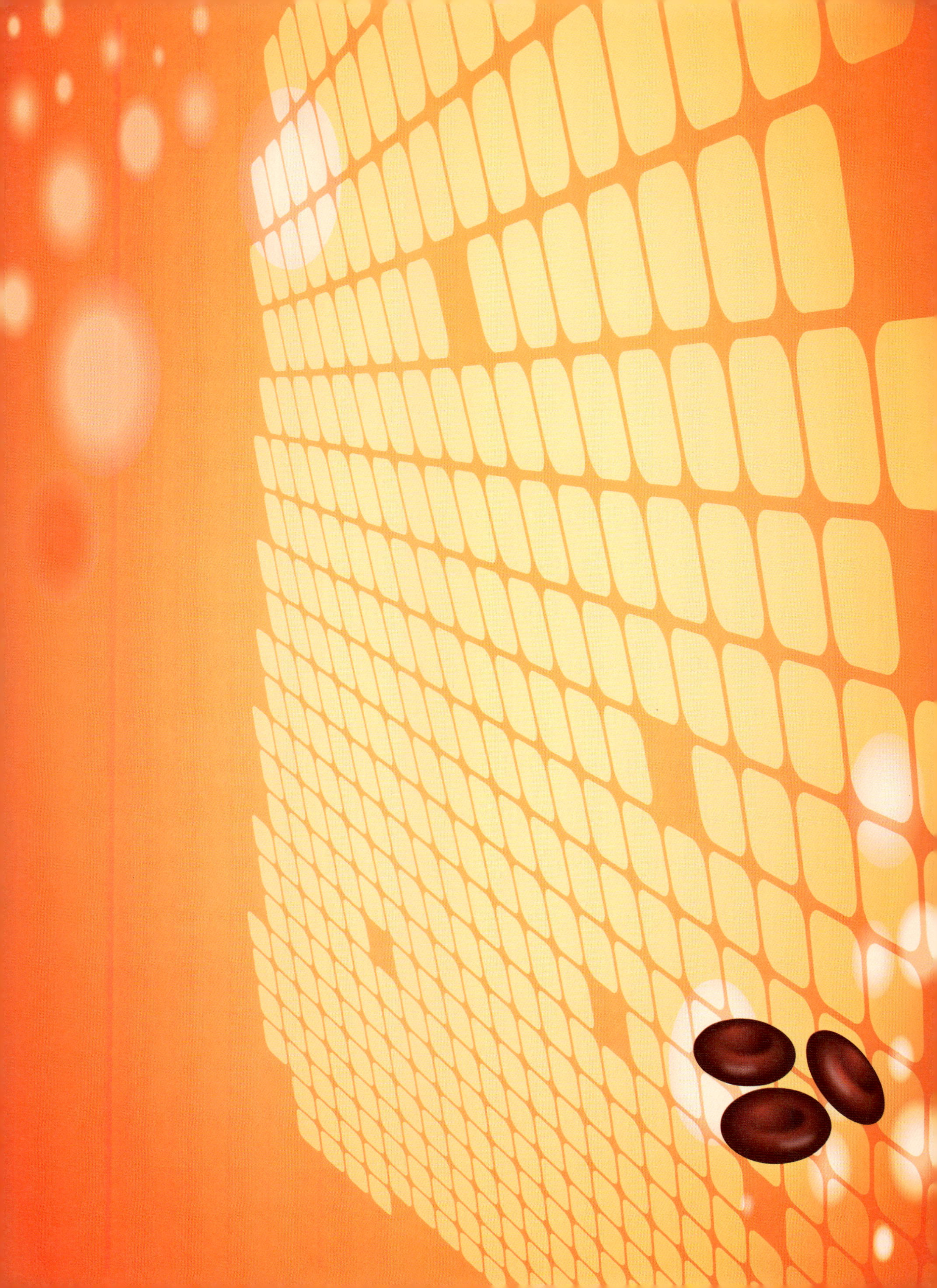

Chapter 4 진단검사의 사회적 역할 및 의료경제적 가치

학습목표

이 장에서는 진단검사를 의료적 관점보다는 사회적 관점으로 고찰하도록 한다. 임상병리사가 진단검사의 의료적 역할을 이해하는 것이 매우 중요하다. 그러나 그것 못지않게 진단검사서비스를 수행하는 임상병리사의 사회적 역할과 진단검사의 경제적 가치에 대한 충분한 이해가 있어야 한다. 왜냐하면 임상병리사의 사회적 역할과 진단검사의 가치를 논하기 위해서는 우리가 주장하는 배경과 근거가 충분하고 사실적이어야 하는데 본 교재에서 언급될 의료적 가치, 경제적 가치 그리고 사회적 가치가 논리적으로 인정되기 때문이다.

4.1 진단검사의 사회적 역할과 가치가 충분히 인정되어야 할 배경

현대는 복잡하고 다양한 헬스케어시스템을 이용하는 사람들에게 건강관리의 효율적인 수혜가 최대한으로 활용되도록 건강정보와 서비스를 제공하는 것이 필요하다. 진단검사는 꼭 필요한 사람에게, 꼭 필요한 시간에 정확한 검사정보를 제공하는 것이다. 또한 이 결과는 의사나 병원이 의료자원을 적정한 수준에서 활용하여 정확한 진단 및 치료를 하도록 정확한 근거자료로 제공되고 있다.

진단검사 정보는 의사나 그 외 보건의료 전문가들이 적정한 근거중심의 진단을 하거나 환자에 대한 치료결정을 내리는데 중요하게 활용되고 있다. 또한 진단검사서비스는 임상 결정을 내리는데 있어 가장 비용 효율적이고, 최소한의 검체로 객관적인 정보를 제공하고 있다. 이 외에도 진단검사서비스는 환자의 대기시간, 환자의 안전, 의료자원의 효과적 활용, 환자만족 등을 포함하여 환자관리의 많은 측면에 직접적인 영향을 주고 있어 그 역할과 가치가 매우 높다고 할 수 있다.

과거와 마찬가지로 현재도 새로운 질병이나 새로운 균주들이 출현하고 있다. 그리고 세계화를 통한 국가간, 지역간 이동이 매우 빨라짐에 따라 국제적으로 질병이나 균주들의 확산 속도도 빨라졌고 이에 따라 이를 통제하기 위한 신속한 진단법 개발과 검사기술이 필요하게 되었다. 따라서 오늘날의 진단검사실은 전문성과 생산성을 더욱 증진시킬 필요성이 대두되었고, 코로나-19 등 감염병에 대응하는 사회안전망 구축을 위해 진단검사의 필요성과 임상병리사의 역할이 더욱 증가되고 있다(그림 4.1).

위와 같은 이유로 진단검사는 의사나 건강관리 관계자들에게 효율적인 진료나 정책이 수행되도록 지원하는 도구로써 가치를 증진시키고 있으며, 이를 수행하여야 하는 임상병리사들의 역할도 동시에 증대되고 있다. 따라서 임상병리사는 정확한 진단과 환자의 삶의 질 향상, 공중보건에 있어서의 역할에 대한 사회적 책임과 의무를 충실히 수행하여야 한다(그림 4.2).

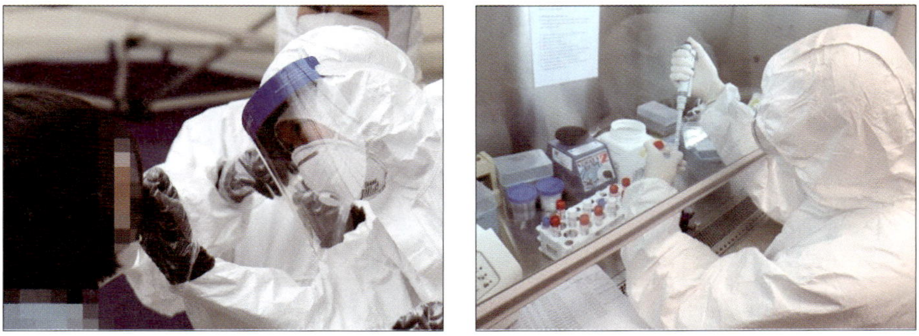

그림 4.1 코로나 선별검사소에서 검체를 채취하는 임상병리사와 검사실에서 Covid-19 바이러스 검출을 위해 진단검사를 수행하는 장면.

Covid-19 바이러스 진단검사는 법적으로 임상병리사만이 수행할 수 있다.

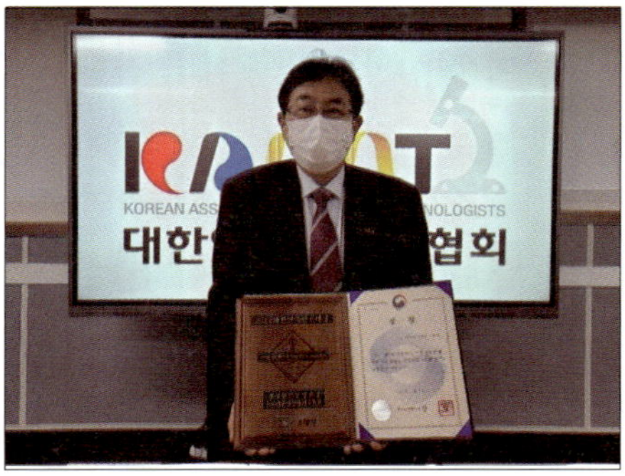

그림 4.2 대한임상병리사협회(협회장 장인호)는 소방청이 주최한 '2020 대한민국 안전대상'에서 국민의 안전에 크게 기여한 공로가 인정되어 특별상 부문 단체상을 수상하였고 정확한 진단검사로 K-방역의 토대를 마련한 공로를 인정받아 행정안전부장관이 시상하는 특별상을 받았다.

4.2 진단검사의 사회적 역할과 가치가 충분히 인정되어야 할 이유

임상병리사는 임상결정에 도움이 되는 새로운 기술을 사용하여 정확하고, 민감성과 특이성이 높은 정보를 산출하는 전문가이다. 따라서 임상병리사의 역할은 임상의에게 진료에 가장 효과성이 높은 검사정보를 제공하는 것이라 할 수 있다. 이러한 협력관계는 진료의 질 향상에 절대적으로 중요하며, 전체적인 검사비용과 환자진료가 적정하도록 통제하는데도 매우 큰 도움이 되고 있다.

검사정보는 환자진단에 있어서 매우 중요한 영향을 끼친다. 검사가 질병이나 감염 여부를 검색하는 검사(스크리닝 검사)이든 진단을 목적으로 하는 검사이든 간에 질환과 건강상태를 진단하고 관리하는데 사용되는 검사정보는 진료 프로토콜의 필수요소라 할 수 있다. 현재 진단검사서비스는 질병을 신속히 동정하고, 질병의 정도를 평가하며, 치료계획을 세우고, 치료 결과를 관리, 모니터링 하는 일에 도움을 주고 있다. 또한 더욱 효과적인 검사진료 프로토콜을 위해 검사 소요시간을 줄이고, 전체적인 진료비용이 낮아지도록 하는 것이 매우 중요한 과제라 할 수 있는데, 위와 같은 문제점과 과제에 대하여는 보다 향상된 솔루션이 서비스되고 있다.

다음으로 우리가 설명할 수 있는 타당성의 근거는 진단검사서비스를 통한 환자관리의 변화이다. 의사나 보건의료서비스 공급자의 능력은 적절하고 근거에 충심한 일관적인 진료의 시행 여부로 평가될 수 있는데 이것은 적정한 검사수행 및 결과보고 등과 관련이 깊다. 따라서 검사정보는 현재 아래와 같은 사항들을 평가하고 관리하는데 있어 효과적으로 활용되고 있다.

진단검사서비스의 유용성과 효과성

- 질병의 조기 진단 및 정확한 진단
- 적정한 약물투여 평가
- 감염원인 동정
- 암치료의 효과적인 모니터링
- 치료과정의 효과적인 모니터링
- 치료약물의 위해효과 관찰
- 효과적인 항생제 선택
- 실시간 진료결정 지원

진단검사서비스는 치료를 시작하고, 조정하고, 끝 마칠 때 의사가 필요로 하는 정보를 제공하는 것이다. 또한 환자에게 가장 적정한 치료과정, 고가의 약품과 그 외 치료비용의 효율적인 사용, 가장 적정한 기간 내에 치료가 완료되도록 도움을 제공하는 것이다. 만일 검사정보 없이 진료가 이루어졌다면 그러한 결정은 최고의 의료라는 평가를 받을 수 없을 것이다.

진단검사서비스의 결과는 단순질환이든, 혹은 합병증이 있든, 생명을 위협받는 환자든 간에 이들의 건강상태를 평가하여 적정한 치료결과가 유도되도록 하는 헬스케어의 중요한 요소 중 하나로 활용되고 있다. 또한 치료를 받는 환자의 신체능력이 평가되도록 수술 전, 치료 전 검사결과를 제공함으로써 환자의 안전에 긍정적 영향을 미치고 있다. 환자의 치료과정을 효과적으로 모니터링 하기 위해서도 검사정보가 매우 정확하게 제공되어야 한다. 이와 같이 임상병리사는 환자안전과 치료결과에 영향을 미칠 수 있는 중요한 업무를 수행하기 때문에 특별한 직업윤리의식을 가지고 있어야 함은 물론 아래와 같이 사회에 대한 책무를 수행하여야 한다.

- 진단검사의 사회적 가치설정 및 규명
- 진단검사를 통한 더 나은 의료의 실현
- 진단검사를 통한 의료재정의 경제적 효용성 증대
- 진단검사의 사회의료적 역할을 주체적으로 실행할 수 있도록 능력 함양

위에서 언급한 내용들의 가치와 역할을 정당하게 주장하기 위해서 임상병리사들은 검사업무의 안전성과 효과성, 효율성, 적정성을 강화하고 환자중심의 헬스케어가 실시되도록 하는 것에 초점을 맞춘 미션과 비전을 갖는 것이 중요하다고 할 수 있다(임상병리사 윤리강령 참조).

임상병리사 윤리강령(대한임상병리사협회)

우리 임상병리사는 존엄한 인간의 생명과 건강을 위하여 박애와 봉사의 정신으로 국민보건향상에 이바지하기 위해 다음 강령을 준수한다.

하나. 임상병리사는 고도의 의료과학수준을 유지하기 위하여 계속적인 학문연구와 기술개발을 도모하고 평생교육에 힘쓴다.

하나. 임상병리사는 신속 정확한 검사성적을 위하여 최선의 방법과 노력을 경주한다.

하나. 임상병리사는 업무수행에 있어서 안전관리와 환경청결로 감염예방에 적극 노력한다.

하나. 임상병리사는 의료봉사를 행함에 있어서 직업의식에 충실하고 사회적 인식에 부응하는 품위를 지킨다.

하나. 임상병리사는 국민보건향상과 복지 사회구현의 일익을 담당하는 전문 직업인으로서의 긍지와 자부심을 갖는다.

하나. 임상병리사는 협동과 인화 단결로써 회원상호와 공동체의식으로 협회 발전에 솔선 참여한다.

4.3 진단검사의 의료경제적 효용성

진단검사과학을 배우는 학생들은 다양한 뉴스 중에서도 보건의료와 관련된 내용이거나 생명공학과 관련한 뉴스에 더 많은 관심을 기울여야 한다. 그 중에서도 건강보험료 인상 관련 뉴스는 매우 높은 관심도를 가져야 한다. 왜냐하면 건강보험료 인상은 의료 관련업 및 종사자들의 사회·경제적 여건에 지대한 영향을 끼치기 때문이다. 이런 정보에 관심을 갖는 사람들은 비단 우리나라뿐만 아니라 선진국, 개발도상국 모두 마찬가지이다. 왜냐하면 국가의료비 지출과 관련하여 스트레스가 없는 나라가 거의 없기 때문이다. 선진국일수록 자국민의 복지 및 건강권을 지켜주는 정책강도가 높기 때문인데 이로 인해 대부분의 나라가 건강보험 재정적자의 늪에서 어려움을 겪고 있다. 따라서 의료보험 재정적자를 개선시키기 위한 노력이 매우 중요한 국가사회적인 과제가 되었고 재정적자를 푸는 문제들이 사회의 뜨거운 이슈가 되었다.

우리나라 건강보험 연도별 재정현황은 그림 4.3에서 보는 바와 같이 2015년에서 2017년까지는 지출보다 수입이 높았으나 2018년부터 지출/수입 수지율이 100.3%로 역전되어 2019년에는 수입 68.1조원, 지출 70.9조원으로 지출/수입 수지율이 104.1%로 지출 증가 경향을 보이기 시작하였다. 이와 같은 경향을 보이는 가장 큰 이유는 건강보험보장율 증가 정책과 노령인구 증가로 인한 인구변화가 주요 요인인 것으로 분석되었다. 2018년 기준 건강보험 누적 적립금은 20조 6천억원이지만 2024년에 적립금이 소진될 수 있다는 전망도 발표되고 있다.

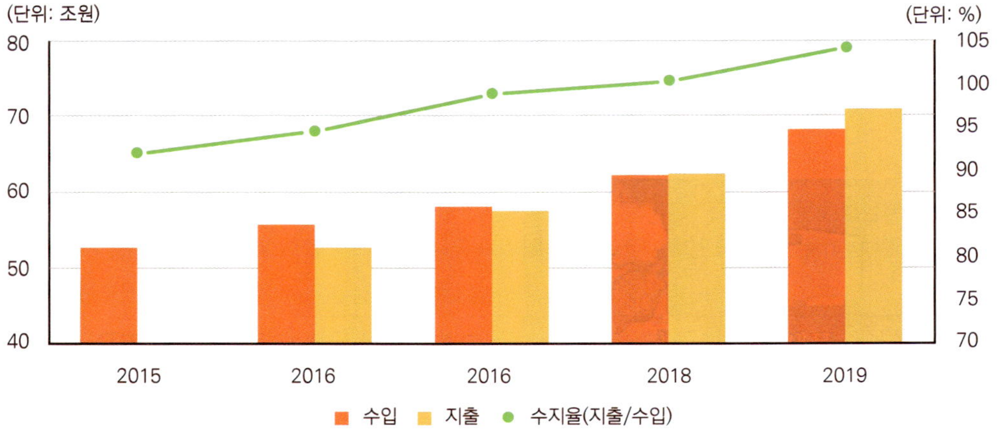

그림 4.3 **건강보험 연도별 재정현황(출처: 보건복지부, 국민건강보험공단 자료)**

우리 임상병리사들도 건강보험 재정적자 문제를 해결하는 문제에 대해 깊은 견해를 가질 필요가 있고, 아울러 재정적자를 해결하는데 도움이 될 수 있는 방안을 연구하는 것도 필요하다. 여기서는 진단검사를 통하여 건강보험 재정적자를 개선하는데 도움이 되는 내용들과 몇 가지 사례를 고찰해 보고자 한다.

4.4 진단검사의 의료경제적 효과 및 사례

진단검사는 질병의 예방, 진단, 치료과정에 필수적 요소일 뿐만 아니라 중장기적인 치료가 필요한 환자에 있어 효과적이고 지속 가능한 보건관리가 되도록 하는 핵심 요소로 불필요한 치료를 피할 수 있고, 병원 재원일을 줄일 수 있으며, 국가 보건의료정책에도 매우 유용하게 활용될 수 있다.

또한 진단검사 시약 및 장비의 판매규모는 전체 메디칼 판매의 약 5% 정도가 된다고 알려져 있는데 그럼에도 불구하고 진단검사결과는 의무기록의 약 60-70% 분량을 차지하고 있다. 진단검사는 통상 헬스케어 지출비용의 2.3% 내외라고 알려져 있는데 의학적 결정에 있어서는 66%의 영향을 미친다는 조사결과가 있다(Rohr U., Binder C, PLoS One. 2016). 이것은 실제 진단검사가 적은 비용으로 의료에 이용되고 있지만 진료에서의 활용도는 매우 높다는 것을 의미한다. 다시 말해 진단검사는 의료에 있어서 매우 높은 의료적 경제효과를 갖고 있다는 것이다.

진단검사의 의료경제적 효과성

1) 불필요한 치료를 피할 수 있다.

- 조기진단
- 정확한 진단을 통한 치료 효과의 향상
- 고비용 치료를 배제
- 맞춤 진료(약의 선택 및 치료과정의 개별화)
- 치료 순응도를 향상시킴으로 인해 장기 약물치료 감소
- 합병증 치료 비용의 감소

2) 병원 재원일을 줄일 수 있다.

- 신속한 진단
- 더욱 효과적인 치료
- 질병 발생의 억제 및 감염 위험을 감소

3) 국가 보건의료 재정의 하중을 경감시킬 수 있는 정책적 효과성이 충분하다.

- 암검진사업을 통한 조기진단으로 치료비를 경감시킬 수 있다(국가 5대암 검진사업 등).
- 감염성 질환의 검색을 통해 질병을 사전에 파악하거나 예방할 수 있다(Covid-19, 간염, AIDS 등).
- 대사성 만성질환 환자를 효과적으로 관리할 수 있다(당뇨, 심혈관 질환 등).
- 무증상환자를 진단하여 조기에 치료할 수 있다.
- 수혈에 대한 안전성을 향상시킴으로써 질병이나 감염 확산을 차단할 수 있다.
- 합리적인 방법으로 자원을 분배하는데 도움을 줌으로써 보건의료 비용을 낮출 수 있다.
- 비용효율적인 보건의료체계를 구축하는데 도움을 줄 수 있다.

진단검사의 의료경제적 효과 사례분석

그림 4.4과 4.5는 임상검사를 통하여 얻어지는 경제적 효과의 실례이다. 이외에도 새로운 결핵 진단검사방법을 통하여 10억 유로 이상을 절감시키는 의료경제적 효과가 있다는 연구결과 발표(Geneva, Jan. 2008, EDMA) 등 진단검사의 다양한 의료경제적 효과를 제시하는 목소리가 점점 커져가고 있어 진단검사 관련분야의 종사자들을 고무시키고 있다.

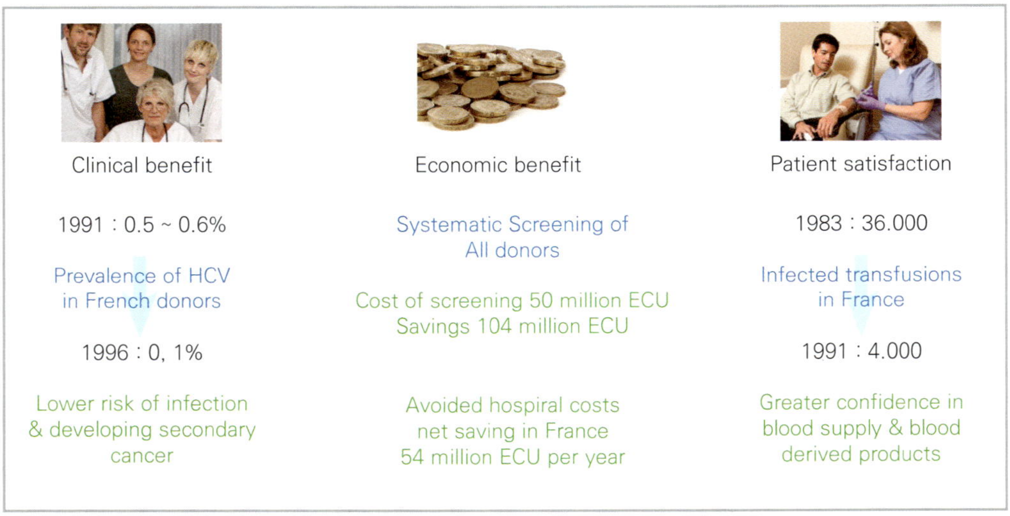

그림 4.4 체계적인 혈액공여자 스크리닝을 통하여 수혈감염을 대폭 줄임으로써 얻어지는 경제적, 의료적인 이익 및 환자 만족 사례_독일(EDMA).

1991년 프랑스의 C형 간염 유병율은 0.5~ 0.6%이었으나 공혈자 검사를 통하여 1996년 유병율을 0.1%로 낮추었고, 이로 인해 HCV 감염율 감소와 HCV 감염으로 인한 2차 암 발생을 낮추는 의료적 효과가 있었다. 모든 공혈자들에게 체계적인 스크리닝을 실시함으로써 5천만 Euro가 검사비용으로 지출되었지만 감염율 감소로 인한 직접 치료비용 1억4백만 Euro가 절약되어 연당 5천 4백만 Euro가 절약되는 효과가 있었다. 이와 같은 혈액공여자 C형간염 스크리닝을 통하여 1983년 C형 간염 수혈 감염자가 36,000명에서 1991년에는 4,000명으로 수혈감염을 줄일 수 있었다. 또한 이로 인해 혈액공급과 혈액 유래 제품에 대한 신뢰도가 높아지고 환자만족도가 향상되었다.

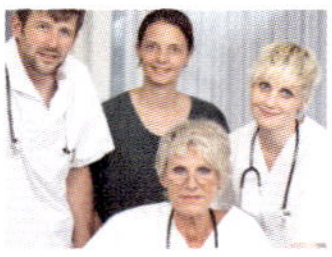

Clinical benefit

40~60%

Relapse rate in one year

2%

Reduces incidence of stomach carcinoma by 60~80%

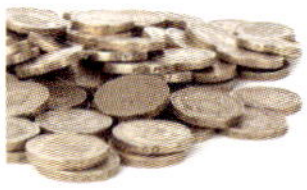

Economic benefit

Test for Helicobacter pylori in gastritis

Chronic ulcer patients ￡500 million saved in 6 years UK

3,200 million DEM saved per year Germany

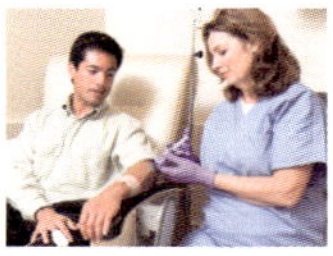

Patient satisfaction

Inpatient stay

Patient treated

10 day outpatient

Improved quality of life No pain, normal lifestyle

그림 4.5 헬리코박터 파이로리 검사를 통한 위·십이지장 감염 근절로 수십억 유료를 절약하였다는 사례_독일(EDMA).

H. pylori의 일년 내 재발율을 40~60%에서 2%로 감소시킴으로써 위암 발생율을 60~80%까지 낮추는 의료적 효과가 있었다. 헬리코박터 파이로리 검사를 통하여 만성 위궤양 환자 치료비용이 6년간 5억 파운드가 절약되었고, 독일에서는 연당 32억 마르크가 절약되었다. 또한 병원입원 치료가 필요 없어지고 10일간의 외래치료를 시행함으로써 삶의 질을 개선시키고, 고통없는 정상적인 생활을 유지시켜 줌으로써 인해 환자 만족도를 향상시켰다.

다시 한번 강조하지만 진단검사서비스를 통하여 얻어지는 의료경제적 효과는 매우 클 뿐만 아니라 국가의 정책적 자료로도 훌륭하게 활용될 수 있다. 따라서 진단검사서비스를 수행하는 임상병리사들의 보건의료에 대한 기여도는 타 의료직종 못지 않다고 말할 수 있는 것이다. 그렇기 때문에 임상병리사들은 위와 같은 헬스케어 부문에 대한 국가정책에 기여할 수 있도록 더 많은 연구와 노력을 경주하여야 하고 국민을 위해 봉사하는 전문가가 되어야 한다.

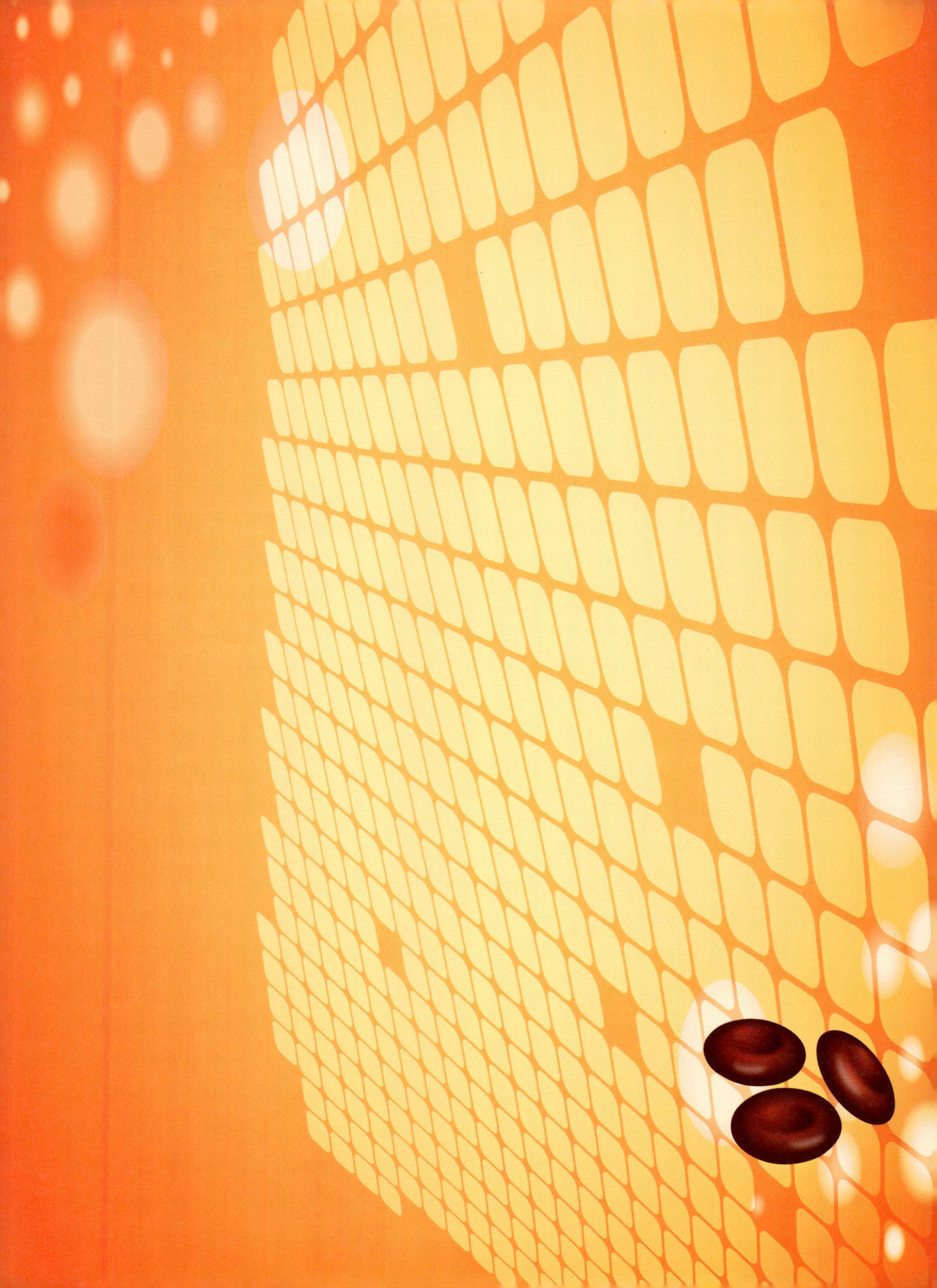

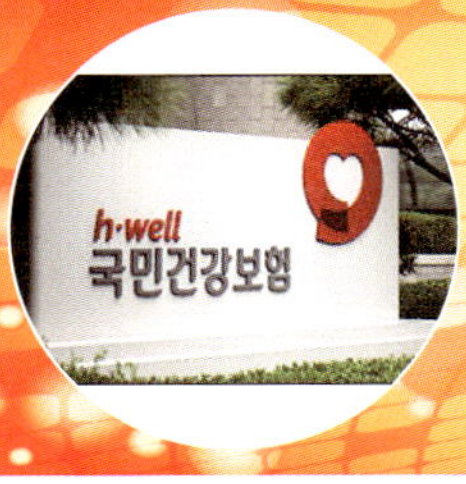

Chapter 5 임상병리사가 주목하여야 할 미래 의료환경

학습목표

본 장의 내용은 임상병리학과 새내기들에게 다소 어려울 수도 있으나 이 장에서 설명되는 내용이 여러분들의 미래에 매우 중요한 이슈가 될 것이고 또한 반드시 극복해야 할 문제이기 때문에 본 장의 내용을 이해하기 위해 노력하길 바란다. 본 장에서는 임상병리사가 주목하여야 할 의료환경 변화와 진단기술의 발전에 대해 알아보고 미래 진단검사의 역할변화에 미치는 영향과 그 효과를 고찰해 보도록 한다.

진단검사는 지난 반세기 이상 지속적으로 상당한 혁신이 있어 왔고 이러한 노력의 결과로 질병을 조기에 정확하게 진단하고 관리하는 데에 상당히 공헌하였을 뿐만 아니라 의료의 패러다임이 치료중심에서 예방중심으로 변하고 있는 현시점에서도 중요한 역할을 하고 있다는 것을 부정할 사람은 없을 것이다. 이와 같은 변화에도 불구하고 우리는 기술혁신에 있어 또 다른 변혁의 시간을 맞이하고 있다. 즉 '이러한 기술 흐름의 정체는 무엇이고, 그것들이 어떻게 나타날 것이고, 그것들이 가장 크게 영향을 미치는 곳은 어디일까'라는 질문들에 지속적인 관심을 가져야 한다. 일례로 인간게놈프로젝트(Human Genome Project)와 분자생물학적인 지식들이 인체의 기능과 질병을 평가하는데 있어 어떻게 연결되는지에 대해 아는 것이 중요하다. 이것들은 이전 검사들과 마찬가지로 질병 시 발생하는 변화의 확인이나 질병진단을 위한 표지자 그리고 질병소인을 갖고 있는 사람들을 찾아내는 수단으로 활용되겠지만 기존 검사와는 다르게 진단민감도나 진단특이도 등이 향상될 것이며 맞춤의학(individual medicine), 약리유전체학(pharmacogenomics), 치료의 효과성이나 안정성 향상을 위한 치료진단(theranostics), 동반진단(companion diagnosis) 등에 획기적으로 활용될 것이다.

이와 같은 미래에 대해 우리가 관심을 가져야 하는 진단검사서비스를 중심으로 의료환경과 기술의 변화를 들여다보고 어떤 변화가 유도될 것인지 그리고 이 변화에 어떻게 대처하여야 하는지를 학습하도록 한다.

첫 번째, 치료 모니터링의 변화

진단검사는 치료의 효과 및 효용성을 모니터링 할 수 있는 최고의 도구 중 하나이다. 많은 문헌에 따르면 환자들의 치료 순응도가 부족하다고 보고하고 있는데 대표적인 예를 몇 개 들자면 당뇨병, 고혈압, 골다공증, 심혈관 질환 등이다.

당뇨병 같은 만성질환에서 환자의 치료순응도가 떨어지는 이유는 환자가 질병에 대해 아직 잘 모르기 때문이다. 좋은 교육 및 지속적인 전문가의 지원과 함께 혈당검사를 실시하는 것은 당뇨 관리와 더 나은 건강상태를 유지하는데 매우 중요한 요소이다. 그리고 이와 유사한 보건의료 상황들에서 치료순응도를 향상시키기 위한 방법으로 다양한 진단검사들이 가정에서 실시될 전망된다. 환자가 질병과 검사결과 그리고 치료 사이의 상호 관련성을 이해하는 것은 성공적인 치료결과의 근간이 됨은 물론 환자중심의 의료철학에 토대가 될 것이다. 따라서 치료의 효과성을 향상시키는 검사결과의 모니터링은 매우 중요한 의료적 도구로 그 역할이 확장될 것이다.

두 번째, 쌍둥이 트렌드

'새로운 의료기술들이 어떻게 의료환경에 도입될 것인가' 하는 것에 대해서는 격렬한 논쟁이 있어 왔으나 진단검사서비스의 향상이 의료의 질 향상 측면에서 매혹적인 변화인 것 만은 틀림없다고 보는 견해가 지배적이다. 그리고 이와 같은 변화의 중심에 있는 진단검사서비스가 의료현대화 패러다임과 관련하여 가장 주목을 받는 두 가지는 논쟁거리는 아래와 같다.

- 첫째, 중앙검사실 시스템의 자동화 향상을 통한 검사실 서비스의 집중화
- 둘째, 현장검사(Point-of-care testing) 및 가정검사(home-testing)의 확산을 통한 진단검사의 분산화

임상검사는 의료환경 변화의 필요성을 충족시키기 위해 상당한 기술적 혁신이 있어왔고 앞으로도 더욱 발전된 기술들이 적용될 것이다. 검사서비스 집중화와 관련해서는 실제로 자동화 중앙검사실의 검체운송시스템과 분석 전단계에서의 검체 전처리시스템이 향상되어야 한다. 반면 둘째 상황의 경우에는 소형화와 미세공정기술의 개발이 필요한데 현재 이와 같은 기술을 이용하여 기존의 검사아이템들은 물론 DNA 검출까지도 분석이 가능한 상태이다. 현재 신용카드보다 더 작은 분석장비microarray, lab on a chip 등)와 사용이 편리하며 이동성이 좋고 안전한 일회용 분석기구들의 사용이 더욱 증가할 예정이며, 가정검사의 효과성과 편리성을 강조하는 사회의료적 정서가 더욱 강해질 전망이다. 이러한 기술적 혁신과 사회적 변화에도 불구하고, 위 두 가지 요소들의 변화에는 상호간 모순된 상황들이 존재하고 있다. 즉 검사서비스의 중앙집중화, 분산화, 현장화 그리고 탈병원화 같은 주제들이다.

세 번째, 검사서비스의 새로운 변화

위에서 설명한 것처럼 이전과는 다른 상반된 상황을 이해하기 위해서는 헬스케어에 나타나고 있는 변화를 인정할 필요가 있다. 즉, 의료서비스가 환자를 중심으로 재편되고 있다는 것이다. 그렇기 때문에 앞으로는 1차 의료환경에서 더 많은 케어가 일어날 것이고, 2차 의료는 더욱 효과적인 환자 내원과 케어가 이루어지도록 조직되어질 것이다. 예를 들자면 아래와 같은 방식의 진료형태가 나타날 것이다.

- 로컬병원, 의원 등에 당뇨크리닉 등 전문 크리닉의 활성화
- 일일 외과수술의 증가
- 이동형 신속진단과 치료센터의 운영

의료환경의 위와 같은 변화들에 대해 진단기술이 얼마나 지원을 할 것인가가 매우 중요한 주제이다. 우리가 이 시점에서 냉철하게 고찰하여야 하는 것은 중앙검사실과 POC testing 사이에는 근본적으로 변화에 대한 다른 요구사항들이 존재하고 있다는 것이다. 중앙검사실은 효율적인 검사서비스를 제공할 수 있고 비용효율적인 대용량검사를 전문가에게 실행시켜 검사결과의 신뢰도를 높일 수 있지만, 중앙검사실에서 시행하는 검사들은 신속성 측면에서 POC testing을 능가할 수 없다. 비용적인 측면에서는 중앙검사실의 효율성을 POC testing이 극복하기에는 많은 난제가 아직 남아 있다. 다

시 말해 검사를 얼마나 효율적으로 처리하는냐와 검사의 신뢰도 그리고 검사수행에 있어 현장검사가 갖는 효과성에 대해 의사와 환자의 요구와 만족도가 어떻게 충족될 것인가 하는 문제가 중요한 관건이다. 그렇지만 앞으로 의료행태의 변화는 의사나 환자가 현장검사 방식을 선택하도록 강하게 요구할 것이기 때문에 우리는 현장검사가 증가하는 것에 대해 많은 준비를 하여야 할 것이다. 또한 이에 대한 임상병리사들의 역할 변화를 강하게 요구되고 있다. 즉 의사들과 환자들은 진료와 동시에 검사결과를 얻기 원할 것이고 그 욕구에 대한 솔루션을 어떻게 만들어내는냐 하는 과제에 대해 임상병리사와 체외진단 관련 이해관계자들이 답을 주어야 할 차례인 것이다. 이와 같은 변화 속에서 우리가 어떻게 대처하여야 하는지 그 답을 만들기 위해 더 많은 연구와 노력이 있어야 하겠다.

네 번째, 검사결과 오류의 감소

또 다른 혁신은 정보기술(information technology)과 로지스틱스(logistics)가 검사업무에 함께 활용됨으로써 지금보다 더욱더 혁신적으로 오류를 감소시킬 것이다. 다른 서비스산업의 예를 들자면, 항공사나 대형마켓에서는 이미 해결된 문제이지만 헬스케어 부문에서는 아직 정보기술과 로지스틱스가 적극적으로 활용되고 있지 않다. 다시 말해 헬스케어 분야는 커뮤니케이션 기술과 로지스틱스 기술이 다른 분야에 비해 뒤떨어졌다고 말할 수 있다. 따라서 검사요청, 검체확인, 검체운송 등에서 오류발생 가능성을 낮추어 환자나 의사의 만족도를 높일 수 있는 기회가 있다고 볼 수 있고, 이것은 검사결과를 의사나 환자에게 회신하는 과정에서도 마찬가지일 것이다.

앞으로 검사결과와 지식을 연결하는 정보기술의 활용은 위대한 변화 혹은 대단한 기회라 될 수 있다. 그리고 이것은 의사와 환자 모두에게 검사결과를 매우 유용하게 활용할 수 있게 하는 지원시스템이 될 것이다.

다섯 번째, 진단기술 향상으로 인한 더 넓은 분야의 이익

현재 진료에 있어 임박한 진단기술의 혁신들은 환자나 보건의료분야 그리고 사회 모두에게 매우 긍정적인 가능성을 주게 될 것이다. 환자는 더 많은 교육과 지원으로 이익을 얻게 될 것이고 진료의 속도가 더 빨라지는 것은 물론 더 향상된 결과를 얻게 될 것이다. 헬스케어 공급자들은 더 좋아진 고객만족, 더욱 효율적인 서비스와 더욱 효율적인 자원의 사용으로 이익을 얻게 될 것이다. 그러나 이와 같은 이익은 아래의 내용들이 성취되어야만 얻어진다고 말할 수 있다.

- 헬스케어에 사용되고 있는 진단검사서비스와 이로 인해 발생하는 긍정효과에 대한 더 많은 이해
- 이러한 이해와 기회로부터 더 나은 효과를 얻기 위해 자원을 분배하는 방식의 변화

진단검사서비스는 의사, 간호사 등의 의료제공자와 환자를 위해 존재하는 복잡한 서비스이지만 위에서 설명한 상황들을 실현하기 위해서는 여러 과정들이 매우 단순해져야 한다. 결과적으로 이와 같은 내용들에 대해 충분한 연구가 진행되고 실질화되지 않는다면 환자를 위한 더 나은 이익과 더 나은 의료자원의 활용 측면에서 매우 귀중한 가치들을 잃어버리는 우를 범하게 될 것이다.

그렇기 때문에 폭넓은 관점에서 진단검사서비스에 대한 의료자원의 정당한 배분요구가 있어야 하며, 이를 통하여 국가의료 비용절감 효과가 있다는 것을 임상병리사의 의료 · 사회적 역할 확대와 연결하여 증명하여야 할 것이다. 그리고 이와 같은 상황 변화에서 진단검사는 진료의 행태적 변화 유발은 물론 그 가치에 대해 의료공급자나 이용자 모두의 만족도를 향상시킬 것이다. 또한 현재 활용되고 있는 진단검사는 하이테크 기술의 유입이나 분자생물학 분석기술에 기초한 새로운 검사와 더불어 융복합기술의 활용 가능성을 향상시키게 될 것이고 헬스케어에서 그 효용성과 가치를 지속적으로 인정받을 것이다.

여섯 번째, 진단검사의 가치 향상 및 인식도 제고 노력

유럽에서 체외진단검사 비용은 연간 1인당 16유로가 소비된다고 보고되고 있는데(1999, EDMA) 이는 미국의 절반에 미치는 수준이다. 이 비용은 전체 의료비용의 0.83%에 해당하는 금액으로 매우 적은 비용으로 매우 효과적인 의료행위가 이루어지고 있다는 것을 반증하는 자료이기도 하다. 우리 나라의 경우, 자료가 없어 예를 들지 못하는 것이 아쉽지만 앞으로 후학들의 이 분야에 대한 많은 조사연구가 진행되어 그 가치를 정당하게 인정받았으면 하는 희망을 가져본다. 진단검사서비스는 전체 의료에서 한정된 효과를 갖고 있지만 그럼에도 불구하고 비용 효율적이며 조기진단과 더 나은 치료에 공헌할 수 있다. 그러나 이와 같은 효과에도 불구하고 진단검사는 아직까지 비용절감의 대상이 되고 있다. 그렇기 때문에 우리는 이러한 잘못된 관념을 고쳐주기 위해 정부나 보건경제학자들과 함께 일할 수 있는 기회를 만들어야 한다. 국제임상화학회(IFCC)와 유럽진단제조자협회(EDMA)가 진단검사의 효과성에 대한 근거를 제공하기 위하여 협력하여 일를 하고 있는 것은 매우 좋은 모델이라 할 수 있다.

결론적으로 진단기술의 신속한 발전은 새로운 미래 의료환경에서 핵심적 역할을 하게 될 것이다. 그리고 이와 같은 역할은 환자와 의료서비스 공급자 모두에게 이익이 될 것이다. 이와 같은 환경에서 임상병리사들의 역할과 진단검사서비스의 가치가 향상되기 위해서는 의료환경 변화를 진취적으로 받아들이고 아울러 진단기술을 향상시키기 위한 노력과 연구, 조사 등이 매우 필요하다 할 수 있겠다.

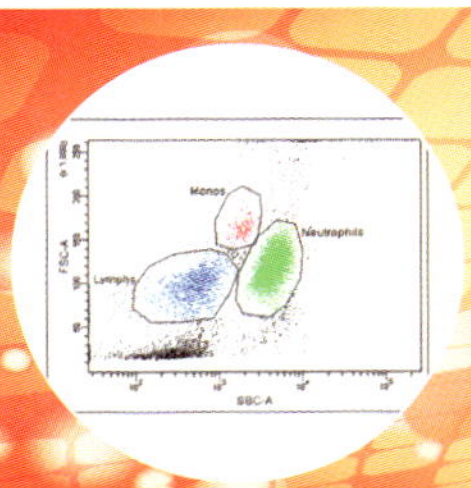

Chapter 6 진단검사기술 개요

학습목표

과거 진단검사의 기술적 특성과 현재 진단검사기술의 분야별 주요 특성을 이해하고 미래 기술의 변화 방향을 알아본다. 그리고 이러한 변화와 발전이 임상병리사들에게 어떤 영향을 미치는지 평가하고 이에 대한 긍정적 대처방안들을 학습 및 토론한다.

6.1 과거 진단검사 분석장치 및 기술

1950년대를 시작으로 임상검사의 본격적인 진화가 시작되었다. 염광광도계가 전해질 검사에 이용되고, 혈구계수에 관한 기술(aperture method)이 시작됨으로써 임상검사의 자동화 시대가 열리기 시작하였다. 1949년 최초의 혈액계수기인 Coulter counter가 개발되었고(그림 6.1), 1960년대에는 단채널 혹은 다채널분석이 가능한 화학분석기들(예, sequential multiple analyzer, SMA)이 소개되었다. 1970년대에는 DuPont으로부터 자동임상화학분석기(automatic clinical analyzer, ACA)와 자동혈액분석기(automatic blood analyzer)가 출시되었다. 또한 같은 시점에 Baker Instruments사로부터 Centrichem 같은 원심분석기가 소개되었다. 1970년대 후반에는 단핵항체를 대량으로 생산할 수 있는 기술이 완성되어 효소결합면역흡착검사(enzyme-linked immunosorbent assays, ELISAs), 효소증폭면역측정법(enzyme-multiplied immunoassay techniques, EMITs)과 같은 기술이 완성되었다. 그 외 유사기술인 단백질항원결정기를 이용한 기술들이 임상검사에 적용되어졌다. 1980년대에는 이온선택전극(ion-selective electrodes, ISEs)이 개발됨으로써 1985년도 이후에는 염광광도계를 이용한 복잡한 전해질 측정법이 대부분의 검사실에서 사라지게 되었다. 같은 시기에 약물검사분야에 면역분석기술이 도입되기 시작하여, 치료적 약물농도의 monitoring(TDM)에 사용되던 매우 복잡한 크로마토그래피 기술들을 대체할 수 있는 항체를 이용한 검사법이 사용되기 시작하였다 (표 6.1).

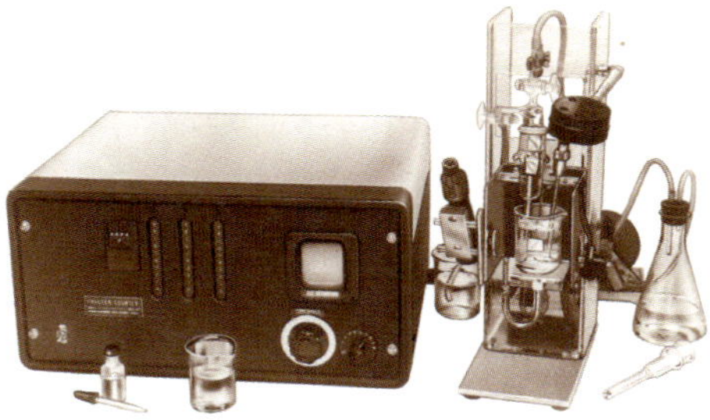

그림 6.1 1949년에 개발된 최초의 Coulter counter.

입자계수기 원리를 응용한 최초의 혈구계수 분석장치로 1950년대 중반부터 검사실에 도입되었다.

표 6.1 체외진단 핵심기술들의 주요 진보

순차 다채널 분석기 (Sequential multiple analyzer, SMA)
자동 화학분석기 (Automated clinical analyzer, ACA)
자동 혈액분석기 (Automated blood analyzer)
신속 원심분석기 ((Fast centrifugal analyzer, e.g. Centrifichem)
단핵항체의 개발 (Monoclonal antibodies)
효소결합면역흡착검사 (Enzyme-linked immunosorbent assays, ELISA Technology)
효소증폭면역측정법 (Enzyme-multiplied immunoassay techniques, EMITs)
형광편광면역분석 (Fluorescence polarization immunoassay, FPIA)
특정이온전극 (Ion-specific electrodes)
특정기질전극 (Substrate-specific electrodes)
항체기술을 이용한 치료적 약물농도 검사 (Therapeutic drug monitoring, TDM)
자동 백혈구 감별검사 (Automated hemogram, automated differential)
자동미생물 동정시스템 (Automated microbiology identification system, e.g., Bactek)
유세포 분석기 (Flow cytometry)
색소생성 응고검사 (Chromogenic coagulation assays)
고정화 효소막 기술과 건식생화학 기술 (Immobilized enzymes and Dry chemistry)

DNA 탐침 (DNA probes)
직접형광보합법 (Fluorescence in situ hybridization, FISH)
화상분석 (Image analysis-vision systems)
중합효소연쇄반응법 (Polymerase chain reaction, PCR)
마이크로어레이 (Microarray, e.g. DNA chip, protein chip)
랩온어칩 (Lab-on-a chip)

그러나 검사기술은 계속적으로 혁신되어 새로운 검사기술 및 장비의 진보가 이루어지고 있으며 현재는 이를 통하여 검사를 더욱 효율적으로 수행할 수 있음은 물론 검사결과의 신뢰도를 더욱 향상시키게 되었다. 정보기술(Information Technology, IT)은 검사명령과 결과를 전송하는 데에 있어 시간감축과 많은 데이터에 관한 연구 및 활용에 새로운 기회를 창출함으로써 데이터의 이동과 활용에 관한 혁신을 가져왔다. 어찌되었든 위와 같은 변화를 통해 앞으로 헬스케어를 시행하는데 있어 진단검사가 더욱 중요한 역할을 할 것이라고 예측할 수 있다.

6.2 현재의 진단검사기술

임상화학 분석장치 특성

현재 임상화학 분석에서 가장 일반적으로 사용되고 있는 기술은 화학반응에 근거한 발색 기술들이다. 예를 들자면 검체 내에 있는 생체 기질의 양을 정량하는데 효소반응을 이용하고 이 과정 중에 얻어지는 반응산물 혹 반응부산물을 발색 유도하는 것 등이다. 그러나 현재는 특이도와 민감도가 향상시킨 항체를 이용한 면역화학적인 기술들이 사용되고 있어 앞으로의 변화가 주목된다. 현재는 임상화학 분석기술의 주를 이루는 흡광도나 투과율을 측정하는 방식과 함께 발광물질, 형광물질을 검출하는 방법 등도 이용되고 있으며, 또한 전기화학적인 측정법도 상당히 진보되어 전해질이나 가스 그리고 기질 등의 측정에서 활발히 이용되고 있다.

한편, 분석기들은 open system(범용시스템) 혹은 closed system(전용시스템)으로 출시되고 있는데 범용시스템은 공급자로부터 시약과 소모품을 사용자가 선택하도록 하는 분석시스템이다. 그러나 전용시스템을 구매하는 경우에는 구매자는 해당 기기제조업자의 시약과 부품만을 구매하여야 하는 단점이 있다.

생화학 분석기의 운용방식은 두 개의 범주로 나눌 수 있는데 임의(무작위) 접근방식(random access)과 일괄처리방식(batch)으로 구분할 수 있다. 임의 접근방식 분석기는 carousal(원형검체 장착틀)에 꽂은 검체의 순차적 위치에 상관없이 운용자의 주문에 따라 분석이 진행되는 방식이다. 이와 같은 분석방식의 편리성은 routine 업무 중 stat 혹은 응급 요구가 집중적으로 발생하는 업무에서 편리하게 사용될 수 있다. 일괄처리방식 분석기들은 미리 정해진 검체 순번과 주문에 따라 순차적으로 검사를 진행하는 방식이다. 이러한 타입의 분석기들은 미리 정의된 한 조(battery tests, test profile)의 검사를 시행할 때 사용되는데, 검사결과의 회송시간이 느려지는 단점을 갖고 있다. 현재 대부분의 분석기들은 임의 접근방식을 채택하고 있다. 또한 검체 처리속도가 획기적으로 개선되어 시간당 6,400 test까지 가능한 변조(modular)방식의 분석기들이 출시되어 있다. 따라서 검체량이 결과 회송시간에 영향을 주지는 않도록 설계되었다(그림 6.2).

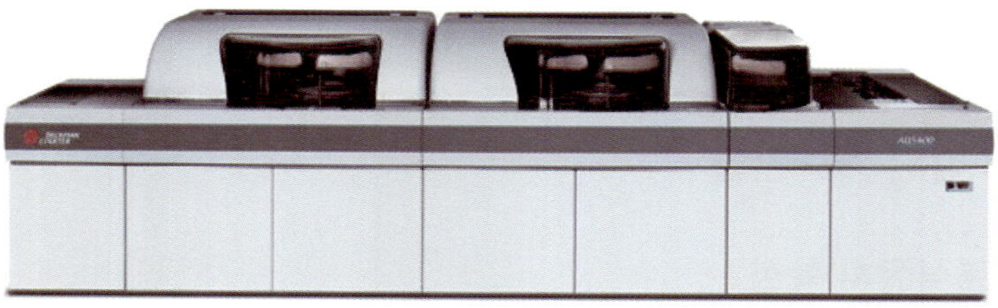

그림 6.2 Beckman Coulter AU5400 modular type 생화학 분석기.

필요에 따라 동일한 분석기를 추가로 붙일 수 있는 분석시스템. 최대 시간당 6,600 test가 가능하도록 설계되었다.

그 동안 생화학 시약 추세에 대해서는 건식시약시스템이 습식시약시스템보다 더 많은 장점을 갖고 있기 때문에 건식 시약시스템으로 이동 중에 있다고 보는 견해도 있었으나 현재까지도 습식시약을 주로 사용하고 있는 실정이다. 그러나 추후 경향을 주시할 필요는 있다. 비용은 건식시스템이 습식시스템 보다 일반적으로 높다고 볼 수 있지만, 시약을 준비하는데 있어, 복원과정이 필요 없고 최소의 시간만이 요구되므로 시약준비 및 검체처리, 그리고 시약 안정성과 검사 후 폐기물의 처리 등에도 장점이 있다. 그러나 건식시스템시약은 전용시약이기 때문에 사용자가 시약공급자를 선정할 권한이 없는데 이것이 시약이 고가로 유지되는 요인 중 하나이다. 또한 건식시약 기술을 사용하는 기기들의 시약 메뉴가 아직까지는 습식시약처럼 많지 않다는 단점이 있다(그림6.3). 그러나 이 시점에서 기술의 변화를 면밀히 들여다보면 오히려 건식시약보다는 전극을 이용한 전기화학 분석방식(바이오센서)이 습식시약을 대체하지 않을까 하는 예측할 수 있다. 전기화학 분석방식은 분석시간과 크기와 비용 측면에서 큰 장점을 갖고 있다(그림 6.4). 다만 현재의 다양한 측정 아이템들을 측정 가능하도록 기술적으로 극복하는 문제가 남아있다.

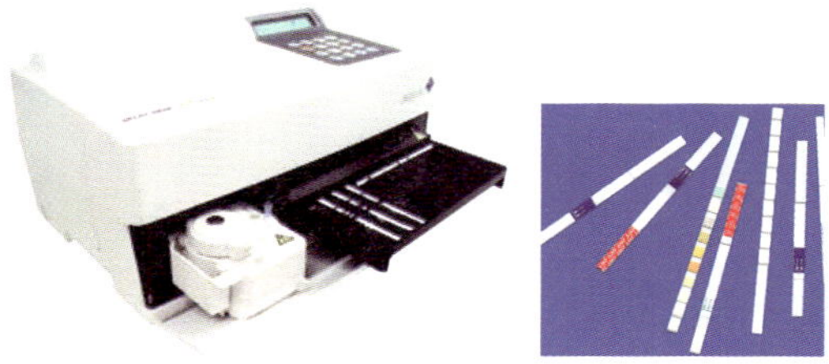

그림 6.3 **건식시약시스템을 사용하는 자동분석기 (SpotChem EZ analyzer, ARKRAY) 및 시약스트립**

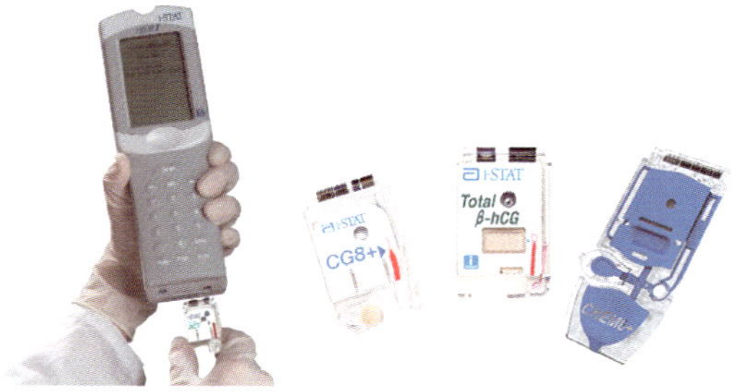

그림 6.4 **POC 환경에서 신속한 검사를 수행할 수 있는 전극방식을 이용한 i-stat(ABBOTT)**

혈액학 분석장치의 특성

1940년 말 세포의 전기저항 특성을 이용한 자동혈구 계수기가 개발된 이후 혈액학 분석 분야는 신속하게 진보되어 왔다. 현재 혈액검사(complete blood count, CBC)를 시행하는 분석기들은 다양한 혈구 profile과 혈구감별까지 분석이 가능하다. 그러나 아직까지도 백혈구 감별검사와 적혈구의 형태의 현미경적 관찰은 검사실의 매우 중요한 업무 중 하나이다. 혈구 관찰을 위한 현미경 검사는 노동강도가 매우 높고 검사자에 따라 정밀도와 재현성이 떨어지는 단점이 있다. 매뉴얼 혈구감별 검사에서는 100개의 백혈구를 감별하지만 자동혈구감별 분석기에서는 수천 개의 혈구를 감별하도록 프로그램 되어있으므로 더욱 우수한 정밀도 결과를 얻을 수 있다. 미국의 임상검사표준연구소(CLSI)에 의해 선정된 표준가이드라인에는 검사자가 시행하는 것보다 자동분석기에 의한 정상 백혈구 감별을 시행하도록 요구하고 있다. 그러나 속도와 정밀도, 정확도 등에서 우수한 성적을 보이는 기기보다 검사자가 매뉴얼 검사를 시행하는 이유는 비정상으로 의심되는 일부 검체에서 아직도 매뉴얼 검사의 유용성이 인정되고 있기 때문이다. 현재 자동혈구계수기들은 적혈구, 백혈구, 혈소판에 대한 유용한 추가적인 진단정보를 제공하고 있으며, 질병의 상태와 높은 관련성을 갖는 데이터의 유용성을 향상시키기 위해 노력하고 있다(그림 6.5).

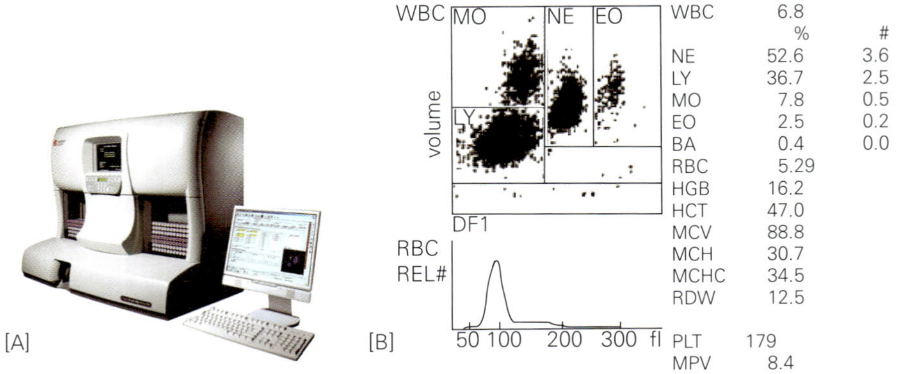

그림 6.5 COULTER® LH 780 자동혈액분석기(A). 자동혈액분석기에서 출력된 검사결과지(B).

각종 혈구 수에 대한 정보와 백혈구 백분율에 대한 2차원 이미지 정보, 적혈구 크기에 대한 히스토그램 정보가 나타나 있다(B).

면역학 분석장치의 특징

지난 30년 동안 엄청난 양의 연구개발들은 면역분석기술의 향상에 초점을 맞추어 왔다. 방사면역측정이 hormone 측정에 최초로 적용되었고 1970년대 초에 자동화가 시작되었다. 그러나 오늘날 많은 방사능표지 분석법들은 효소나 형광표지 분석으로 대체되고 있으며, 그 중에서도 화학발광측정법이 이와 같은 변화의 중심에 있다 할 수 있다. 예를 들자면, 화학발광면역분석에서 이용하고 있는 랜덤액세스 분석기들은 호르몬은 물론 종양표지체, 약물모니터링(therapeutic drug monitoring, TDM) 등의 확장된 검사메뉴를 수행하고 있다(그림 6.6). 비동위원소 면역분석의 장점은 향상된 민감도를 포함해서 안정성(stability)과, 안전성(safety) 향상, 그리고 자동화시스템으로의 적용성이라 할 수 있다. 단클론항체(monoclonal antibody)의 개발은 검사능력의 향상에 매우 중요한 역할을 하였다. 이 기술들은 항체의 대량공급을 가능하게 하였고 항원특이성을 향상시켜 검사결과의 신뢰도를 향상시키는데 높은 공헌을 하였다. 자동화된 비탁법(turbidimetry)과 비롱법(nephelometry) 분석기술을 이용하여 면역글로브린, RPR(매독 스크리닝검사) 등의 전통적인 면역혈청학적 검사들이 생화학분석기에서 분석 가능하도록 개발되고 있다.

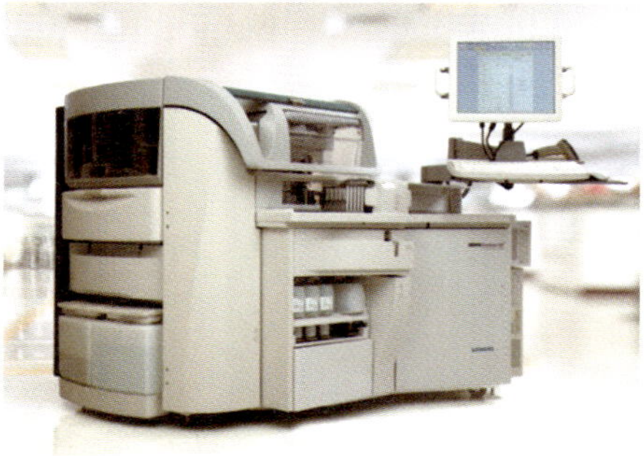

그림 6.6 화학발광법을 이용한 Siemens의 면역분석기 Advia Centaur

화학발광면역분석법은 기존 효소면역분석 방식보다 측정시간이 짧아지고 민감도를 높아진 장점을 보여주었다.

미생물학 분석장치의 특징

미생물 검사는 다른 검사분야에 비해 아직도 매뉴얼 검사가 많으며 자동화시스템의 적용도 매우 서서히 진행되어온 분야라 할 수 있다. 현재 대부분의 자동화 미생물분석 시스템에서는 미생물 성장을 검출하기 위한 방법으로 액채배지에서의 혼탁도 측정을 실시하고 있다. 또한 미생물 자동분석시스템들은 미생물성장 정도와 생화학적 검사를 조합하여 컴퓨터분석을 시행함으로써 gram 양성과 음성을 동정하는 것이 가능하다. 매뉴얼 검사와는 달리 검사결과들을 몇 시간 내에 이용하는 것이 가능한데 이것은 매뉴얼 검사에서 24시간 이상 걸리던 것에 비하면 검사결과 회송시간 측면에서 매우 향상된 것임을 알 수 있다. 일부 기기들은 미생물 동정능력까지 갖추고 있으며 검출된 미생물에 대한 항생제의 최소억제농도(minimum inhibitory concentration, MIC)를 제공하는 것도 일반적이 되었다(그림 6.7). 반자동 혈액배양시스템이 출시된 초기에는 방사계측(radiometer) 원리가 기초가 되었으며, 더욱 새로운 버전의 시스템에서는 미생물 성장을 검출하기 위해 적외선 광도계를 사용하고 있다. 최근 미생물분석기들은 성장하는 미생물에 의해 발생되는 CO_2량을 측정하여 미생물 성장속도를 모니터링 하도록 설계되어 있다. 이외에도 세균내 단백질 분자의 질량을 측정함으로서 세균동정 방식을 혁신적으로 바꾼 말디토프 질량분석(MALDI-TOF)기가 도입되어 사용되고 있다.

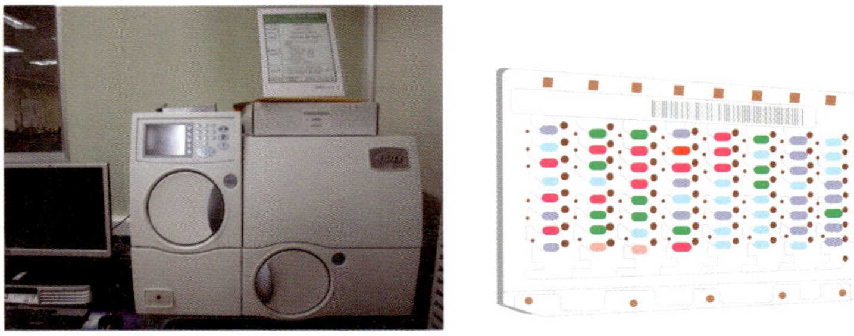

그림 6.7 **Biomerieux사의 VITEK.**

미생물 동정 및 항생제 감수성를 실시하는 장비(좌)와 항생제 감수성 검사에 사용되는 카드(우)

핵산 분석장치의 특징

가장 새로운 기술 중의 하나는 DNA 탐침을 이용한 검사인데 미생물검사에서 신속히 확산되고 있다. 탐침은 검출대상 미생물에 유일하게 존재하는 특정 핵산배열을 검출하도록 디자인되어 있다. 이 기술은 유전질환 진단을 표방한 다른 영역의 검사에서 응용되고 있다(그림 6.8).

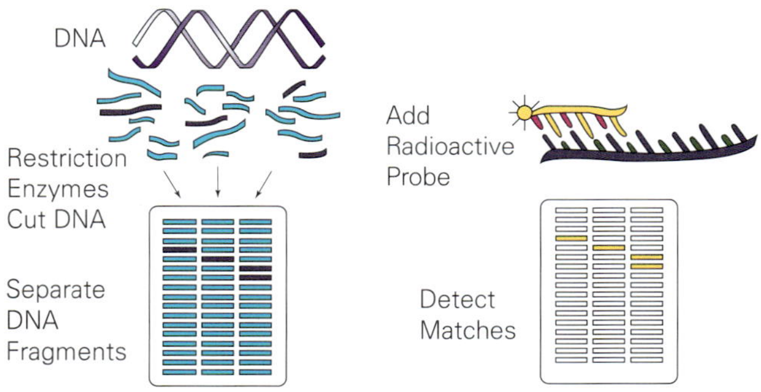

그림 6.8 **DNA 탐침을 이용한 미생물 검사.**

검체 내 DNA를 제한효소로 절단하여 전기영동 방법 등으로 분류하고 검출하고자 하는 DNA와 상보적인 probe에 방사선 동위원소(혹은 발광물질)를 표지하여 해당 미생물을 검출하는 과정

유세포 분석장치의 특징

유세포 분석기(flowcytometry, FCM)는 검체당 수천개의 세포를 분석할 수 있는 능력을 갖고 있는데, 세포표면의 표지체를 분석하는데 이용되거나 세포내의 DNA 량을 정량하는데 이용되고 있다. 또한 여기서 제공되는 결과들은 주로 악성질환의 진행을 평가하는데 이용되고 있다(그림 6.9).

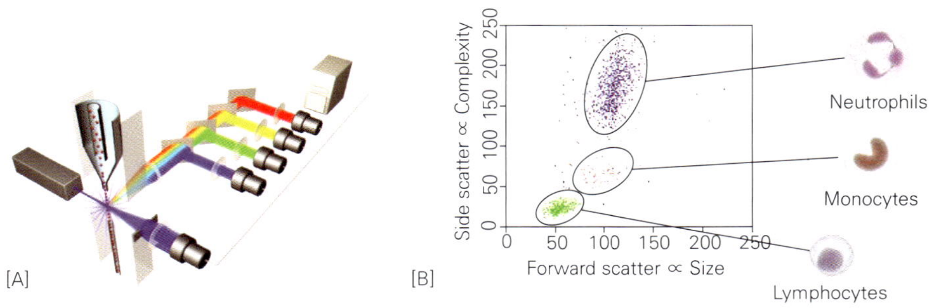

그림 6.9 유세포 분석기와 분석원리.

레이저가 세포에 부딪혀 산란되는 정도와 빛의 세기를 이용하여 세포의 수 및 특성을 컴퓨터로 분석한다[A], 산란된 빛의 크기에 따른 세포들의 분포도[B].

수혈학 분석장치의 특징

세밀하고 정교한 매뉴얼 검사방법과 철저한 기록유지는 혈액은행 검사의 특징이다. 상세한 매뉴얼과 철저한 기록유지는 수혈사고의 위험도를 줄이기 위해 필수적이라 할 수 있다. 현재 혈액은행에서도 혈액형검사, 직접 · 간접 항글로브린검사, 항체선별검사 등에서 자동화시스템이 이용되고 있다. 교차시험 역시 자동화검사가 가능하다. 그러나 혈액은행업무는 아직 검사의 효율성 면에서는 다른 분야에 비해 자동화가 매우 낮은 편이라 할 수 있다. 데이터 관리에 대한 자동화 bar-code(바코드) 기술과 컴퓨터의 결합을 통한 기록유지 및 오류의 감소 그리고 효율성의 향상을 위해 지속적인 노력이 필요한 분야라 할 수 있다(그림 6.10). 자동 pheresis units는 성분수혈에 사용되는 장치이다. 수술 시 손실되는 자가유래 (autologous) 혈액을 농축적혈구 (packed red cells)나 여과된 전혈로 환자에게 되돌려주어 재사용할 수 있도록 자동화 장치가 사용되고 있다.

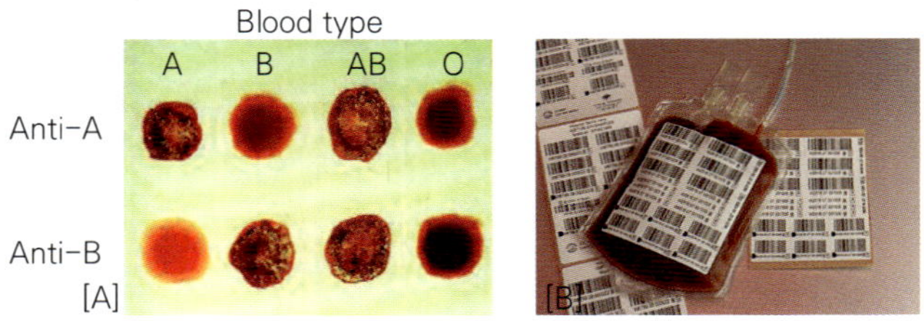

그림 6.10 **혈액은행에서 시행하는 ABO blood typing과 업무전산화를 위해 사용 중인 수혈bag 위의 바코드**

6.3 새로운 기술과 기회

1980년대 말과 1990년대 초에 이온-특정 전해질 (ion-specific electrodes) 또는 고정화효소막(immobilized enzymes)을 이용한 분석기술이 개발됨으로써 현장검사(point-of-care testing, POCT) 혹은 환자곁검사(near patient testing, NPT)를 할 수 있는 단초가 제공되었다. 이 기술의 개발은 병원검사실 외의 장소 즉 병실이나, 개원의 진료실, 가정 등에서 검사수행이 가능하게 되었다는 것을 의미하는데 현재는 혈당, 전해질, 심지어는 혈액가스 같은 분석은 물론 면역크로마토그래피 기술을 이용한 간편한 일회용 도구의 개발로 AIDS 같은 검사도 가정에서 실시될 것으로 보인다..

1950년대 이후 가장 괄목할 만한 기술적 발전은 DNA(deoxyribonucleic acid) 처리기술일 것이다. 이 기술로 세균이나 바이러스 같은 미생물 혹은 인간의 유전정보를 담고 있는 매우 적은 유전물질을 검출할 수 있게 됨으로써 질병진단에 있어 매우 유의적인 변화를 가져왔다. 그리고 이와 같은 DNA를 이용한 기술은 사회 전반에 영향을 미치게 되는데, 법의학적 측면에서의 DNA 검사를 통한 범죄수사나 친생자 확인 같은 검사에까지 폭넓게 이용되고 있다. 현재 유전질환을 동정하기 위한 형광동소교잡법(Fluorescence in situ hybridization, FISH)은 진단검사의 신뢰도에 비약적인 발전을 가져왔다고 할 수 있다. 그리고 위와 같은 흐름에 부응하여 최근 출시되기 시작한 마이크로어레이(DNA chip, protein chip) 기술은 유전자검사의 일반화에 더욱 기여할 것으로 보인다(그림 6.11).

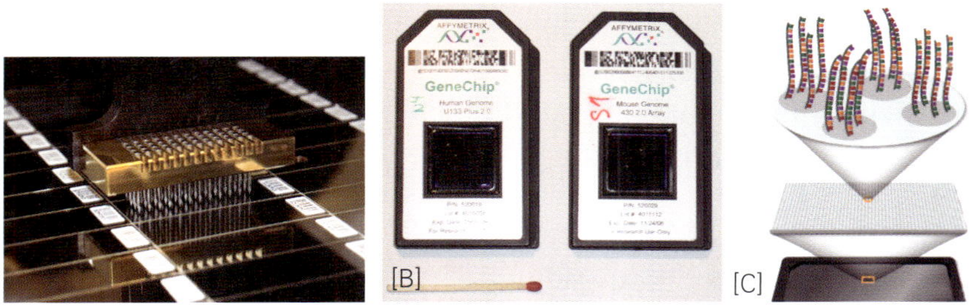

그림 6.11 마이크로어레이.

[A]: 유전자 칩을 만드는 과정, 반도체를 만드는 과정과 유사하다고 하여 칩이라는 이름이 붙여졌다;
[B]: 유전자 칩의 실물모형, 성냥크기의 모양과 비교하여 보면 1cm^3 정도의 표면에 수백에서 수만 종류의 DNA를 배열하여 원하는 유전자를 찾을 수 있다는 것이 경이롭다;
[C]: 유전자 칩에 심어진 유전자 모형 확대이미지.

랩온어칩(Lab-on-a chip) 기술 역시 분석기술의 진보 측면에서 매우 주목되는 기술이라 할 수 있다. Lab-on-a chip은 바이오칩의 일종으로 단어에서 의미하는 대로 '칩 위에 검사실'이라는 뜻이다(그림 6.12). 플라스틱·유리·실리콘 등의 소재를 사용하여 나노(nano, 10억분의 1) 리터 이하의 미세채널에서 극미량의 검체만으로 현재의 실험실에서 수행되는 실험이 가능하도록 만들어진 칩을 말한다. Lab-on-a chip은 앞으로 진단장치로써 매우 큰 활용도를 나타낼 것으로 예측되는데, 이 칩을 이용하면 한 방울의 혈액으로 생화학분석은 물론 적혈구수, 백혈구수 측정, 심지어는 각종 암진단도 가능하게 될 것이다

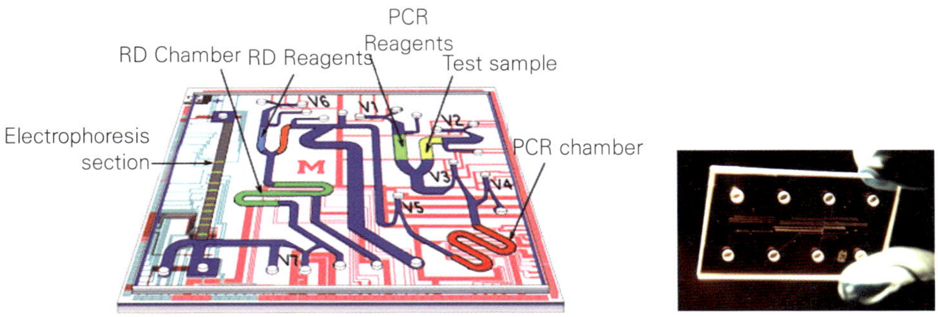

그림 6.12 Lab-on-a chip.

랩온어칩 모형도와 실물. 손가락 크기 만한 칩 위에서 검체 전처리부터 전기영동까지 완성될 수 있다.

진단검사 기술발전의 역사적 진행에는 앞에서 언급한 것처럼 다양한 요인이 작용하고 있다. 그 중 가장 중요한 요인이 의생명과학의 지속적 발전과 더불어 공학기술과의 융합이다. 특정이온전극, 고정화효소막 기술 혹은 DNA 탐침 기술이 특정 목적의 의학적 이용을 위하여 개발된 것은 아니지만 이러한 연구의 응용은 분석 아이템의 범위를 확대시켰고 이에 따라 임상병리사의 직업정체성은 더욱 다양해지고 있다. 또한 폭발적인 검사량 증가에도 불구하고 검사실이 자동화, 전산화되면서 기존업무 분야에 대한검사자수의 증가는 매우 미미하지만 세포학, 세포유전학, 분자·유전학적 검사분야 그리고 독성학 분야에서 일할 병리사의 증가를 예상할 수 있다. 이외에도 생명공학이나 타분야와의 융합을 통한 새로운 분석기술의 도입은 임상병리사에게 도전과 기회가 될 것이다.

진단검사에 대한 국가나 건강보험기관의 비용억제 정책은 지속될 것으로 보이지만 그럼에도 불구하고 검사요구량이 크게 감소하지는 않을 것으로 보이며, 기존의 질병을 진단하는데 사용될 신뢰성 높은 검사법의 추가 개발과 새로운 질병을 발견하거나 치료하기 위한 새로운 기술들로 인해 검사수요는 꾸준히 증가할 것으로 전망할 수 있다. 또한 장기이식이나 골수이식 같은 새로운 치료행위는 새로운 검사기술의 개발 필요성을 요구하게 될 것이고 이에 따라 업무량 또한 증가하게 될 것이다. 따라서 진단검사실의 미래는 정부 및 건강보험기관의 진단검사에 대한 규제에도 불구하고 긍정적 발전이 있을 것으로 기대된다.

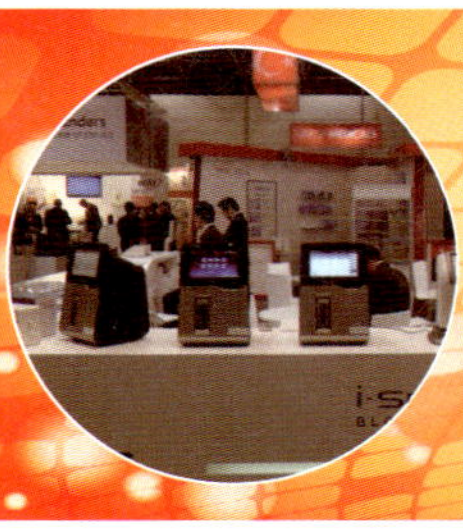

Chapter 7 체외진단검사와 바이오기술

학습목표

임상병리사는 진단검사와 생명공학과의 연결고리에 대해 충분히 이해할 필요가 있다. 바이오기술이 목표로 하는 분야는 매우 다양하지만 그 중 가장 중요한 부분이라 하면 단연 헬스케어 즉 보건의료분야라고 말할 수 있다. 생명과학이나 생명공학적 연구결과들이 공학과 융합되어 건강이나 의료분야로 활용되기 위해서는 반드시 그 연결고리가 필요하다. 본 장에서는 그 연결고리 역할로써 최적인 도구가 바로 체외진단기술이라는 것을 학습하도록 하겠다. 더 나아가 진단검사과학을 배우는 우리 학생들은 체외진단검사와 체외진단기술을 통하여 바이오 분야의 핵심사업 분야에 참여할 수 있는 기회를 가질 수 있을 것이다. 따라서 체외진단기술 분야로 진출하고자 하는 더욱 적극적인 자세를 취해야 한다. 이를 통해 임상병리사는 자신의 능력을 더욱 창조적으로 발휘할 수 있게 될 것이다. 앞으로 체외진단기술은 국가경쟁력과 바이오산업 분야의 향상에 큰 기여를 할 수 있을 것이므로 학생들의 도전과 진출노력을 고취시키는 것이 본 장의 학습목표라 할 수 있다.

7.1 체외진단검사란?

임상병리사에게 있어 진단검사란 진단검사의학과에서 실시하는 검사와 병리과에서 실시하는 병리진단검사, 그리고 생리학적 진단검사 등을 포괄하는 의미로 이해하여야 한다. 그러나 아직 이 부분에 대한 기준이 정해지지 않아 용어를 명확히 하기에는 다소 다양한 의견이 있을 수 있다. 그러나 체외진단검사란, 체외에서 시험관 등을 이용하여 실시하는 진단검사를 일컫는 말로 혈액이나 기타 체액 그리고 조직이나 세포를 대상으로 실시하는 검사로 정의된다. 그리고 이 용어는 공적, 법률적으로 사용되는 용어이다. 병원검사실에서 임상병리사들이 사용하는 시약과 기기는 공적으로 체외진단용시약(*in vitro* diagnostic reagent), 체외진단용의료기기(*in vitro* diagnostic instrument)로

불린다. 물론 가정에서 사용하는 임신진단키트들도 체외진단용시약으로 분류된다. 체외진단검사라는 용어는 현재까지도 임상병리검사라는 용어와 흔하게 혼용되고 있다.

체외진단검사의 영어표기는 '*in vitro* diagnostic test'로 '*in vitro*'는 라틴어로 'within the glass, 시험관 내에서'를 의미한다. in vitro diagnostic의 약어표기는 'IVD'이다. '*in vitro* test'란 유리용기로 된 test tube에서 시행하는 검사에서 유래된 명칭이라는 것을 알 수 있다. '*in vitro*'와 대조되는 개념으로 '*in vivo*'라는 용어가 있는데 이는 'within the living'이라는 의미이며 살아있는 생체 내에서 실시하는 검사를 '*in vivo* test'라 칭한다. 대표적으로 심전도검사나 뇌파검사가 *in vivo* 검사에 해당한다.

체외진단검사에 사용되는 시약과 기기를 합쳐 체외진단제품(*in vitro* diagnostic products)이라고도 칭하는데 미국 FDA에서는 이를 다음과 같이 정의하고 있다. '체외진단제품은 질병 혹은 기타의 상태를 진단하기 위해 사용되는 시제(시약), 기기 그리고 시스템으로 이는 건강 상태나 치유의 정도를 측정하고, 질병의 완화, 치료 혹은 예방 또는 질병 후유증 등의 측정에 사용되는 제품을 말한다. 이러한 제품들은 인체로부터 얻어진 검체의 수집, 준비 그리고 검사 목적으로 사용된다[21 CFR 809.3].' 우리나라의 경우에는 '체외진단용 의료기기란 인체에서 유래한 시료를 검체로 검사하여 질병의 진단, 예후 관찰, 혈액 또는 조직의 적합성 판단 등의 정보 제공을 목적으로 체외에서 사용하는 시약을 말한다.'로 정의하고 있으며 다만, 실험실에서 조제하여 사용하는 것은 제외한다고 되어 있다. ISO(국제표준화기구)에서는 'IVD kit는 특정 IVD 검사를 수행하기 위해 사용되어질 목적으로 패키지화된 활성성분들의 조합이다. 일반적인 키트 구성 요소에는 시제(예: 항원 또는 항체용액, 효소, 완충액 및 희석제 등), calibrators 또는 control materials 뿐만 아니라 기타 물품이나 원료들이 포함되어 있다.'라고 진단검사의 분석특성에 맞추어 정의하고 있다

체외진단검사는 위에서 언급한 대로 생체(living body) 밖에서 진단검사를 실시하는 방법을 일컬으며 통상 검사실이라 칭하는 특정 장소에서 수행되었지만 앞으로는 환자뿐만 아니라 헬스케어소비자가 원하는 장소 또는 의료적으로 진단검사가 필요한 모든 장소에서 실시될 것이다. 즉 체외진단검사는 장소와 시간을 가리지 않고 모든 시공간에서 실시되는 유비쿼터스한 특징을 갖게 될 것이다.

7.2 체외진단제품의 분류

체외진단제품의 분류는 학문적, 기술적, 시장적 특성에 따라 분류할 수 있는데 본 장에서는 미국 FDA 분류방식과 유럽진단제조자협회(EDMA)의 분류법을 소개하고, 체외진단제품의 위험정도에 따른 우리나라(KFDA)와 유럽(CE/MDD), 미국(FDA)의 분류법을 소개한다.

1) 시약 및 장비/기기의 관리를 위한 분류

미국의 경우에는 의료기기를 연방규정코드(Code of Federal Regulations, CFR) Title 21에서 16개의 전문분야(Parts 862-892)로 구분하고 이를 다시 subpart로 세분류하여 관리하고 있다. 16개의 전문분야 중 862, 864, 866가 체외진단제품 관리를 위한 전문분야이다(표 7.1).

표 7.1 미국 CFR(Code of Federal Regulations) Title 21에 의한 의료기기의 분류와 체외진단제품 분류코드

868	Anesthesiology
870	Cardiovascular
862*	Clinical Chemistry and Clinical Toxicology
872	Dental
874	Ear, Nose, and Throat
876	Gastroenterology and Urology
878	General and Plastic Surgery
880	General Hospital and Personal Use
864*	Hematology and Pathology
866*	Immunology and Microbiology
882	Neurology
884	Obstetrical and Gynecological
886	Ophthalmic
888	Orthopedic
890	Physical Medicine
892	Radiology

* 862, 864, 866이 체외진단검사에 사용되는 의료기기 분야

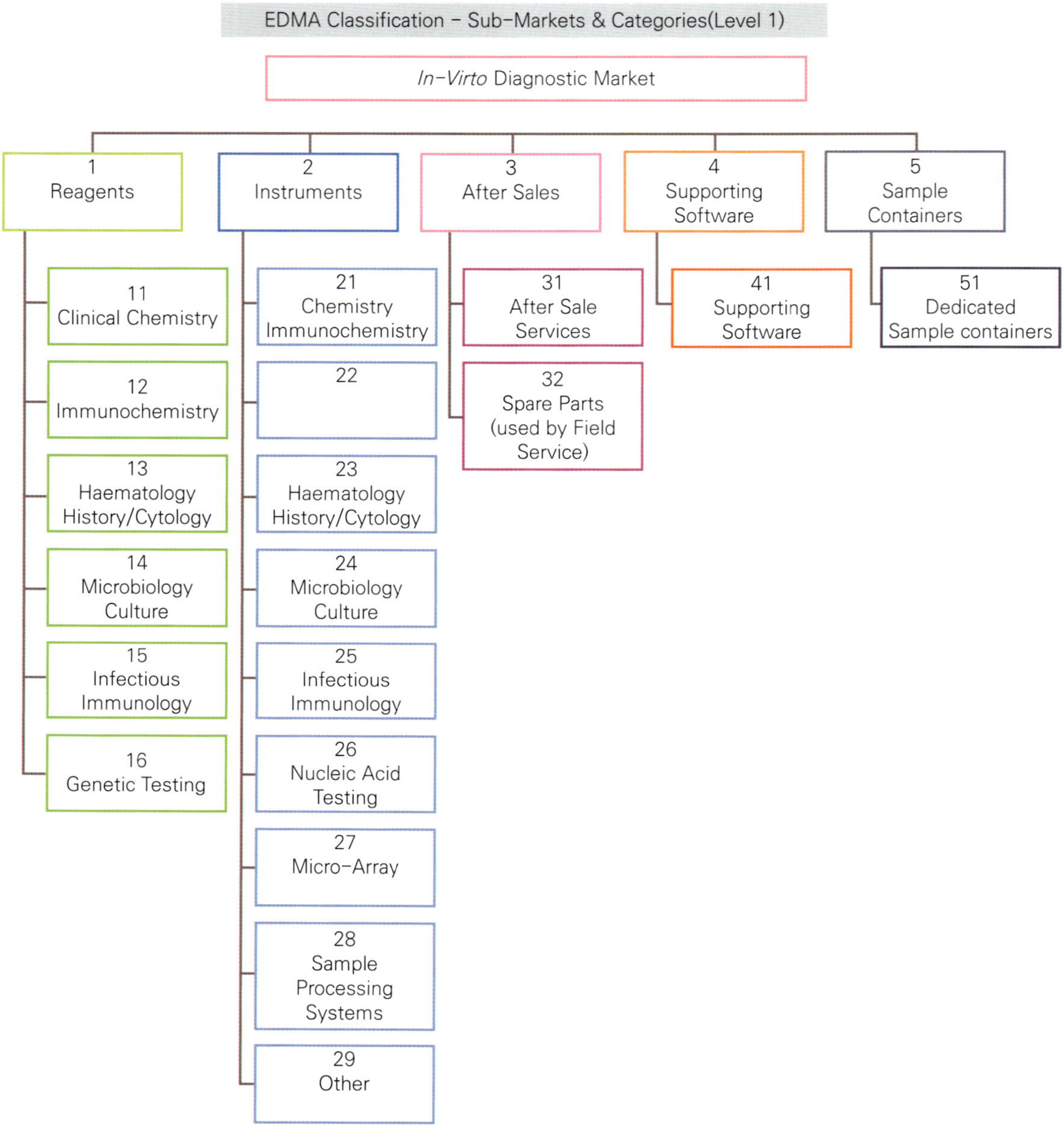

그림 7.1 EDMA 체외진단 시약 및 기기의 분류

유럽연합의 경우 체외진단제품과 관련하여 비영리기관인 EDMA(European Diagnostic Manufacturers Association)가 우선적으로 시약과 장비를 분류하고 분석에 보조적으로 필요한 액세서리들(부품, 소프트웨어, 검체튜브 등)을 부가적으로 분류하고 있다. 시약과 장비는 학술적 특성과 기술적 특성을 고려하여 하위 분류체계를 구축하고 있다(그림 7.1).

2) 위험도(risk)에 따른 분류

유럽의 경우에는 European IVD Directive (98/79/EC)에서 분류한 4가지 category로 체외진단제품을 분류하였지만 이를 대체하는 IVD regulation (2017/746)이 2017년 5월 25일에 발효되어 인증기관 검증 제품류가 많아졌고 이로 인해 CE Mark 획득이 어려워졌다. EU의 체외진단제품 규제는 위험도에 따라 4등급으로 분류한다. 낮은 위험도를 갖는 class A에서 높은 위험도를 갖는 class D까지 4등급으로 분류하고 있다(그림 7.2).

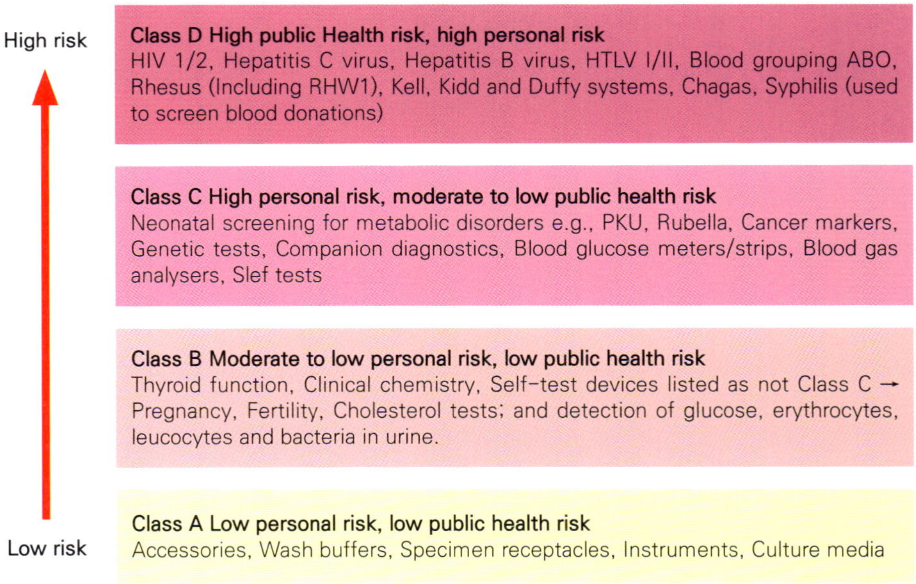

그림 7.2 위험도에 근거한 유럽연합 체외진단제품의 분류기준.

IVD regulation (2017/746)이 2017년 5월 25일에 발효되었다.

미국 FDA는 체외진단기기를 포함하여 모든 의료기기를 안정성과 효능 확인에 필요한 규제 수준에 기반을 둔 3가지 규제등급 중의 하나에 적용하는데 이는 적절한 시판 전(premarket) 프로세스를 결정하게 된다.

- Class I (low to moderate risk): **일반규제** (General controls)
- Class II (moderate to high risk): **일반규제 및 특별규제** (General controls and Special controls)
- Class III (high risk): **일반규제 및 시판 전 승인** (General controls and Premarket Approval)

우리나라의 체외진단의료기기 품목별 등급분류는 그림 7.3과 같은데 인체에 미치는 잠재적 위험성의 정도에 따라 유럽의 분류기준과 유사하게 4개의 등급으로 분류하였다.

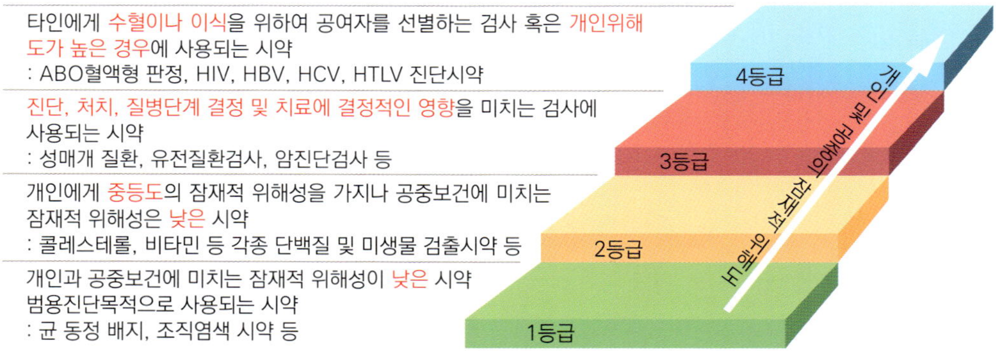

그림 7.3 우리나라 의료기기 등급 중 체외진단제품의 분류특징과 검사항목의 예

3) 검사 방법의 난이도에 따른 검사의 분류

미국은 1988년 임상검사의 질보증 및 향상 그리고 연방국가 차원의 관리를 위해 Clinical Laboratory Improvement Amendment (CLIA '88) 법률을 제정하였다. 이 법률에는 수행되는 검사의 복잡성(난이도)에 따라 체외진단용 검사를 4개의 mode(high complexity, moderate complexity, provider-performed microscopy, waived testing)로 분류하고 있으며 이 기준에 의해 전문검사용 시약과 일반검사용 시약으로 구분하고 있다.

지금까지 언급된 분류기준과 방식을 요약하자면 검사결과가 환자에 미치는 영향을 가장 중요 시 하고 있다는 것을 알 수 있다. 그러나 환자에 대한 위험기준이 기술 향상과 사회적 제도의 변화 필요성에 따라 유동적으로 변화되고 있다는 사실을 간과해서는 안될 것이다. 따라서 이와 같은 변화에 대응한 임상병리사들의 선제적이고 전문적인 판단이 매우 중요하다 할 수 있다. 그러나 더욱 중요한 것은 환자 및 사회변화에 따른 시대적 요구와 기술의 흐름을 놓치는 우를 범하지 말아야 한다는 것이다.

7.3 의료기기와 체외진단의료기기 산업의 이해

한국보건산업진흥원 통계자료(KHIDH Health Industry Statistics)에 따르면 세계 의료기기 시장에서 아메리카 지역이 48.7%를 차지하고 있는데 이 중 대부분을 미국이 차지하고 있어 미국이 전세계 의료기기 시장을 선도하고 있음을 알 수 있다. 서유럽과 아시아/태평양 지역 역시 의료기기 시장에서 중요한 위치를 차지하고 있는데 일본이 미국 다음으로 8.3%를 차지하고 있으며 독일이 7.8%로 3위를 차지하고 있다. 이어 중국이 5.1%로 4위를 차지하고 있으며 우리나라의 경우 1.6%로 전세계에서 9위권을 차지하고 있다. 그러나 한국과 중국 등 신흥국의 약진으로 이 추세는 추후 극적인 변화를 보일 것으로 보인다(그림 7.4). Evaluate MediTech, September 2018 보고서에 따르면 의료기기 분야의 세계시장규모는 2010년 2,580억달러에서 2017년 4050억달러로 63%나 성장하였다. 2024년에는 5946억달러로 지속적으로 성장할 것으로 예측하고 있다.

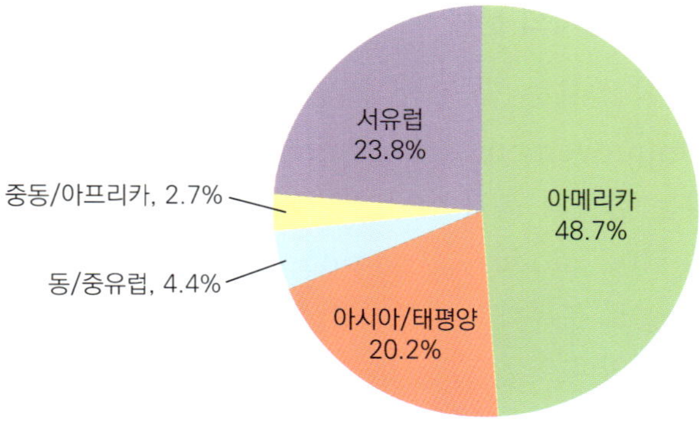

그림 7.4 2015년 세계의료기기 시장의 규모 및 분할 구도

(참고: Espicom 2015, KHIDH Health Industry Statistics).

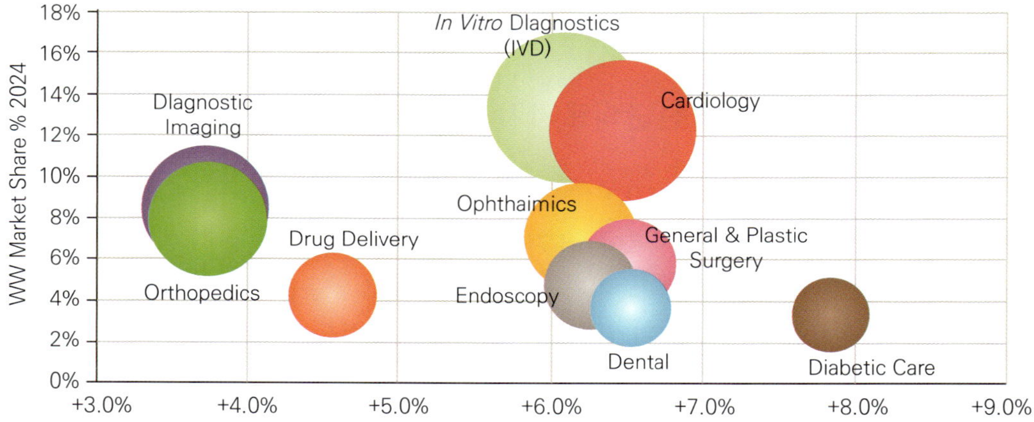

그림 7.5 2017-2024 상위 10개 의료기기의 성장성과 시장에서의 점유율 예측.

(출처: Evaluate MediTech, September 2018)

2017년에서 2024년까지 상위 15개 의료기술분야의 시장 중 체외진단분야가 13.4%를 차지하고 있어 가장 큰 규모를 차지하고 있으며 약 6.1%의 평균성장율을 보일 것으로 전망된다. 이것은 체외진단제품이 의료분야에서 차지하는 중요도와 활용성 측면에서 이해될 수 있다. 즉 체외진단검사의 역할이 의료시스템 내에서 지속적으로 향상되고 성장한다는 것을 의미한다(그림 7.5, 표 7.2).

표 7.2 2017년에서 2024년까지의 상위 15 분야의 의료기기 및 체외진단기기 시장규모 예측

(출처: Evaluate MediTech, September 2018)

Device Area	WW Sales($bn)		CAGR	WW Market Share			Rank
	2017	2024	% Growth	2014	2020	Chg.(+/−)	Chg.(+/−)
1. *In Vitro* Diagnostics(IVD)	52.6	79.6	+6.1%	13.0%	13.4%	+0.4pp	−
2. Cardiology	46.9	72.6	+6.4%	11.6%	12.2%	+0.6pp	−
3. Diagnostic Imaging	39.5	51.0	+3.7%	9.8%	8.6%	−1.2pp	−
4. Orthopedics	36.5	47.1	+3.7%	9.0%	7.9%	−1.1pp	−
5. Opththalmics	27.7	42.2	+6.2%	6.8%	7.1%	+0.3pp	−
6. General & Plastic Surgery	22.1	34.3	+6.5%	5.5%	5.8%	+0.3pp	−
7. Endoscopy	18.5	28.3	+6.3%	4.6%	4.8%	+0.2pp	+1
8. Drug Delivery	18.5	25.3	+4.6%	4.6%	4.3%	−0.3pp	−1
9. Dental	13.9	21.6	+6.5%	3.4%	3.6%	+0.2pp	−
10. Diabetic Care	11.7	19.8	+7.8%	2.9%	3.3%	+0.4pp	+3
11. Wound Management	13.0	17.8	+4.6%	3.2%	3.0%	−0.2pp	−1
12. Healthcare IT	11.8	17.6	+5.9%	2.9%	3.0%	+0.1pp	−1
13. Neurology	8.6	15.8	+9.1%	2.1%	2.7%	+0.5pp	+3
14. Nephrology	11.7	15.6	+4.2%	2.9%	2.6%	−0.3pp	−2
15. Ear, Nose & Throat(ENT)	8.9	13.1	+5.7%	2.2%	2.2%	+0.0pp	−
Top 15	342.0	501.7	+5.6%	84.4%	84.4%	−0.0pp	
Other	63.1	92.9	+5.7%	15.6%	15.6%	+0.0pp	
Total WW MedTech Sales	405.0	594.5	+5.6%	100.0%	100.0%		

Kalorama Information에 의하면 전세계 체외진단시장규모는 2009년에는 약 48조원 규모였으나, 2014년에는 65조원 규모로 연평균 6%씩 증가하고 있다고 보고하고 있다. 이는 글로벌 경기침체 속에서도 체외진단제품들이 높은 경제적 효과가 발휘되고 있음을 의미한다. 미국(43%), 서유럽(25%) 일본(11%)이 전세계 시장의 79%가 차지하고 있으며 그 외 지역의 시장규모는 미미하다. 하지만 최근 중국과 인도의 성장을 주의 깊게 관찰할 필요가 있는데 이는 체외진단시장의 미래 확대 및 성장 가능성에 대한 매우 긍정적 지표로 인정될 수 있다(표 7.3).

표 7.3 국가 및 지역별 글로벌 체외진단시장 규모 및 성장율(2009-2014, 단위 $ million)

	Sales 2009	%Mkt	Sales 2014	%Mkt	CAGR
N.America	19,300	43	24,041	41	4
EU 15/W. Europe**	11,655	26	14,445	25	4
Japan	4,775	11	5,274	9	2
China	1,080	2	2,265	4	16
L.America*	890	2	1,765	3	15
India	560	1	1,041	2	13
EU 14/E. Europe	1,380	3	1,900	3	7
ROW	4,732	11	7,905	13	11
Total	44,372	100	58,636	100	6

* Includes Mexico, **includes Switzerland and Norway. Source: Kalorama Information

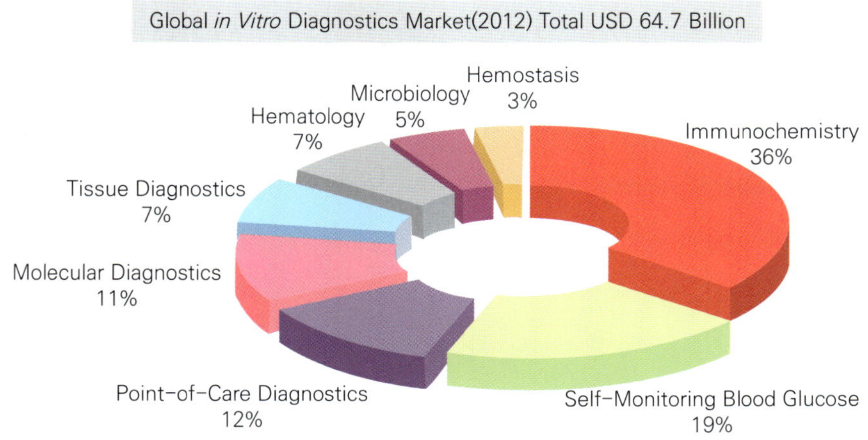

그림 7.6 글로벌 체외진단분야 시장별 규모(총규모 USD 64.7 Billion)

(자료: Medical Buyer, IVD; Diagnostic & Research Labs, 2013)

체외진단시장 분야별 규모를 보면 면역화학분야가 36%로 가장 큰 시장을 형성하고 있으며 단일품목인 자가혈당검사가 19%를 차지하고 있다. 그 뒤를 POC testing 시장과 분자진단분야가 형성하고 있으며 전통적으로 진담검사의 주요 부분인 혈액학이나 미생물 시장은 그 비중이 상대적으로 낮아지고 있다(그림 7.6). 이와 같은 추세는 체외진단제품의 life cycle에도 그대로 반영되고 있어 추후 검사의 변화와 추세를 예측하는데 중요한 자료로 사용될 수 있다.

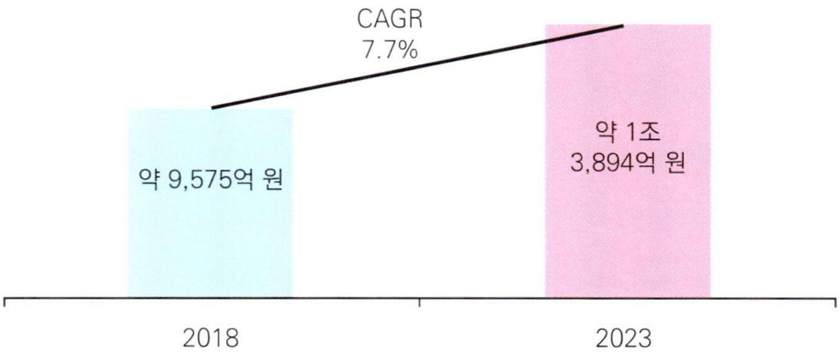

그림 7.7 **국내 체외진단(IVD) 시장규모 및 전망.**

(자료: In Vitro Diagnostics/IVD Market, Marketsandmarkets, 2018)

우리나라의 체외진단시장 특성도 글로벌 시장과 유사한 특징을 나타내고 있는데, 국내 체외진단시장규모는 2018년 기준 약 9,575억원으로 조사되었고, 연평균 7.7%씩 성장하면서 2023년에는 약 1조 3,894억원까지 성장할 것으로 예측되었다(그림 7.7). 우리나라 체외진단시장에서는 임상화학, 면역학 분석시장 그리고 자가혈당측정기 순으로 시장이 형성되어 있는 것으로 알려져 있는데 코로나-19와 같은 감염병 유행으로 분자진단 시장이 빠르게 성장하고 있다고 보고되고 있다.

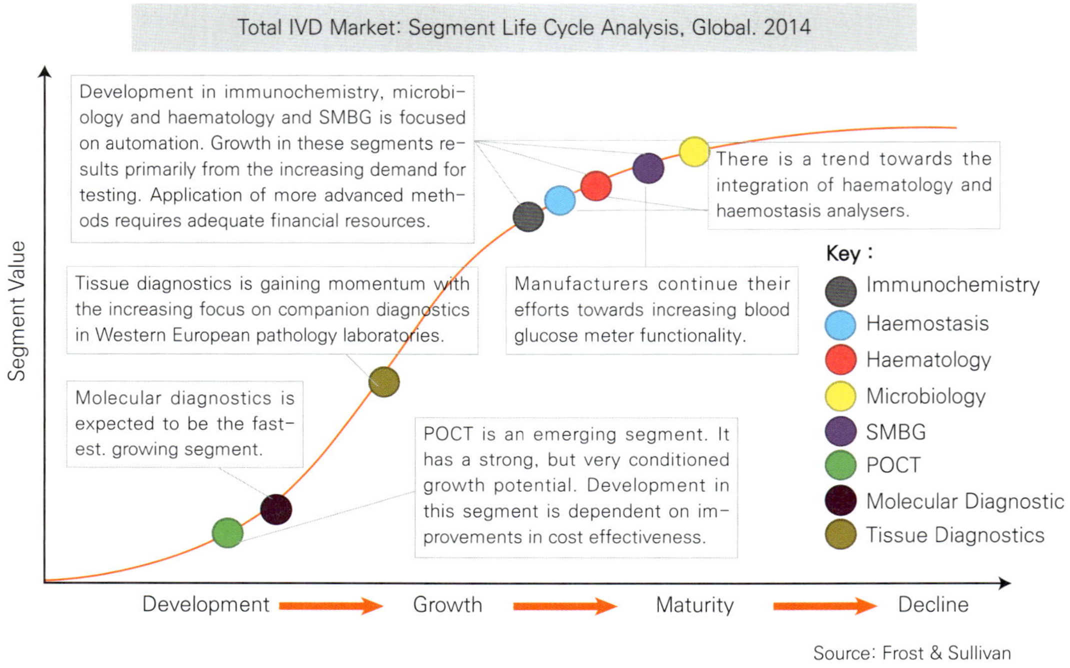

그림 7.8 **체외진단제품의 life cycle과 성장 특성(Frost & Sullivan, 2014).**

모든 제품이 사람이나 동물처럼 수명주기를 갖고 있는데 체외진단제품 역시 도입기, 성장기, 성숙기, 쇠퇴기의 수명주기를 갖는다. 그림 7.8은 체외진단제품의 life cycle과 성장특성을 보여주는 그래프로 POCT와 분자진단은 개발단계를 지나 성장단계로 진입한 것으로 간주된다. 조직진단 분야는 성장기를 지나고 있으며, 면역화학, 혈액응고, 혈액학, 자가혈당측정 그리고 미생물 분야는 성숙기에 접어 들었다. 그리고 현재 시점에서 볼 때 성숙기에 있는 체외진단제품들이 쇠퇴기로 진입하기 보다는 성숙기가 더 지속적으로 유지될 것으로 보인다.

체외진단제품의 시장특성과 기술변화를 보면 면역화학, 혈액학, 자가혈당측정, 미생물 제품들은 자동화 개발에 초점이 맞혀져 있다. 이 분야의 성장은 일차적으로 검사 수요의 증가가 가장 큰 요인이라고 볼 수 있다. 또한 혈액학과 혈액응고 제품이 통합되는 경향을 보이고 있으며, 자가혈당측정기는 기능을 향상시키는 쪽으로 노력을 경주하고 있다. 조직진단 분야는 다른 진단분야의 증가와 동반 성장하는 특성을 보이고 있다.

분자진단은 가장 빠르게 성장하는 분야로 조사되어 있으며, POCT는 새롭게 성장하는 분야로써 매우 강력한 성장추세를 보이고 있지만 지속적인 성장을 위해서는 비용효과성을 얼마나 개선하는 지가 중요한 관건이라고 할 수 있다.

그림 7.9는 글로벌 상위 10개 체외진단회사의 2020년까지의 시장 점유율(%)을 보여주는 그래프로 로슈진단이 가장 많은 시장점유율을 차지하고 있으며 그 뒤를 지멘스와 Danaher(Beckman Coulter를 포함한 몇 개의 생명과학 및 진단분야를 합병한 과학기술그룹)와 Abbott가 뒤를 잇고 있다. 전체 체외진단시장에서의 상위 10개사의 비중은 70%를 넘으며 이 중 상위 4개사의 비중이 글로벌 시장의 약 46%를 차지하는 특징을 보이고 있다.

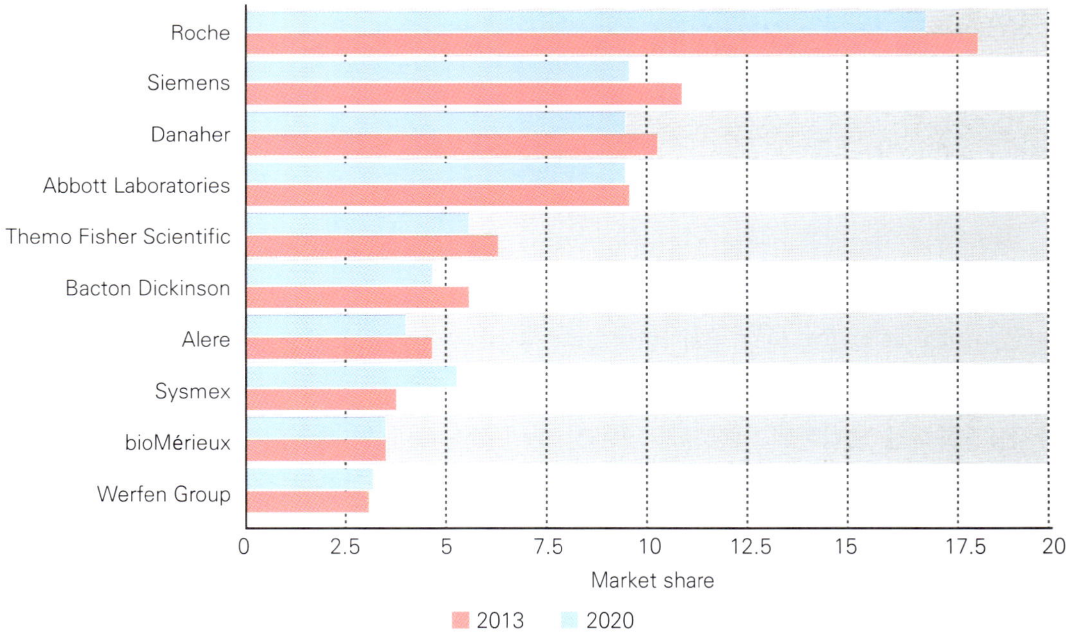

그림 7.9 글로벌 상위 10개 체외진단회사의 2013년에서 2020년까지의 시장 점유율(%). (statists, 2015년)

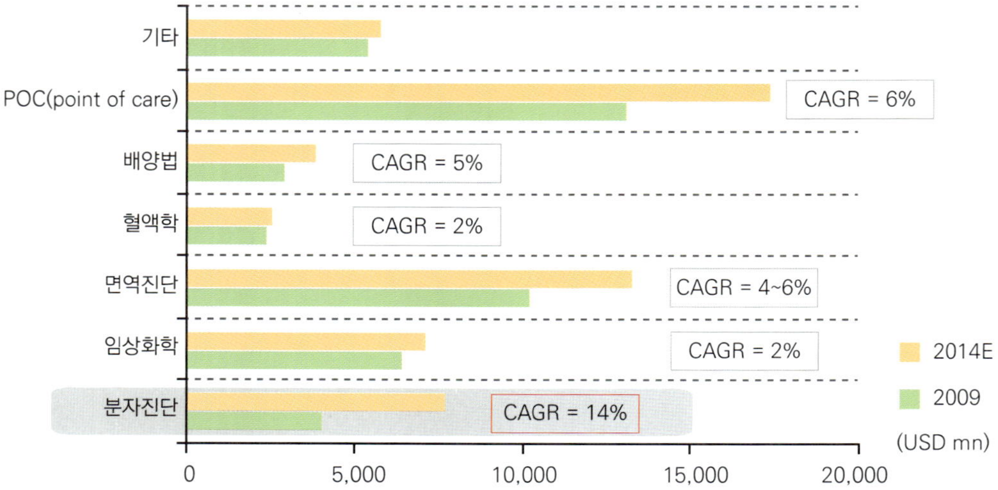

자료: Kalorama information(2010)

그림 7.10 글로벌 체외진단분야별 시장규모와 2009년에서 2014년까지의 연평균성장율 (CAGR) 예측

2014년까지의 체외진단분야별 연평균 성장율을 보면 분자진단이 14%로 가장 높은 성장율을 보이고 있으며 그 뒤를 POC검사가 잇고 있는데 시장규모로는 가장 큰 규모를 차지하는 특징을 보이고 있다. 면역진단검사 역시 4~6%의 성장세를 보였으며 시장규모로는 POC를 이어 두 번째를 차지하고 있다. 검사실에서 가장 많은 검사를 수행하는 임상화학과 혈액학의 성장세가 낮아진 것이 주목해야 할 특징이다(그림 7.10). 그리고 이와 같은 특징은 앞으로 지속될 것으로 보이며, 이와 같은 시장 상황에서 새로운 아이디어와 기술혁신으로 무장한 신규회사들의 약진이 예상되며 기존의 회사들과는 차별화된 기술과 방식으로 시장에서 경쟁할 것으로 보인다.

7.4 체외진단검사와 바이오기술의 밀접성

바이오기술과 IT기술의 융합은 산업적 요소뿐만 아니라 유관분야인 헬스케어 분야에도 지대한 영향을 주어 사람들의 삶의 질에 지대한 영향을 끼치고 있다. 산업적 요소 및 사람의 삶의 질에 영향을 미친다는 것은 단지 경제적 가치만을 중요 시하는 것이 아니고 그 기능가치로부터 사람들의 보편적 삶에 깊은 영향을 끼친다는 것을 의미한다. 위에서 언급한 경제적 효과와 기능적 가치가 나타나기 위해서는 이와 같은 목적을 실현시킬 수 있는 수단이나 도구가 필요한데 체외진단검사가 이와 같은 수단이나 도구로써 매우 중요하게 활용될 것이라는 것을 확신하고 있다. 왜냐하면 지금도 그렇지만 앞으로도 바이오 분야 중 질병을 진단하고 치료하는 쪽으로 적용될 수 있는 지식과 기술이 가장 부가가치가 높기 때문이고 그 수요가 지속될 것이기 때문이다. 진단검사는 이와 같은 질병의 진단과 치료의 도구로써 훌륭하게 활용되고 있으며 또한 그 지속성이나 가치가 더욱 높아질 가능성이 높다. 따라서 진단검사 관련업종에 종사하거나 이 분야를 배우는 학생들에게 매우 희망적인 미래 여건이 형성되고 있다고 말할 수 있다.

위 설명을 이해할 수 있도록 예를 하나 들어 보도록 하겠다. 왓슨과 클릭(Watson & Crick)이 1953년 DNA 이중나선구조를 발견한 이 후 많은 생물과학자들이 DNA에 대한 연구를 수행하였고 마침내 DNA가 유전이나 생명현상을 조절한다는 사실을 알게 되었다. 그리고 이와 같은 연구를 통하여 DNA 이상과 암발생이 밀접한 관계가 있다는 사실도 알게 되었다. 다시 말해 DNA를 조사하면 암세포 발생 여부를 판단할 수 있다는 것이 여러 연구 결과로 확인된 것이다. DNA를 조사하여 암발생 여부를 진단한다는 것은 의학적으로 매우 중요한 행위인데 이 진단행위를 수행하기 위해 현재 사용되고 있는 도구가 바로 체외진단검사 중 핵산분석검사이다. 체외진단검사에는 바이오기술뿐만 아니라 순수공학적 기술요소들이 상당부분 포함되어 있으며 이런 기초 기술들의 융합은 진단검사기술의 향상과 매우 밀접한 연관성을 갖는다.

다시 정리하자면 바이오 분야의 발전이 공학과의 융합을 통해 진단검사를 매개로 의학적 가치를 발휘하게 된다는 것이다. 뿐만 아니라 체외진단검사의 의학적 활용은 효용성이 매우 큰 산업경□제적 효과도 갖고 있다. 우리가 여기서 주목하여야 하는 것은 바이오기업들이 체외진단(IVD) 분야로 진입하기 위해서는 체외진단기술 및 분석에 대한 전문가의 도움이 절실히 필요하다는 것이다. 체외진단 분석전문가, 즉 임상병리사는 바이오 관련회사들이 개발한 제품의 평가자 및 사용자로서 매우 중요한 역할을 수행하며 또한 아이디어와 제품개발 시작단계부터 중요한 역할을 담당할 수 있다. 또한 이러한 과정에서 규제 당국의 승인 및 시장 출시 그리고 체외진단용 제품의 개념과 특성, 사양 그리고 고객들의 요구사항 등을 자문할 수 있으므로 체외진단산업은 임상병리사들과 상호협력과 공존의 관계를 맺을 수 있다.

7.5 대한민국 의생명과학 체외진단검사가 선도한다.

바이오산업을 생물의약, 생물화학, 바이오식품, 생물환경, 바이오에너지 및 자원, 생물전자, 생물공정 및 기기, 생물검정 · 정보개발서비스 및 연구개발 등 산업연구원이 정한 표준산업분류 및 기술분류기준을 적용하여 8개 분야로 나눌 수도 있지만, 시장의 규모나 특성에 따라 바이오제약, 바이오연료, 체외진단, GMO(유전자변형생물), 바이오공정을 이용한 소재생산 등 5가지로 크게 구분할 수도 있다. 이와 같은 분야 중에 2009년 11월에 삼성경제연구소에서 발간한 보고서 '한국이 주목하여야 할 차세대 바이오산업 5選'에 의하면 우리나라가 전략적으로 뛰어들어야 하는 분야는 ① 바이오시밀러 (복제의약품) ② 해양조류 바이오 연료 ③ POC 진단기기 ④ 분자농업 ⑤ 바이오케미컬이라고 주장하고 있다. 이 중 우리의 눈에 뛰는 것이 바로 세 번째로 언급된 POC 진단기기인데 현재 시점에서 보아도 이 주장은 매우 유효하다. 이 보고서를 인용하면 '대형 임상실험실용 진단기기를 소형으로 구현한 POC 진단기기는 u-헬스가 확대되면서 수요가 지속적으로 증가할 전망이다. 한국이 강점을 지닌 반도체 제조기술, IT 기술 등과의 융합이 가능한 사업이다'라고 전망하면서 기존 기술과의 융합을 통해 신사업 기회를 적극 발굴해야 한다고 주장하고 있다. IT 산업의 상징적인 기업인 삼성전자가 이 분야에 매우 적극적인 진출 의지를 갖고 있고, 인텔 역시 기존 IT 기술과 BT 기술을 융합하기 위하여 기존 연구비의 25% 이상을 이 분야에 쏟아 붙고 있다. 삼성과 마찬가지로 우리나라 유수의 재벌그룹들은 모두 바이오 사업분야를 차세대 핵심사업으로 추진하고 있다. 또한 IoT(Internet of Things, 사물인터넷) 기술의 활용 측면에서도 체외진단검사는 매우 유용성 있는 분야로 자리매김할 것으로 사료된다. 따라서 임상병리학을 배우려는 여러분들의 생각과 노력 여하에 따라 여러분들은 매우 다양한 일자리에서 능력을 발휘할 수 있을 것으로 전망된다.

이와 같이 바이오기술 분야뿐만 아니라 다양한 기술분야와의 융합을 통한 체외진단검사의 발전은 국가미래산업 육성측면에서도 매우 바람직하다고 볼 수 있다. 체외진단분야에서 우리나라가 경쟁하여야 하는 나라는 미국과 일본, 중국 그리고 독일을 포함한 유럽 일부 국가이다. 미국의 경우 의료시장과 의료기술의 발달로 독보적인 우위를 점하고 있으며 일본은 1970년대부터 체외진단기술의 기초와 근간을 충실하게 다져온 결과로 미국 다음으로 경쟁력을 확보하고 있다. 중국의 경우에는 뒤늦게 출발하여 선진기술을 모방하는 정책을 지난 20년간 이어오다가 최근 기술력 향상과 가격경쟁력을 무기로 글로벌시장에서 소비자들의 비상한 관심을 받고 있다. 우리나라의 경우에는 중소기업 위주의 체외진단기업들이 낮은 기술력에 의존하는 제품 위주로 가격경쟁력을 앞세워 글로벌기업들과 경쟁하였지만 최근 분자진단기업들과 바이오센서 기술력을 갖춘 기업들이 국내외에서 시장을 주도하고 있다. 또한 삼성, LG, SK 그룹들이 체외진단 분야에 대한 연구 및 제품개발에 적극적으로 나서고 있으며 씨젠, SD바이오센서 등 우리나라 체외진단기업들의 기술력 향상과 향후 글로벌시장에서의 역할이 기대된다(그림 7.11-13).

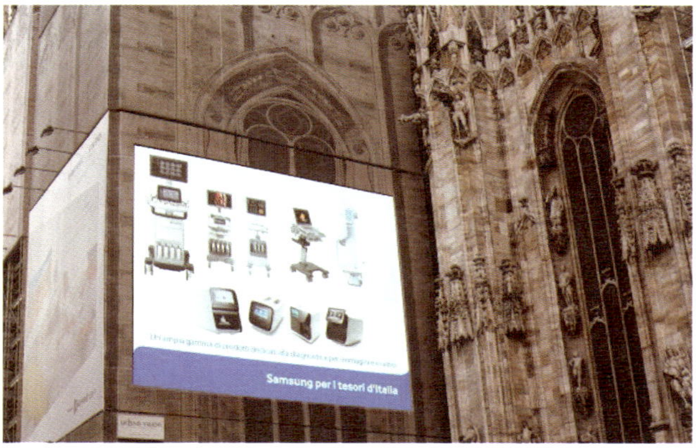

그림 7.11 삼성전자에서 판매 중인 의료기기 광고

(상단: 초음파 장비, 하단: 임상화학, 혈액학, 면역학 분석기, 이탈리아 밀라노 두오모성당 벽면 광고. 2014)

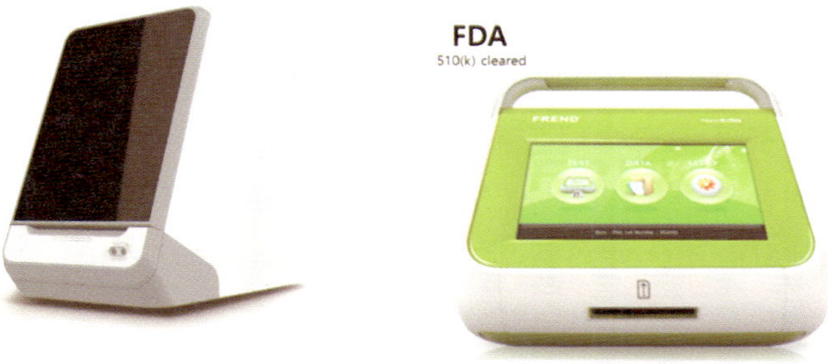

그림 7.12 LG화학에서 제조·판매 중인 면역진단기 AdvanSure™ I3와 real-time PCR 시약과 SK Telecom 자회사인 나노엔텍에서 생산하는 코로나-19 항체진단키트와 면역형광분석기

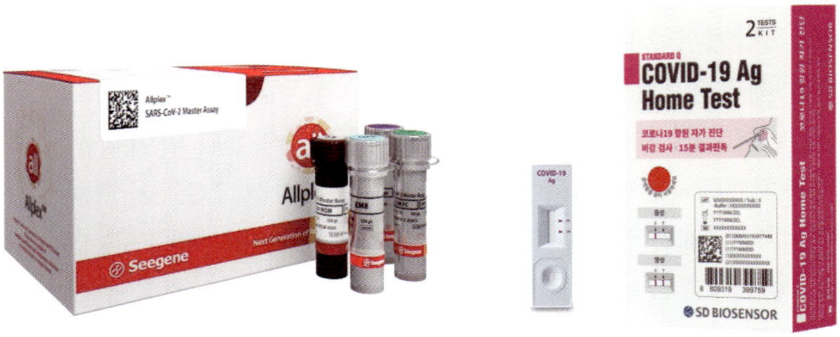

그림 7.13 국내 대표적인 체외진단기업인 Seegene의 COVID-19 분자진단 kit와 SD바이오센서의 가정용 COVID-19 항원검사 kit

체외진단분야의 기술력과 미래에 대한 정보를 얻을 수 있는 전시회로는 미국 AACC(https://www.aacc.org), 독일의 Medica(http://www.medica.de) 그리고 일본임상검사자동화학회(http://jaclas.or.jp/index.html, JACLaS), 중동 MedLab (https://www.medlabme.com/en/home.html) 등을 둘 수 있다.

우리나라의 경우 2007년 기준 체외진단 생산액은 약 2억 달러로 global 시장규모로 보면 매우 미약하다. 그러나 우리나라는 2000년 이후 생명공학에 대한 정부의 연구부문 투자확대와 민간기업의 연구 및 사업참여로 일부 가시적인 효과가 나타나고 있으며 코로나-19 감염병과 관련하여 체외진단기업의 성장이 눈에 띄게 성장하고 있다. 20121년 현재 100개 이상의 기업에서 체외진단용의료기기를 생산하고 있으며 추후 의료분야 산업의 중요한 축으로 자리매김할 것으로 보인다.

그러나 아직 선진국과는 많은 격차가 있는 것도 사실이다. 우리나라 IVD기업은 global IVD 기업과는 경쟁할 수 있는 규모에 미치지 못하고, 연구개발에 대한 투자규모와 인적자원이 모두 취약한 상태이다. 위와 같은 상황은 IVD 수요 중 70% 정도가 수입제품이고 나머지 30% 정도가 국산제품이라는 것에서도 여실히 증명된다. 그렇지만 최근 새로운 기술력을 갖춘 체외진단기업들의 약진으로 국산제품의 수요가 증가할 것으로 보이며 해외에서도 좋은 평가를 받고 있어 글로벌 성장이 기대되고 있다.

앞에서 언급한 것처럼 21세기에는 바이오산업이 산업·경제적 효과를 발휘한다는 것에 대해 어느 누구도 반박하지 못할 것이다. 우리는 진단검사의 바이오기술 및 공학기술과의 연결고리에 대해 충분히 이해할 필요가 있다. 특히 생명공학이 목표로 하는 분야는 매우 다양할 수 있지만 그 중 가장 중요한 부분이라 하면 단연 헬스케어 혹은 의료 분야라고 말할 수 있다. 생명과학이나 생명공학적 연구결과들이 건강이나 의료분야로 활용되기 위해서는 반드시 그 연결고리가 필요하다는 것을 앞에서 강조하였고 그 연결고리 역할로써 최적의 매개도구가 바로 체외진단검사라는 것을 배웠다. 진단검사과학을 전공하는 우리 학생들은 바이오 분야의 핵심사업 분야에 참여할 수 있는 새로운 기회를 갖는 것은 물론, 이를 통하여 자신의 능력을 더욱 창조적으로 발휘할 수 있는 기회를 얻게 될 것이다. 즉 임상병리사들이 조금만 눈을 돌린다면 병원검사실 외에 더 많은 곳에서 자기의 능력을 발휘하고 이를 통하여 의료의 질 향상은 물론 국가경쟁력과 국가산업에 기여할 수 있다는 것을 적극적으로 받아들였으면 한다.

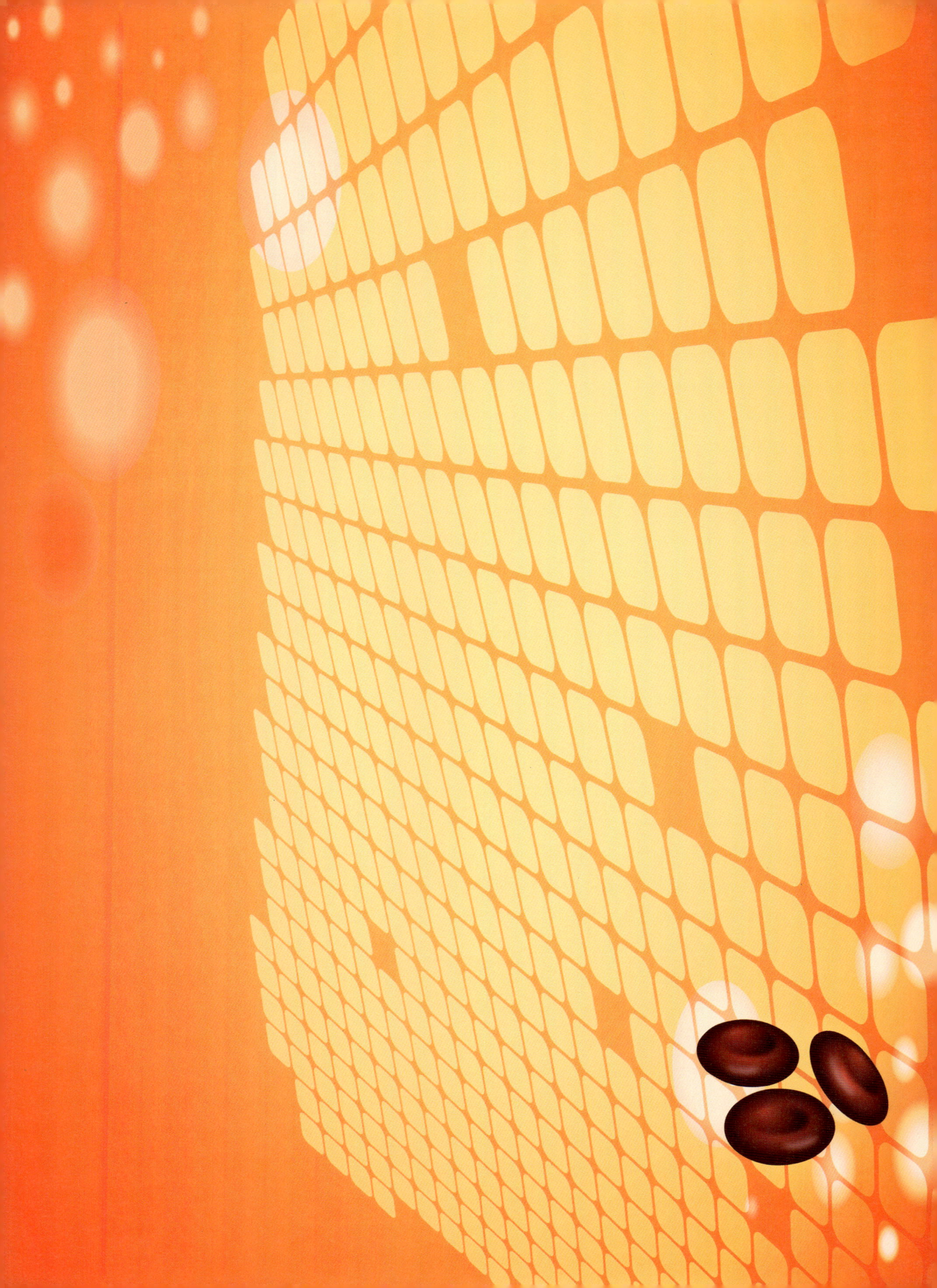

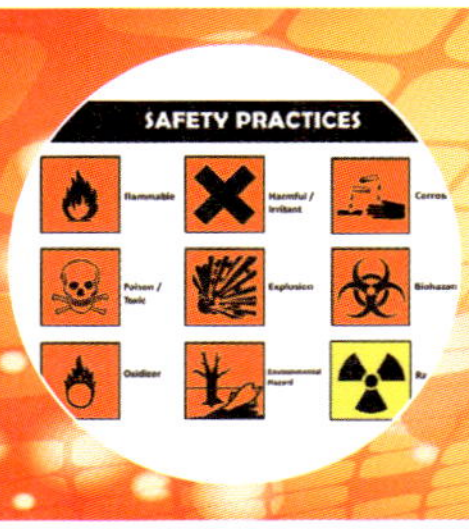

Chapter 8 진단검사실에서의 안전

학습목표

진단검사실에서의 안전의 필요성과 안전에 관한 지식을 습득하고 이를 지키는 것은 매우 중요한 임상병리사의 의무이다. 본 장에서는 검사실의 위해요소들을 동정하고 안전한 업무 수행을 위한 표준적 조치법과 예방조치 그리고 검사실에서 발생하는 위해요소들의 처리 및 소독, 멸균방법 등을 배우며, 사고발생 시 대응할 수 있는 기본 응급구조의 절차와 요령을 학습한다.

8.1 검사실 안전의 중요성

진단검사실에서 안전의 중요성과 일차 응급처치의 중요성은 아무리 강조해도 지나치지 않다. 검사실에서 많은 사고가 일어나는 것은 아니지만 이와 같은 사고는 부주의와 적절한 의사소통의 부족에서 발생하는 경우가 대부분이다. 이런 이유로 안전에 관한 교육과 실습은 검사실 종사자에게 매우 필요한 사항이다.

대부분의 검사실 사고는 올바른 기술의 연마나 일반적 상식에 준해 예방할 수 있다. 검사실에는 잠재적 위험물이 많이 있지만 이것들은 단순한 주의에 의해서도 통제될 수 있다. 그러나 안전에 관한 부분은 대부분 개인적인 부주의가 많고 또한 안전하지 못한 행위가 작업자 본인에게는 해가 없을 수도 있지만 옆의 동료, 심지어는 환자에게 해를 입힐 수도 있다는 것을 항상 염두에 두어야 한다.

우리 나라의 경우 대부분의 진단검사실에는 아직 안전기구와 장비가 부족하게 설치되었거나 거의 없는 형편이다. 따라서 안전에 관한 인식의 향상과 함께 실제적 교육을 실행할 필요가 있다.

8.2 안전 매뉴얼 작성의 필요성

각 진단검사실은 안전한 실험과 주의사항에 관한 것을 모두 포함하는 안전 매뉴얼을 비치하여야만 하고 이를 손쉽게 이용할 수 있도록 하여야 한다. 미국 질병통제센터(CDC)와 국립보건원(NIH)에서 발간한 미생물과 생물검사실에서의 안전에 관한 안내 및 지침서 등이 참고자료로 유용하게 활용될 수 있다(그림 8.1). 검사실의 안전수칙에는 검사실 장비와 위험물질 혹은 감염물질의 적절한 사용과 처리에 관한 규정을 포함하고 있어야만 하고 추가정보나 새로운 정보가 갱신되었을 경우 모든 작업자가 사용할 수 있도록 공지 또는 교육하여야만 한다. 또한 각 검사실에는 검사상 취급되는 위해물질의 목록을 작성하고 사용법을 기술하여야 한다. 그리고 검사실 구성원 모두가 안전 매뉴얼의 내용과 비치 위치를 알고 있어야만 한다.

8.3 응급상황 대비 훈련

긴급 상황 시에는 검사실내에서의 정확한 대응 절차와 대피 요령을 쉽게 이용할 수 있도록 훈련되어야만 한다. 모든 실험실과 건물의 비상구를 검사실 종사자들은 파악하고 있어야만 하고 소화기, 방화담요, 응급 샤워장치, 눈세척기, 호흡기보호구 및 보호안경 등의 안전장구 위치도 알고 있어야 한다. 또한 불시적으로 훈련을 실행함으로써 검사실 종사자들의 긴급 안전사고에 관한 대처 요령을 습득시켜야 한다.

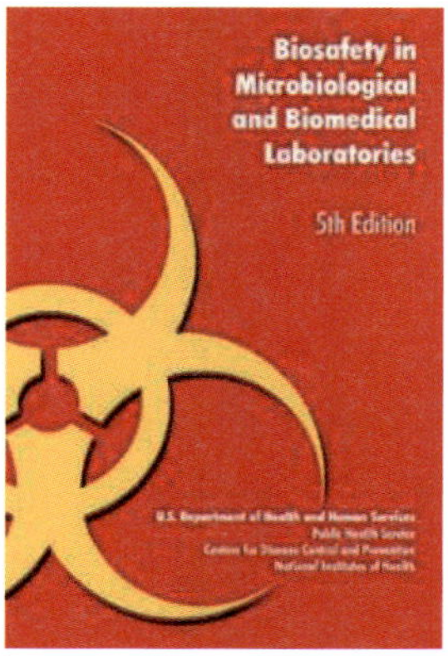

그림 8.1 미국 질병통제센터(CDC)와 국립보건원(NIH)에서 발간한 미생물과 생물검사실에서의 안전에 관한 안내 및 지침서 5판

(Biosafety in Microbiological and Biomedical Laboratories (BMBL) 5th Edition. 2009).

8.4 검사실 위해요소

1) 생물학적 위해요소와 감염관리

진단검사실에는 많은 위해요소들이 존재하는데 감염물질과 그 요소들의 관리 및 처리에 주의를 기울여야 한다. 감염가능 위해요소들은 직접 또는 검사실내 환경을 통하여 감염될 수 있는데 혈액 채혈과정과 혈액의 취급, 운반, 검사 중에 발생할 수 있다. 생물학적 감염요소에 의해 가장 흔히 일어나는 사고는 감염성 물질의 흡입, 오염된 주사침 및 주사기로부터의 찔림, 주사기로부터의 비말(spray), 검체 튜브로부터의 비말(aerosol), 혹은 원심분리 시 사고 등을 들 수 있다. 이 외의 감염원으로는 오염된 초자류로부터 찔림이나 긁힘, 수술, 부검도구로부터의 베임, 작업테이블이나 바닥에 떨어진 병원성 감염물질들의 부적절한 처리에 의해 발생될 수 있다.

감염 위험요소를 다루는데 있어서 적절한 감염물질의 표시는 매우 중요하다. 따라서 폐기용기 및 비닐백에 생물학적 위험물질(biohazard) 표식 외에 일시 및 폐기 내용물을 표기하는 것이 필요하다(그림 8.2).

2) 감염관리 프로그램

진단검사실은 환자로부터 다양한 생물학적 검체를 수집하여 분석을 수행하기 때문에 생물학적 위험물질의 노출에 대한 대비가 매우 중요하며 이중 혈액성 감염원(blood-borne pathogens)의 관리가 가장 중요하다. 미국산업안전보건청(Occupational Safety and Health Administration, OSHA)에서 만든 프로그램은 1992년 3월에 법으로 제정되었고, 미국 질병통제예방센터(Centers for Disease

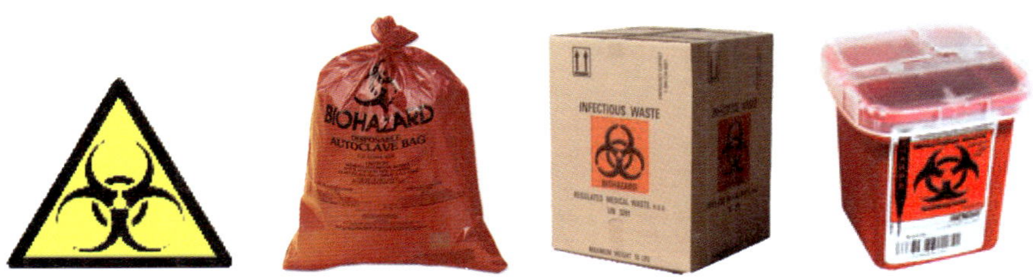

그림 8.2 Biohazard symbol과 생물학적 위험물질을 담는 비닐백과 상자, 날카로운 물질을 담는 플라스틱 안전용기

Control and Prevention, CDC)에서는 모든 환자 검체의 취급에 관한 표준 예방조치가 병원감염 통제에 대한 가이드라인으로 발표되었다. OSHA의 감염통제에 대한 프로그램에는 감염통제 계획과 작업실행에 있어서 검사실 설계 및 공학적 관리, 개인 보호의류 및 장비, 교육과 훈련, 안전표시, B형 간염바이러스 예방접종의 수행, 노출사고 후 의학적 추적 등을 포함하고 있고, CDC에서는 후천성면역결핍증 바이러스(Human immunodeficiency virus, HIV)에 대한 직업적 노출 후 화학예방법에 대한 권고사항을 제공하고 있다. 미국진단검사표준연구소(Clinical and Laboratory Standards Institute, CLSI)에서는 환자 검체를 통하여 검사실 종사자에게 감염되는 혈행성 질환의 방어에 관한 가이드라인을 제공하고 있다. 위 세 기관은 혈행성 병원체에 대한 보건의료 종사자들의 노출 위험을 감소시키기 위해 공동으로 노력을 기울이고 있다. 보건의료 시설의 전염성질환 감염프로그램은 보건의료 시설에서 일하는 사람들의 안전이 강화되도록 관련 시설들을 적절하게 설계되어야 한다. 미국 OSHA 산하의 노동전담부서에서 이와 같은 보건의료 시설에 대한 안전 기준의 실제적 표준을 개발하고 있다. 그리고 CDC에서는 이러한 표준을 수행하는데 있어 지켜야 할 가이드라인을 발표하고, CAP(the College of American Pathologists)에서는 진단검사실에서 자발적으로 참여할 수 있는 인증 프로그램을 제공하고 있다. 그리고 위와 같은 조치들과 요구사항에는 검사실에서의 안전한 작업의 수행등급과 생물학적 위해(risk)에 대해 안전 정도를 측정할 것을 요구하고 있다.

우리나라의 경우에는 산업안전보건법산업보건기준에 관한 규칙과 의료법 시행규칙(감염대책위원회), 병원감염 예방지침서, 의료기관 세탁물 관리규칙 그리고 폐기물관리법(감염성폐기물)에 의해 관리되고 있고, 최근 감염관리 중요성이 부각됨에 따라 위 법과 규정이 강화되고 있는 추세이다.

3) 표준예방조치

표준예방조치는 감염성이 있는 혈액이나 체액의 직접접촉에 의해 발생하는 전염성 질병의 통제 및 관리체계이다. 이러한 통제 체계에는 개인 보호장구를 포함하여 양호한 작업환경에서의 검사수행, 검사실 환경의 공학적 관리에 대한 적절한 이행 등이 포함되어 있다. 그리고 병원검사실 종사자들은 환자나 환자의 체액과 직접 접촉할 수 있기 때문에 B형 간염 바이러스나 HIV, MERS(중동호흡기증후군) 바이러스 같은 병원체로부터 보호될 수 있는 프로그램이 포함되어 있어야 한다. 모든 환자가 혈행성 병원체를 옮기는 것은 아니지만 CDC에서는 모든 환자로부터 채취한 검체는 감염물질로 인정하도록 권고하고 있고 환자와 관련한 모든 것들을 감염물질로 처리하도록 권고하고 있다. 따라서 이와 같은 환경에서의 표준예방조치 실행은 전염성 질환이 있는 환자로부터 검사실 종사자를 보호하게 될 것이고, 환자들 간의 교차오염도 방지할 수 있을 것이다.

4) 검체-유래 병원체로부터의 보호

검체-유래 병원체의 노출에 대한 표준조치는 주로 HBV, HIV와 HTLV(human T cell lymphotrophic viruses)에 초점이 맞추어져 있고 이 외에 C형 간염(hepatitis C virus, HCV)에 대한 표준조치도 필요한 사항으로 간주되고 있다. 이 외에도 코로나-19 등 신종 감염병들이 출현하고 있어 이들의 취급에 대한 각별한 주의가 요구되며 환자나 병원을 내원하는 사람들에 대한 주의조치가 요구된다(그림 8.3).

바이러스 전염 : HBV, HCV, HIV가 중요한 전염성 병원체로 검사실에서는 주로 다음의 3경로를 통해 직접 전염된다(그림 8.4).

① 경피 : 혈액, 혈청, 혈장, 체액의 검사 시 주사침이나 메스 등에 의해 발생하기도 하지만 수혈이나 혈액을 이용하여 만든 제품에 의해서도 발생할 수 있다.

② 상처 : 칼에 의해 미세하게 베었거나 찰과상, 긁힘, 화상, 눈물, 삼출성 피부병변, 등이 있는 경우 전염성 있는 혈액이나 혈장, 체액을 통하여 감염될 수 있다.

③ 점막 : 점액질 표면에 감염성 미생물이 존재하는 혈액, 혈청, 혈장, 체액이 오염되어 발생하는데 이는 입으로 파이펫팅을 하거나 전염원이 비말 또는 튀어서 입이나 비강의 점액질 또는 결막에 침입되어 발생한다.

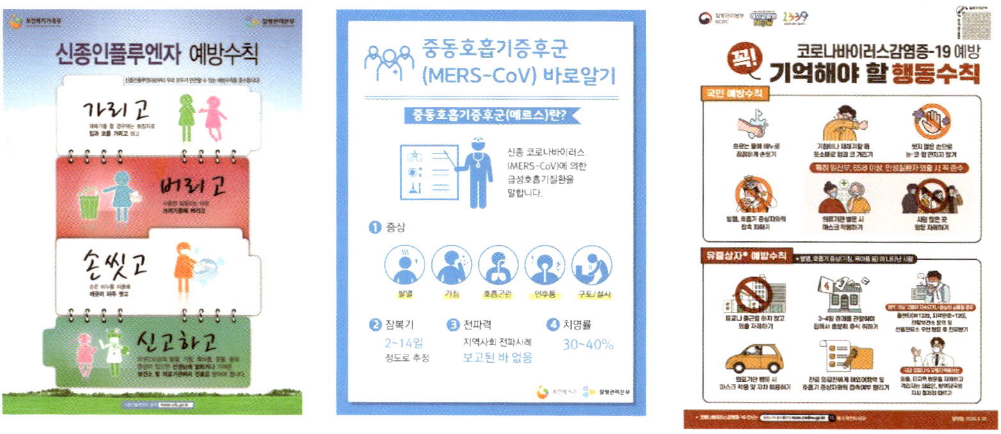

그림 8.3 2008년부터 유행하기 시작한 신종플루(H1N1)와 2015년 유행한 중동호흡기증후군, 그리고 2020년 코로나-19 감염을 예방하고 컨트롤하기 위해 정부차원에서 벌이는 예방캠페인 및 홍보 포스터.

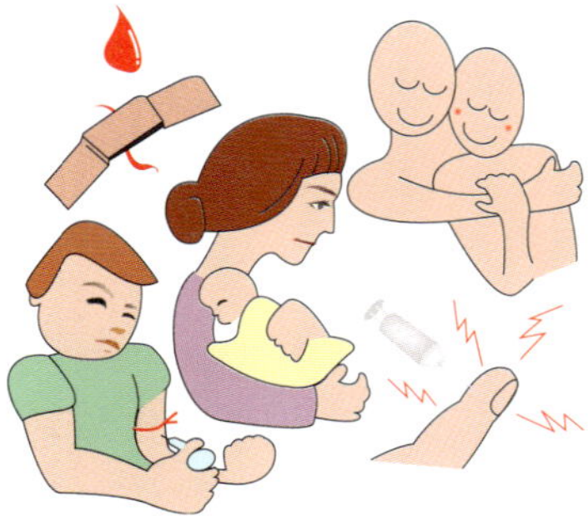

그림 8.4 B형 간염 바이러스와 HIV 감염 경로

(상처를 통한 감염이나 주사기에 의한 사고, 성접촉, 약물 남용자들에 의한 주사기 공동사용, 모체로부터의 수직감염 혹은 유아의 어머니 체액에 의한 노출 등)

HBV나 HIV는 감염된 혈액이나 체액이 묻어 있는 검사실의 전화기나 테스트 튜브, 장비 등을 통해 상처나 점막으로 감염될 수 있다. HIV는 혈액, 정액, 질분비물, 타액, 눈물, 모유, 뇌척수액, 양수 그리고 뇨에서 발견되지만 혈액과 정액, 질분비물, 모유만이 HIV 전염과 관련이 있는 것으로 보고되어 있다(그림 8.4). HBV는 많은 양의 혈액과 혈액제품을 다루는 병원 검사실과 장기이식 전문병원에서 특히 관심을 가져야 되는 바이러스로 주사침을 통하거나 경구를 통한 혈액 오염과 혈액 비말의 흡입을 통하여 감염될 수 있는 매우 위험한 병원체이다. B형과 C형 간염 바이러스의 감염은 검사실에서 가장 많이 발생하는 검사실 관련 감염증이다. 또한 최근 유행하고 있는 조류독감, 급성호흡기증후군(SARS), 신종플루(H1N1), 중동호흡기증후군(MERS), 코로나-19(COVID-19, SARS-CoV-2) 등의 검체취급 및 검사자에 대한 예방조치가 적절하게 시행되도록 표준적 조치를 마련하는 것이 필요하며, 적극적 예방조치로서 검사실에 종사하는 임상병리사 및 의사와 그 외 종사자의 예방백신 접종이 매우 필요하다. 또한 결핵균이나 신종플루, 메르스 감염을 억제하기 위해서는 감염이 확인되었거나 혹은 감염이 의심되는 환자의 검체를 처리할 때에는 감염방지 호흡기 및 보호장구를 착용하도록 하여야 한다.

5) 안전한 업무 수행의 기본

- 손세척

검사실의 전염성 병원체에 대한 위험을 감소시키기 위해서는 혈액 검체를 다룬 후 손을 철저히 씻는 것이 가장 중요하다. 따라서 검사실에는 적어도 하나 이상의 싱크대에 발페달(foot pedal)을 이용하여 개폐할 수 있는 수도를 설치하여야 하고 역시 발페달을 이용하는 세제분주기를 설치하여야 한다(그림 8.5).

- 음식 및 음료수의 섭취 제한

음식 및 음료수의 섭취, 흡연, 화장 등의 행위를 할 때 감염성 미생물이 오염된 손에 의해 쉽게 입으로 침입할 수 있으므로 검사실 내에서는 음식 섭취 및 흡연 등을 제한하여야 한다.

손세척 방법

첫째, 따뜻한 물로 양쪽 손과 손목을 적신다. (이때 너무 뜨겁거나 찬물을 사용하지 않는다.)
둘째, 티스푼 하나 정도의 물비누를 분주기로부터 받는다.
셋째, 손과 손목, 손톱과 손가락 사이를 거품을 이용하여 잘 비빈다. (약 20초간)
넷째, 따뜻한 물로 10초간 잘 헹군 후 완전히 말린다.
다섯째, 만일 사용하고 있는 싱크대에 발이나 무릎으로 작동되는 스위치 장치가 없다면 페이퍼 타월을 이용하여 손으로 수도꼭지를 잠궈서 깨끗한 손의 재감염을 막는다.

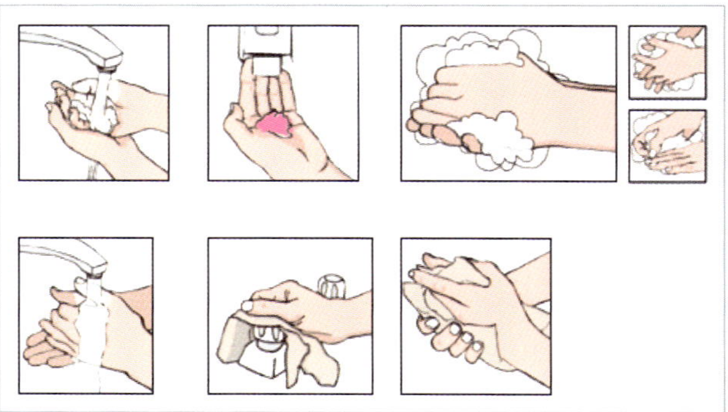

그림 8.5 **손세척 방법 모식도**

6) 개인 보호 장비

개인 보호장비로는 눈, 얼굴, 머리와 손, 발 등을 보호할 수 있는 장구, 보호의류와 호흡기보호장치 등 감염원을 차폐할 수 있는 장비를 준비하고 있어야 한다. 이러한 장비들은 위생적이고 신뢰할 수 있는 작업 조건을 제공할 뿐만 아니라 최적의 상태에서 검사를 수행하는데 중요한 요소들이다.

진단검사실 환경에는 검체로부터 노출될 수 있는 병원성 세균 및 시약 성분으로 인한 화학물질 등 건강장해를 일으킬 수 있는 노출인자와 접할 수 있다. 그러므로 안전한 업무수행을 위해 다음과 같은(그림 8.6) 개인보호 장비를 필요에 따라 적절히 착용하여야 한다. 많은 경우 검사를 수행하기 전 환자의 혈액 및 체액을 채취한다. 또한 검사과정에서 시약 등 화학물질을 사용한다.

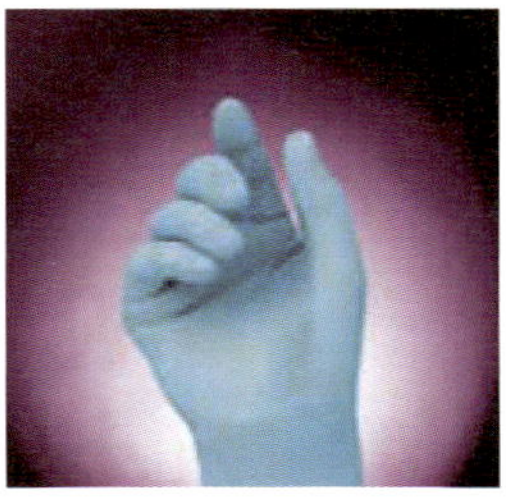
[A] Glove

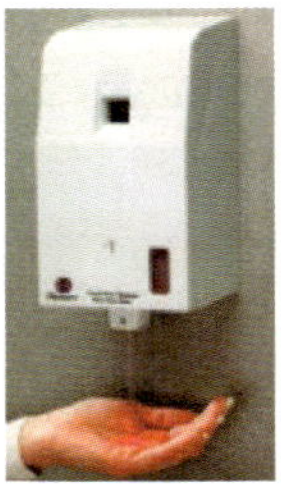
[B] Hand hygiene

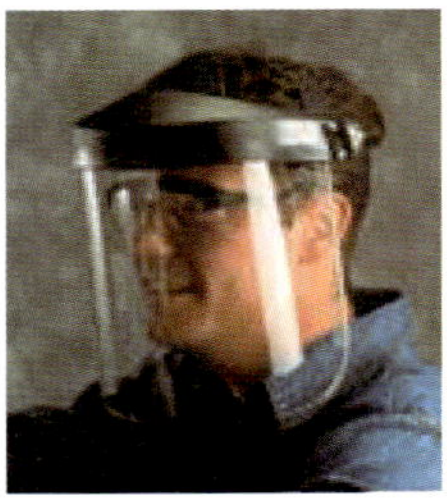
[C] Face cover

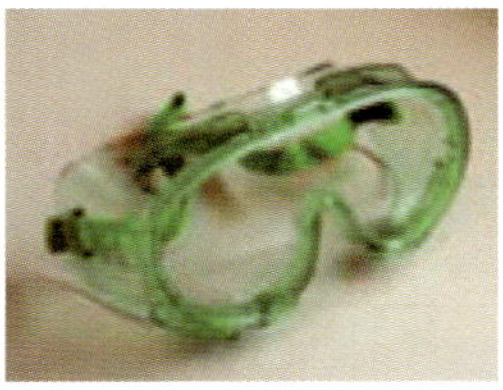
[D] Goggle

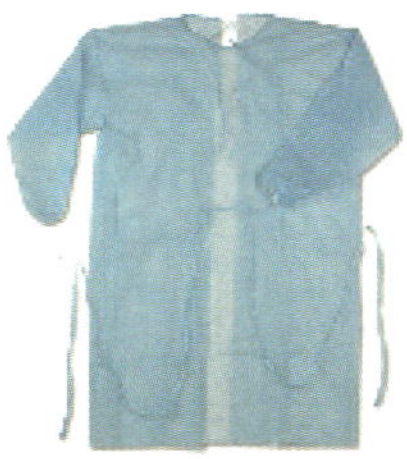
[E] Isolation coat

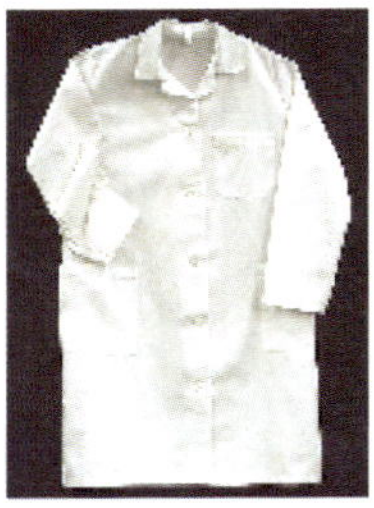
[F] Lab gown

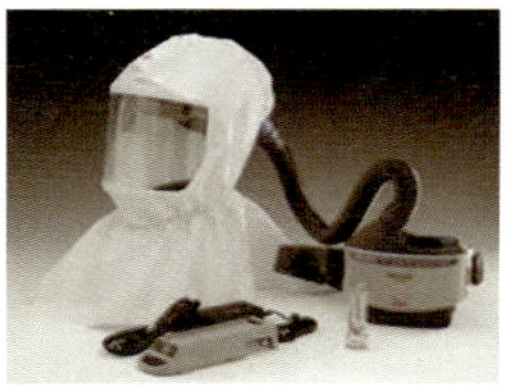
[G] PAPR
(Powered Air purifying Respirator)

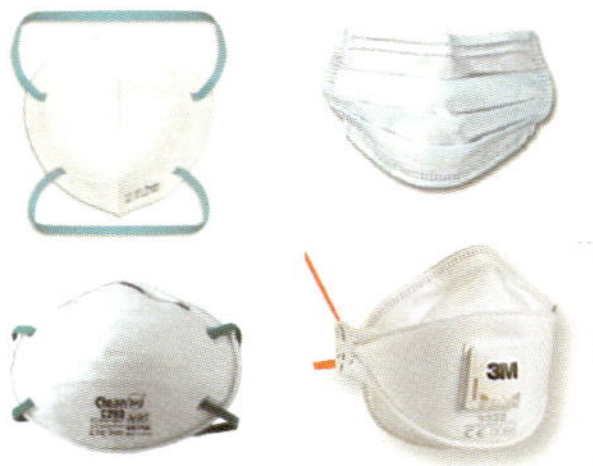
[H] Mask

그림 8.6 검사실에서 사용하는 개인보호장비

이러한 취급과정 중 노출될 수 있는 병원체에 의한 건강장해를 예방하기 위해 산업안전보건기준에 관한 규칙 제8장 병원체에 의한 건강장해의 예방에 대한 관리 기준을 마련하고 제596조에서는 환자의 가검물 등에 의한 오염 방지조치 및 600조 개인보호구 지급 등 감염병 예방을 위한 조치를 명시하고 있다. 이 규칙 제600조에는 혈액노출에 우려되는 작업을 하는 경우에 대해 상세한 개인 보호구 지급을 나열하고 있는데, 보안경과 보호 마스크 및 보호장갑 등 이 해당된다. 또한 시약 등 화학물질을 취급할 경우에도 개인호흡기 보호구를 착용하도록 권고하고 있는데 노출 물질에 따른 착용 호흡기 보호구는 상이하다.

혈액, 체액, 분비물, 오염된 검사 기구 등 취급은 물론 검사과정에서 노출될 수 있는 세균, 바이러스, 곰팡이 등으로부터 오염될 가능성이 있을 경우 손을 보호하기 위해서 방수처리 된 일회용 장갑은 착용한다. 검체 유래 병원체에 노출될 경우에는 호흡기를 보호하기 위해 호흡용 보호구를 착용하여야 하며, 특히 신종 바이러스(MERS-CoV, EVD, COVID-19) 등이 유행할 시 의심검체를 다루는 경우 코, 입과 눈에 오염물이 튀는 것을 방지하기 위한 의료용 마스크와 더불어 안면보호커버를 함께 착용하여야 한다. 이는 눈과 코 그리고 입의 점막을 보호하기 위해 착용하는 것으로 필요시 안면보호용 안경도 착용할 수 있다. 드문 경우, 신종 감염병 유행 시 에어로졸 감염 위험성이 있는 환자의 병실에서 장시간 검체를 채취하여야 할 때 전동식 호흡보호구(PAPR, Powered Air Purifying Respirator)를 착용하여 검사자는 감염원으로부터 보호되어야 한다.

하지만 평상시 피부나 옷 등이 혈액, 체액, 가검물 등으로부터 오염되는 것을 피하기 위해 실험복 가운이나 일회용 가운 등을 사용하고 비말로 전파되는 감염원으로부터 호흡기를 보호하기 위해 의료용 안면 마스크(surgical face mask)를 사용한다. 공기매개 감염원에 노출될 경우에는 그보다 더 효율이 우수한 의료용 N95 마스크 등을 사용한다(그림 8.6).

7) 차폐용구 및 보호의류를 이용한 예방조치

앞에서 언급한 것처럼 진단검사 검체에 의해 감염될 수 있는 중요한 병원체는 HBV, HCV, HIV, 그리고 약제내성을 가진 결핵균이다. 그러나 위와 같은 많은 감염질환 병원체들은 보호장구와 실험복의 착용을 엄격하게 지키면 감염을 예방할 수 있다. 검사실에서 피부(특히 긁혔거나, 찰과상, 피부염 혹은 병소 부위가 있을 때)와 점막(눈, 입, 호흡기계)은 전염성 병원체가 감염될 수 있는 가능한 경로로 고려될 수 있다. 주사침이나 예리한 기구, 깨진 유리를 주의하여 다루고, 위와 같은 예리한 물건에 의한 찔림은 반드시 피하여야만 한다. 또한 위와 같은 물건들을 다루거나 버릴 때 매우 주의 깊게 다루어야 하고 일관된 습관을 가져야만 된다. 감염된 세포 배양액, 혹은 바이러스가 포함된 물질을 다루는데 있어서는 지속적 조심성과 주의력을 가질 수 있도록 훈련이 되어야만 한다. 차폐장치 및 기구를 통한 예방조치는 전염성 병원체의 노출로부터 검사자를 보호할 수 있는 적극적 행위이다.

- 보호장갑

생물학적 검체를 다루는데 있어서 손 및 피부가 노출될 수 있는 경우에는 반드시 장갑을 착용하여야 한다. 이와 같은 기본예방조치의 수행은 환자로부터 얻어진 체액 및 조직을 다루거나 감염된 동물 또는 실험동물을 다루는데 추천되는 조치이다. 장갑은 차단을 통한 보호가 궁극적인 목표이기 때문에 재활용을 금지하고, 장갑을 벗은 후에는 반드시 손을 세척한다.

- 실험복

모든 검사실 종사자는 단추를 채울 수 있는 실험복을 입어야 하고 실험실을 나가기 전까지 입어야 한다. 이와 같은 실험의류는 감염액의 침투를 막을 수 있는 재질로 된 것을 사용하고 노출된 피부는 모두 감쌀 수 있도록 한다.

- 마스크와 눈 보호 장구

감염성 혈액이 튀거나 비말될 때 또는 시약을 조제할 때 시약성분이 점막(눈, 입, 코)에 오염될 수 있다. 또한 화학물질 중에서 흄(hume)이나 가스를 발생시키는 유해화학물질을 취급할 때 보호안경(goggles), 방독마스크 등을 사용하여야 한다. 이때 사용하는 방독마스크는 유기용제나 산성가스 등 가스, 증기 상 유해 물질로부터 인체를 보호할 수 있도록 하는 장치로써 해당입자를 흡착할 수 있는 정화통을 부착하여 사용한다.

- 결핵 감염관리를 위한 호흡기보호구 및 마스크

결핵균은 감염된 사람으로부터 나온 작은 침방울들이 다른 사람의 호흡기계에 감염됨으로써 전염된다. 따라서 환자가 기침을 하거나 환자의 검체를 다룰 때 전염될 수 있다. 따라서 환자를 직접 접하거나 검체를 다룰 때는 의료용 N95 마스크 등을 착용하여야 한다. 그리고 위와 같은 환자를 다루는 보건의료 종사자들은 호흡보호구의 정확한 사용법을 교육받아야 한다. 공기매개 감염 등에 대비하는 N95 마스크 착용법은 주기적으로 밀착도 검사 및 훈련을 통해 올바른 방법으로 사용하는지 확인하여야 하며 이는 의료종사자의 건강을 지키는데 매우 중요한 일이라고 할 수 있다(그림 8.7).

A. N95 마스크(컵형) 착용방법

1. 그림과 같이 밴드를 아래로 늘어뜨린 후 마스크가 코와 턱을 감싸도록 얼굴에 맞춘다.
2. 한손으로 마스크를 잡고 다른 손으로 위 밴드를 정수리 위에 고정시킨다.
3. 마스크 아래 밴드를 목 뒤에 고정시킨다.
4. 양손 손가락으로 코 부분 클립을 눌러서 코와 밀착되도록 잘 조절한다.
5. 양손으로 마스크 전체를 감싸고 숨을 내쉬어 새는 부분이 있는지 자가점검(user's seal check) 한다.

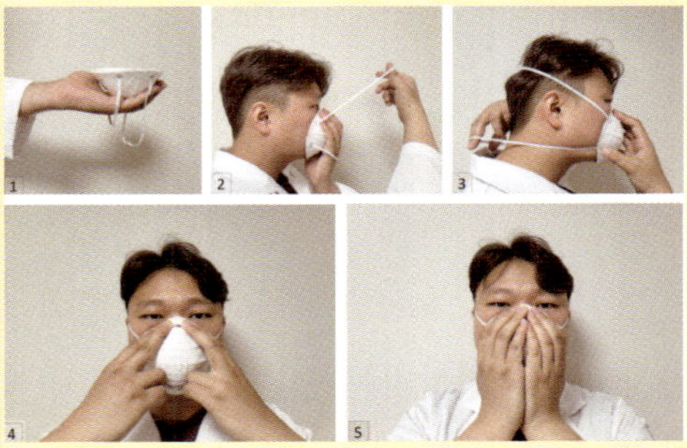

B. N95(접이형) 마스크 착용법

1. 접혀 있는 코 부분을 편 다음 밴드를 아래로 늘어뜨린다.
2. 한손으로 마스크 위치를 잡고 다른 손으로 위 밴드를 정수리 위에 고정시킨다.
3. 마스크 아래 밴드를 목 뒤에 고정시킨다.
4. 양손 손가락으로 코 부분을 밀착시키고 안면부 전체에 틈새가 없는지 확인한다.
5. 양손으로 마스크 전체를 감싸고 숨을 내쉬어 새는 부분이 있는지 자가점검(user's seal check) 한다.

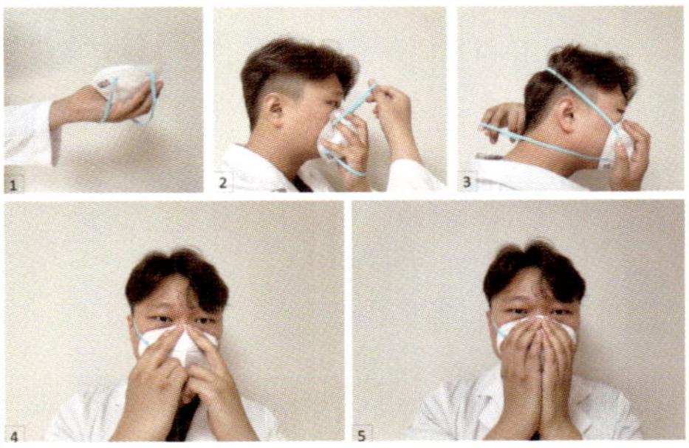

C. 밀착도 검사 장비를 이용한 마스크 착용 교육

1. 중요 병원체의 감염 및 유해인자로부터 호흡기 보호가 적절하게 이루어지고 있는지 여부를 주기적으로 확인하여야 한다.
2. 그 수단으로 이용하는 정량적 밀착도 검사는 사용자 안면부에 마스크가 적절히 밀착되고 있는지 수치로 확인할 수 있는 방법이다.
3. 마스크 착용 교육 및 밀착도 검사 프로그램은 의료환경에서 주기적으로 시행하여야 한다.

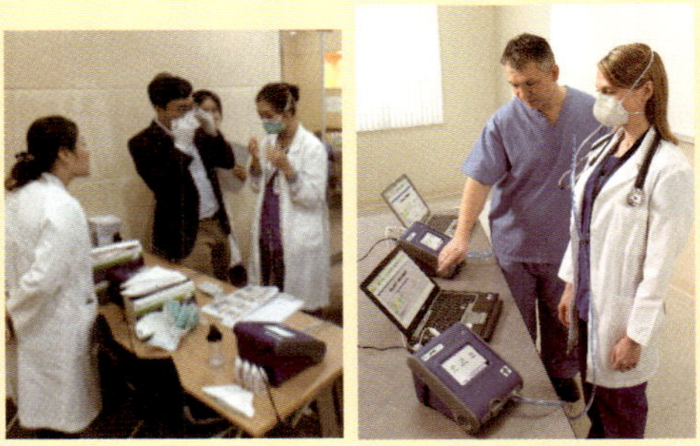

그림 8.7 **호흡기보호용 마스크 착용교육 및 밀착도 훈련**

8) 비말된 병원체로부터의 보호

진단검사실은 대단히 많은 유해 물질을 다루고 있다. 특히 병원성 유기체들의 공기를 통한 감염(airborne infection)과 미세입자의 비말을 통한 감염기회는 검체를 다루는 모든 검사실 종사자에게서 발생할 수 있다.

- 안전상자(Biosafety cabinet)

검사실의 안전상자는 공기로 전염될 수 있는 검체를 다루는 작업장에서 사용하는 안전장치이다. 비말상의 작은 방울들은 검체를 혼합하거나 원심분리, 또는 슬라이드에 직접 도말검사를 실시하는 중에 발생하는 것으로 알려져 있다. 공기에 포함되어 있는 감염성 요소는 열이나 자외선으로 멸균되어 지거나 가장 일반적인 방법인 HEPA(high efficiency particulate air) 필터를 사용하여 제거하고 있다. 안전상자는 배출시스템을 통하여 오염된 공기를 제거할 뿐만 아니라 비말오염의 확산을 제한함으로써 작업자의 안전을 강화할 수 있다(그림 8.8).

- 검체처리 과정에서의 보호

환자로부터 얻은 검체를 취급할 때에는 항상 보호장을 착용하여야 하고 검체를 운반할 때에는 새지 않는 안전한 가방에 넣어 운반하여야 한다. 검체취급 시 공기에 의해 감염될 수 있는 경우는 혈액이 담겨있는 튜브의 뚜껑을 열 때, 혈청을 다른 튜브로 옮길 때 또는 혈액을 원심분리 할 때 등이다. 특히 혈액 또는 검체가 들어 있는 튜브에서 마개를 열 때에는 가아제나 특수 보호패드를 사용하여 조심스럽게 마개를 열어야 하고 이때에도 검체와 작업자 사이에 차폐막이 있으면 검체의 비말에 의한 감염을 예방할 수 있다. 이 외에 안전상자 등을 이용하면 비말감염으로부터 보호될 수 있다.

차폐막이나 안전상자는 주기적으로 소독을 실시한다. 검체를 원심분리 할 때에는 항상 검체마개를 하여야 하고 원심분리기 역시 완전히 멈출 때까지 덮개를 열지 말아야 한다. 이 외에도 파이펫이나 기구를 이용하여 감염검체를 다룰 때에는 적절한 훈련을 통하여 실수로 인한 감염기회를 줄여야 하고, 감염검체를 폐기할 때에도 지침에 따라 적절하게 처리하여야 한다.

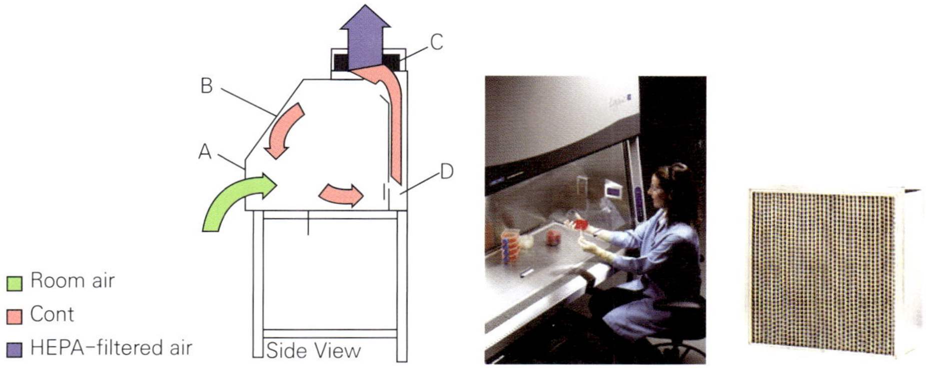

그림 8.8 **생물학적 안전 캐비넷(biosafety cabinet) 모식도와 실제 작업모습과 HEFA filter, 캐비닛 내부의 공기가 바깥으로 유출되지 않도록 설계되어 있다.**

검사실의 생물학적 안전 수칙

첫째, 입으로 파이펫팅하지 않는다.
둘째, 감염우려 검체를 다룰 때에는 엎지르지 않게 주의하고 비말 발생을 최소화 한다.
셋째, 주사침이나, 란셋 등 날카로운 기구를 사용할 때 찔리지 않도록 주의하고 이와 같은 것들을 폐기할 때에는 안전한 콘테이너에 넣어 처리한다.
넷째, 보호 실험복과 장갑을 착용한다.
다섯째, 모든 검사 작업 후, 장갑을 벗은 후, 감염성물질을 접촉한 후에는 바로 손세척을 실시한다.
여섯째, 검체 및 시약을 엎질렀을 경우 즉시 닦고 작업대를 멸균한다.
일곱째, 검사실에서는 먹거나, 마시거나, 음식을 저장하거나, 담배를 피우지 않는다.

8.5 기타 위험물

진단검사실 내에는 생물학적 위험물 외에도 화재, 전기장비, 초자류, 반응성이 높은 화학물질, 화염성 유기용매, 독성연무가 발생하는 위험물질이 존재한다. 따라서 이와 같은 유해 물질의 사용 및 관리가 안전에 매우 중요한 요소가 된다.

1) 화염물질

에테르나 아세톤 같은 화염성 유기용매가 사용될 때에는 화재나 폭발에 대한 우려가 있으므로 검사실 내에서는 매우 위험한 물질로 관리되어야만 한다. 이러한 물질들은 안전한 저장장소에 보관하여야 하는데 적절한 보관 장소에 보관한다 하더라도 화염성 증기가 발생되어 누출될 수 있으므로 환기장치의 설치가 필수적이다. 화염성 물질을 사용할 때에는 적절한 주의조치를 알고 있어야만 한다. 예를 들자면 화염성 액체를 다른 용기에 옮길 때에는 매우 천천히 붓고 주위에 불이 켜져 있을 때에는 이와 같은 작업을 하지 말아야 한다. 화염성 물질을 사용하지 않을 때는 폐쇄된 용기에 넣어 보관하도록 한다.

2) 화학적 위험물

검사실 내에서 검사실 종사자에게 상해를 입힐 수 있는 물질로는 강산이나 강알카리 같은 휘발성, 가성, 중독성, 혹은 부식성 시약들이다. 화학물질과 시약들은 위험을 유발시키는 형태가 다르게 나타나는데, 황산 같은 화학물질은 코로 흡입되었을 때 더 위험하고, 페놀이나 초산 같은 물질은 피부를 부식시킨다. 또한 여러 화합물들이 복합적으로 상해를 유발시킬 수 있다. 산이나 알카리는 통기가 잘되는 저장장소에 보관하고, 휘발성 물질들은 특히 마개를 잘하여 보관하도록 한다. 이와 같은 표준조치를 위해서는 검사실에서 사용하는 유해화학물질의 사용 및 관리에 대한 교육이 필요하다. 또한 검사실에서 사용하는 위험한 화학물질의 인체와 관련한 독성현상과 징후는 검사실 종사자 모두가 교육을 받아야 한다.

- 물질안전보건자료

물질보건안전자료(material safety data sheets, MSDS)는 미국 노동성 산하 노동안전위생국(Occupational Safety & Health Administration, OSHA)이 1983년 약 600여종의 화학물질로 시작한 후 미국화학제조업자협회(Chemical Manufacturers Association, CMA)가 미국표준연구소의 공인을 얻어서 4년 동안의 작업 끝에 1992년 통일된 안을 제정하여 공포한 화학물질에 관한 안전 및 관리 지침이다. MSDS에는 다음과 같은 내용이 포함되어 있다. 첫째, 화학물질에 대한 일반 정보와 유해성 및 위험성, 구성성분 및 함유량에 대한 정보, 둘째, 응급 조치 요령과 화재 및 누출 시 대응방법, 셋째, 취급 및 저장, 인명보호 등 위험상황을 예방하기 위한 예방책 그리고 넷째, 독성이나 폐기 시 주의하여야 할 중요한 정보가 실려 있다. 따라서 검사실 안전 담당자는 검사실에서 사용하는 모든 화학물질에 대한 MSDS 파일들을 준비 및 비치하여야 한다.

- 보호

잠재적으로 위험성이 있는 용액이나 화학물질을 사용할 때에는 눈, 얼굴, 머리, 손발에 대한 보호의류와 차폐장치 같은 보호장구를 사용하여야 한다. 휘발되거나 증기가 발생하는 용액은 흄후드(hume hood) 아래에서 사용하도록 한다. 유해한 용액이나 오염된 물질에 의한 사고 발생시 신속히 대처가 필요하므로 검사실에는 안전샤워기, 얼굴이나 눈 세척기 등의 안전장치가 즉시 사용될 수 있도록 적절한 위치에 구비되어 있어야 한다(그림 8.9). 화학물질을 다룰 때에는 보호장갑을 착용하여야 하고, 작업대가 잘 정리정돈 되어 있어야 한다. 또한 모든 화학물질에 대한 표기가 완전하고 정확하게 되어 있어야 한다. 화학물질의 폐기는 최종 폐기시까지 잘 표시된 저장고에 넣어 보관한다.

- 특정 유해화학물질

i. 황산(sulfuric acid) : 65% 농도 이상에서는 실명의 원인이 될 수도 있고, 피부에 화상을 일으킬 수도 있다. 경구 흡입 시에는 심한 화상을 입는 원인이 된다.

ii. 질산(nitric acid) : 노란색 흄(hume)이 발산될 때 매우 유독하고 조직에 상해를 입힐 수 있다. 흄에 과하게 노출되면 고통스러운 자극과 가려움, 피부의 황변, 실명, 사망의 원인이 된다. 질산이 경구로 흡입되었을 때에는 매우 심한 화상을 입게 되고 위벽이 천공되거나 사망의 원인이 될 수도 있다.

iii. 초산(acetic acid) : 강한 부식성을 가지고 있고, 증기에 계속 노출되면 만성기관지염을 유발할 수 있다.

iv. 염산(hydrochloric acid) : 코로 흄이 흡입되는 것을 피하여야 하고 피부에 약간 접촉되었을 경우에도 화상을 방지하기 위하여 즉시 물로 씻어내야 한다.

v. 수산화 나트륨(NaOH) : 피부, 눈, 점막에 닿으면 매우 유해하고, 부식성 화상의 원인이 될 수 있다. 매우 낮은 농도에서도 유해하고, 약간만 접촉하더라도 즉시 치료를 하여야 한다.

vi. 페놀(phenol) : 희석된 용액에서도 부식성 화상 혹은 피부염의 원인이 될 수 있어 접촉 후에는 알코올이나 물로 깨끗이 닦아내야 한다.

vii. 사염화탄소(carbon tetrachloride) : 냄새를 느낄 수 없는 낮은 농도에서도 간에 상해를 입힐 수 있다.

viii. 삼염화초산(trichloroacetic acid) : 매우 심한 부식성을 갖고 있고 호흡기계에 자극적이다.

ix. 에테르(ether) : 중추신경계의 기능을 저하시키는 원인이 된다.

– 발암원성 화학물질의 구별

발암원(carcinogen)은 살아 있는 세포에서 암의 성장을 유도하는 물질이다. 그러므로 검사실 내에서 이와 같은 물질을 다루는 작업자는 위험성을 항상 고려하여야 하고, 가급적 위험성이 적은 동일물질을 선택하여 사용하도록 한다. 발암성 물질은 적정한 보호 장치를 한 후 사용하여야 하며, 검사실에서는 발암성이 있는 화학물질의 리스트를 작성하고 모든 사람들이 볼 수 있도록 비치하여야 한다.

– 유해인자에 대한 경고

유해인자동정시스템은 미국소방안전협회(National Fire Protection Association, NFPA)에서 개발한 시스템으로 건강에 대한 위해, 인화성, 화학반응 위험성 등에 대한 정보를 문자, 표시, 그림으로 간략히 설명하고 있는데 이 시스템은 검사실에도 적용시킬 수 있다. 이 동정시스템은 커다란 다이아몬드 모양 내에 4개의 작은 다이아몬드 심볼로 나누어져 있다. 이 심볼을 이용하여 표시할 수 있는데, 검사실 내에서 사용하는 화학물질들도 적용된다. 맨 위쪽 다이아몬드는 적색이고 인화성의 위험정도를 표시한다. 오른쪽의 다이아몬드는 노란색이고 화학물질의 반응성과 폭발 가능성의 정도를 표시한다. 왼쪽의 다이아몬드는 파란색이고 건강 위해가능성을 표시한다. 맨 아래 다이아몬드는 흰색이고 방사능, 특정 생화학적 유해물질 등의 위험요소에 대한 정보를 표시한다. 이 시스템은 위험의 정도를 4에서 0까지로 나누어 표시하는데 4는 매우 위험한 상태이고 0은 위험하지 않은 것을 나타낸다(그림 8.10).

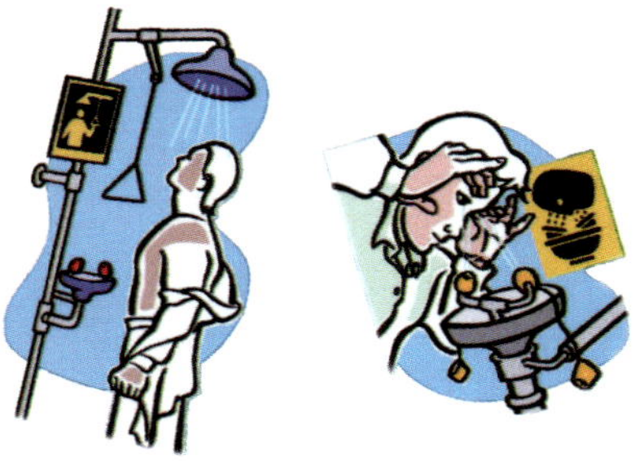

그림 8.9 안전장치로 검사실 내부에 설치된 샤워기와 눈세척기

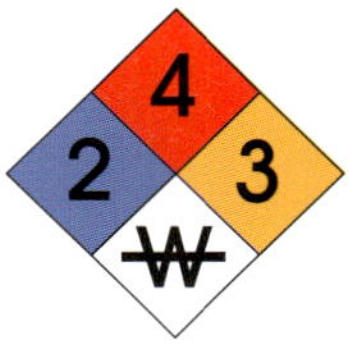

그림 8.10 NFPA(미국소방안전협회)에서 제공하는 유해 요소들에 대한 위험상태 표식 grade.

3) 전기적 위험

진단검사실에서 전기장치 및 전기기구에 의한 쇼크 사고는 매우 빈번하게 일어나는 검사실 사고의 원인이지만 이것에 대한 위험 인식도는 매우 낮다. 따라서 전기에 대한 일반적 지식과 안전상식은 검사실의 장비를 운용하는데 있어 매우 필수적인 지식이다. 검사실의 모든 장비는 반드시 접지되어 있어야 한다. 만일 접지가 되어 있지 않으면 장비를 접촉한 사람을 통하여 접지효과가 발생할 수 있는데 이 때 매우 위험한 상해가 발생할 수도 있다. 검사실의 고장난 전기장치의 수리나 검증 시에도 매우 주의하여야 하며 이런 작업에는 가급적 훈련된 사람이 동원되어야 한다.

4) 초자기구류의 위험

진단검사를 수행하는 작업에는 많은 종류의 초자기구가 사용된다. 초자기구를 사용하는데 있어서 불필요한 작업이나 사고로 인한 파손이 일어나지 않게 주의를 기울여야 한다. 초자기구가 파손되었을 경우에는 일반폐기물과 섞지 말고 깨진 유리를 담을 수 있는 특정 용기에 버려야 한다. 초자류의 보관 및 정리 시, 무거운 초자류는 아래쪽 선반에 놓고, 큰 초자류는 작은 초자류보다 뒤에 놓는다. 선반은 적정한 높이에 위치시키고 손이 닿지 않는 곳에 초자류를 보관하지 않는다. 부주의로 인해 깨지거나 금이 간 초자류는 자상의 원인이 될 수 있다. 따라서 깨진 초자류로부터 자상을 방지하기 위해서는 파손된 초자의 적절한 처리와 매우 주의 깊은 작업태도가 필요하다.

5) 화재 위험

검사실 내에는 다양한 소방장비들이 사용 가능하도록 준비되어 있어야 하며 소방장비의 사용에 관한 교육이 충분하여야 한다. 또한 화재경보기의 정확한 사용법을 알고 있어야 하고, 화재 발생시 행동절차를 숙지하고 있어야 한다.

8.6 소독 및 멸균

검사실을 깨끗하고 위생적인 상태로 유지시키는 것은 중요한 일이다. 특히 혈액이나 감염성물질의 사용 후 작업대의 청소와 오염제거는 매우 중요한 일이라 하겠다. 혈액이나 체액을 엎질렀을 경우에는 먼저 종이 타월이나 가아제 패드를 이용하여 오염된 액체를 완전하게 흡수시킨다. 사용한 가아제나 종이 타월은 유해폐기물로 폐기시키고 오염된 곳은 세제로 닦은 후 계속해서 소독제로 멸균한다.

1) 표백제의 사용

차아염소산나트륨(액상 가정용 표백제)은 중간정도의 살균력을 가진 멸균제로서 흔히 사용한다. 5% 차아염소산나트륨을 통상 10배 희석(0.5% sodium hypochlorite)하여 사용하고 살균력을 유지하기 위해 매주 새로 제조하여 사용한다. 검체가 엎질러졌을 때 오염지역을 청결하게 하기 위해서는 강한 표백용액을 사용하여야 한다. 작업대는 희석한 표백용액으로 매일 청소를 하여야 한다. 3% 페놀세제 같은 강한 세제를 멸균 전 사용할 수 있다. 오염된 파이펫은 표백제에 충분히 담근 후에 고압멸균 한다.

2) 고압멸균(autoclaves)

고압멸균은 증기를 이용하여 멸균을 하는 것으로 멸균 대상물질들은 증기가 용이하게 통과할 수 있도록 배치하여야 한다. 고압멸균은 습도, 온도, 시간에 좌우되는데 끓는 물보다 증기가 더 높은 온도로 상승할 때 더욱 효과적으로 세균을 사멸시킬 수 있다. 고압멸균기의 효과와 수행정도를 점검하고 체크하는 것은 검사실의 질관리 프로그램의 일종이다. 따라서 고압멸균기의 운용과 사용법에 관한 충분한 교육과 평가가 있어야 한다.

8.7 진단검사실 폐기물 처리

의료폐기물은 특히 잘 찢어지거나 파손되지 않는 용기에 넣어 보관하여야 하고 위생적인 상태를 유지하여야 한다. 진단검사실의 폐기물 통제의 목적은 모든 작업자로부터 유해한 물질의 노출을 제한시키거나 분리시키는데 있다. 이와 같은 폐기물관리 및 처리에 관한 내용에 대한 CLSI의 지침과 종류는 아래와 같다.

진단검사실 폐기물에서 배출되는 폐기물 종류

- 화학적 폐기물(chemical waste)
- 감염성 폐기물(infectious waste)
- 방사능 폐기물(radioactive waste)
- 자상성 폐기물(sharps)
- 무해 폐기물(non-hazardous waste)

1) 감염성 폐기물

감염성 폐기물로는 혈액이나, 혈액부산물, 오염된 날카로운 유리 및 기구, 병원성 폐기물 등이 있다. 감염성 폐기물은 생물학적 위해성에 따른 표준심볼을 표기한 용기에 넣어 보관하고, 최종적으로는 소각 또는 멸균 처리한다.

2) 폐기물 용기

폐기물 용기는 작업자가 필요할 때 쉽게 접근할 수 있는 위치에 놓아야 하고 편리하게 사용할 수 있도록 한다. 용기는 실수 및 사고로 엎어지더라도 새거나 빠져나오지 않는 용기를 사용한다.

- 예리한 폐기물을 처리하는 용기(sharp containers)

일회용 주사기나 주사침, 칼날 등의 폐기물들은 예리한 부분이 빠져나오지 않는 용기에 넣어 보관하여야 한다. 이와 같은 용도의 용기에 관한 상세한 지침은 OSHA나 NCCLS의 가이드라인에서 얻을 수 있다. 이러한 용기를 사용하는 일차적인 목적은 주사침 등이 폐기 처리되거나 운반될 때 작업자를 보호하기 위한 것이다. 그리고 이와 같은 용기는 환자 주변과 검사실 내에 위치하고 있어야 한다. 또한 주사침 사용 시 주사침의 캡을 다시 덮지 않고 바로 폐기되도록 고안된 처리용기를 사용할 것을 권고하고 있다. 그리고 이러한 용기가 란셋 등 날카로운 작업도구를 사용할 때에도 이용되도록 추천하고 있다. 대부분의 주사침 사고는 채혈 후 주사침의 캡을 다시 닫는 과정에서 발생한다. 따라서 주사침의 캡을 다시 닫지 말고 폐기하여야 하지만 부득이 닫아야 하는 경우에는 한 손을 등 뒤로 하고 한손으로 만 캡을 닫도록 한다. 또한 날카로운 기구들을 폐기용기에 부적절하게 처리하였거나 부주의로 린넨물에 섞어 넣는 경우 상해를 입을 수 있다. 검사실 내의 자상이나 찔리는 사고는 sharp container를 사용하면 대부분의 사고를 예방할 수 있다.

- 생물학적 유해물 보관 용기(biohazard containers)

혈액을 포함하는 혈액검체는 보관이나 이동 중에 새지 않도록 biohazard container에 넣어야 한다. 진단검사실에서 사용한 오염된 검체와 그 외 물질들은 폐기처리하기 전에 멸균을 실시하거나 혹은 폐기처리에 적합하도록 특수하게 제작된 백에 넣는다. 유해한 검체나 물질이 담긴 용기에는 생물학적 유해표시를 부착하고 검사실 모든 종사자들은 유해표시가 의미하는 것과 예방조치에 대한 내용을 숙지하고 있어야 한다. 장비가 오염되었을 경우에는 정해진 장소에 보관하거나 또는 적절하게 세척, 멸균을 실시한다. 진단검사 시 일회용 보호의류, 장갑 등의 사용이 증가함에 따라 생물학적 유해폐기물의 량은 더욱 증가하게 될 것이다.

- 생물학적 유해물 처리 가방(biohazard bags)

대부분의 감염성 물질 폐기시에는 플라스틱 가방을 사용하는 것이 적절하지만 딱딱하거나 깨진 초자류, 날카로운 주사침이 통과하지 않는 container를 사용할 수도 있다. 생물학적 유해 표시가 되어 있는 플라스틱 혹은 금속 재질의 가방은 멸균이 용이하므로 2차 멸균용기로도 사용될 수 있다. 이러한 보관 용기에는 모든 혈액, 체액, 조직, 그 외에 감염우려가 있는 일회용 물건 등을 넣을 수 있는데 이와 같은 용기의 사용 시에도 작업자는 보호장갑을 착용하여야 한다.

3) 폐기물의 최종 멸균

가방이나 용기에 담겨있는 오염 가능물질의 최종 멸균은 소각 혹은 고압멸균이다. 자체적으로 처리하지 않는 의료폐기물에 대해서는 허가된 업자에게 위탁하여 환경오염이나 미적으로 불쾌감을 느끼지 않도록 처리하여야 한다. 또한 검사실의 관련 담당자는 의료폐기물에 관한 법률지침을 숙지하고 있어야 한다.

8.8 기본 응급구조의 절차 및 요령

진단검사실에는 많은 미생물 감염 우려와 유해한 화학물질이 있기 때문에 사고 시 대처할 수 있는 응급구조에 관한 지식을 숙지하고 있는 것이 중요하다. 그리고 상해의 예방차원에서 교육을 실시하여 사고발생 요인을 억제하는 것도 중요하지만 사고 발생 시 사고자에 대한 정확한 응급구조를 실시할 수 있는 능력을 갖추는 것 역시 매우 중요하다. 응급처치는 “상해를 당했거나 병리적인 급성환자에 대하여 전문의료진의 적절한 치료를 받기 전에 시행하는 즉각적이고 임시적인 처치”를 말한다. 예를 들자면 출혈을 멈추게 하거나 쇼크를 예방하고, 기도를 유지하고, 상처를 보호하는 등의 조치이다. 따라서 검사실 종사자들은 응급구조의 내용과 절차를 완전히 이해하고 있어야 한다. 응급상황 시에는 환자의 안정을 위하여 매우 차분한 상태를 유지하여야 하고 환자 주위로 모여들지 말아야 한다. 검사실내에서 발생하는 일반적인 응급상황과 적절한 응급구조 절차는 아래와 같다.

- 강알카리나 강산에 의해 입안이나 피부에 화상을 입었을 때

흐르는 수돗물에 철저하게 헹군 후 만일 화상이 심하면 의사에게 치료를 의뢰한다.

- 알카리나 산으로 인해 눈에 화상을 입었을 때

최소 15분 동안 흐르는 물에 철저하게 세척한다. 사고자가 흐르는 물에 눈을 잘 씻을 수 있도록 주위의 동료가 도움을 준다. 이와 같은 목적으로 눈세척기 설치를 권하지만 흐르는 물에 씻는 것으로도 충분하다. 사고자가 눈을 세척하는 동안 의사에게 즉시 알린다.

- 열화상

흐르는 찬물(혹은 얼음물)에 넣어 고통을 줄이고 추가적인 조직상해가 일어나지 않도록 주의한다. 따뜻한 물 약 1.2리터에 중탄산나트륨(sodium bicarbonate) 2스푼을 넣은 물로 처치하고 붕대를 느슨하게 감는다. 3도 이상의 화상(피부가 타서 없어진 경우)은 연고나 그리스를 사용하지 말고 즉시 의사에게 보여야 한다.

- 경미한 자상

비눗물로 조심스럽고 철저하게 세척한다. 유리파편 같은 물질이 묻어 있는 경우에는 상처로부터 조심스럽게 떨어낸다. 피부에 붙은 유리조각을 떨어 내는 가장 좋은 방법은 흐르는 물로 세척하는 것이다.

- 심한 자상

베인 부분의 출혈 방지를 위하여 깨끗한 붕대로 상처 부위를 압박하고 즉시 의사에게 보인다.

화상 같이 심한 사고의 경우에는 신속히 전문의료진에게 치료를 요청하여야 하고, 일반적인 사고에 대해서도 응급조치가 완료된 후에 가급적이면 신속히 의사에게 보여야 한다. 화학물질에 의한 화상(특히 눈의 경우)의 치료에 있어서는 속도가 매우 중요한 요소이다.

검사실 종사자들은 사고예방에 대한 교육과 철저한 주의력으로 안전사고의 빈도를 낮추는 노력을 지속적으로 추진하여야 하며 이와 같은 프로그램은 검사실 질관리 향상에 중요한 요인이 될 것이다.

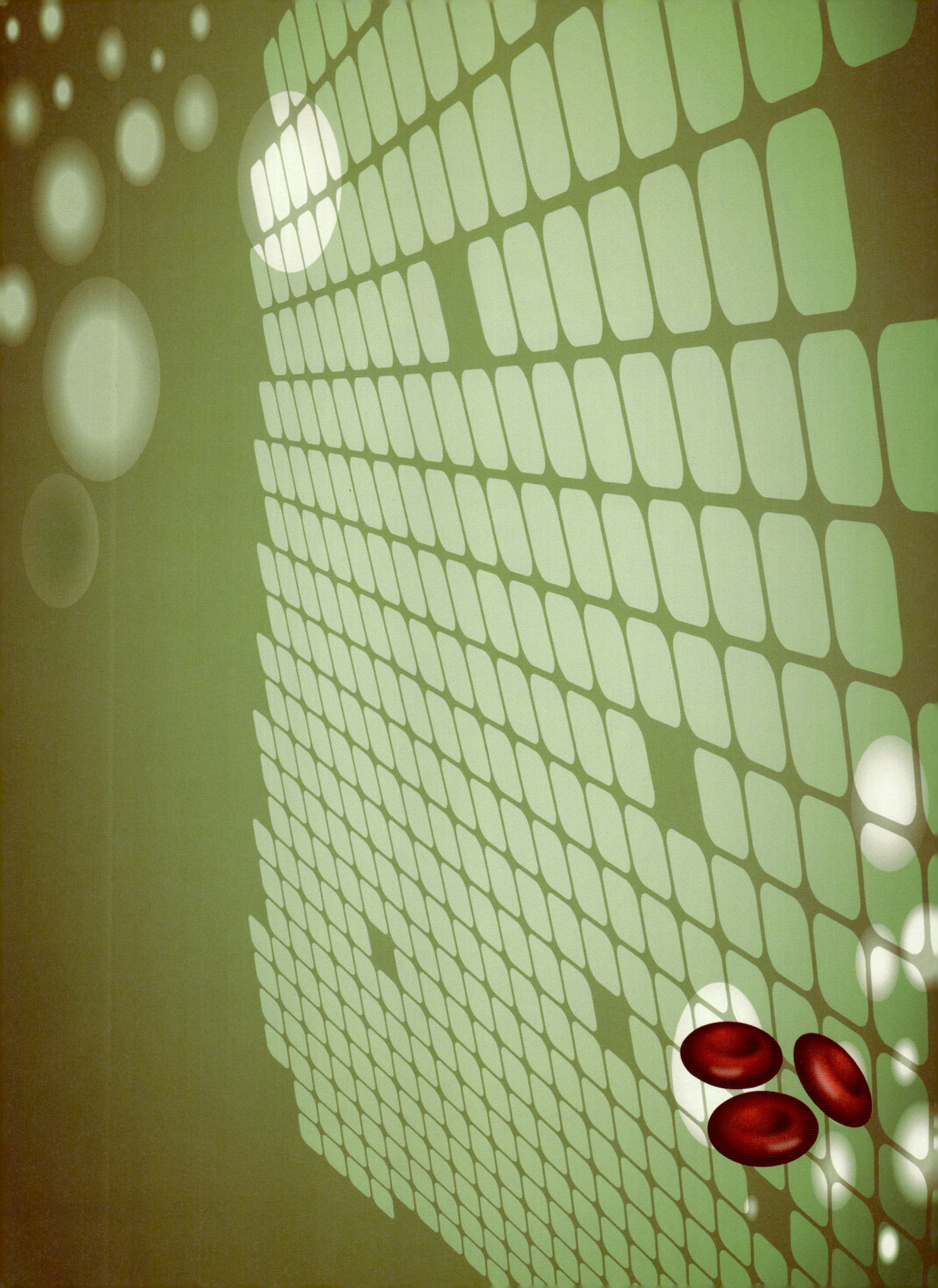

Part 2
진단검사 및 병리검사의 이해

개 요

임상병리사는 인체 내 혈액과 세포를 다루는데 있어 최고의 전문가들이다. 그러나 최고로서의 책무는 여전히 우리들의 고민일 수밖에 없다. 우리는 무엇을 배우고 행함으로써 가치를 만들어낼 것인가?

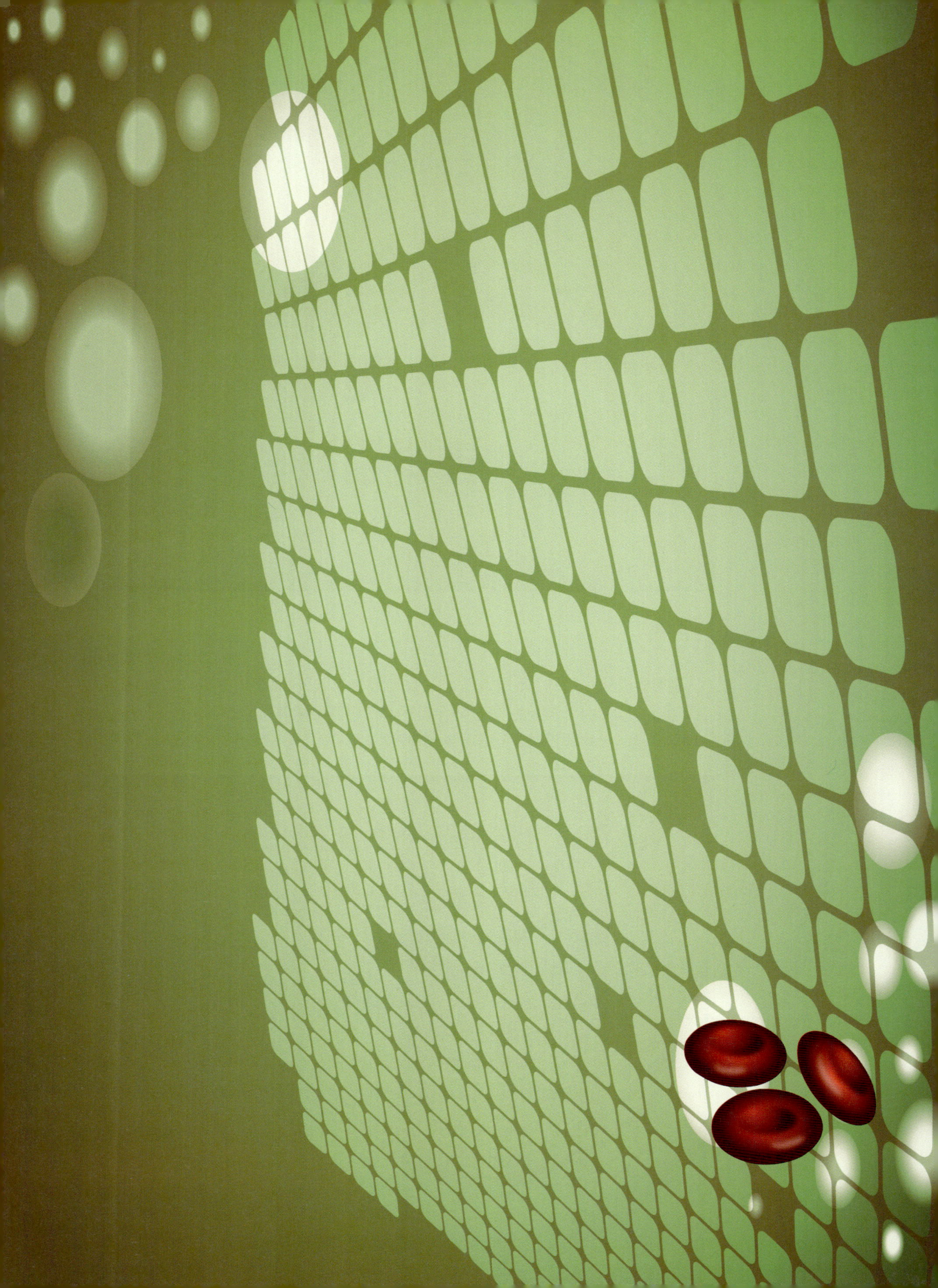

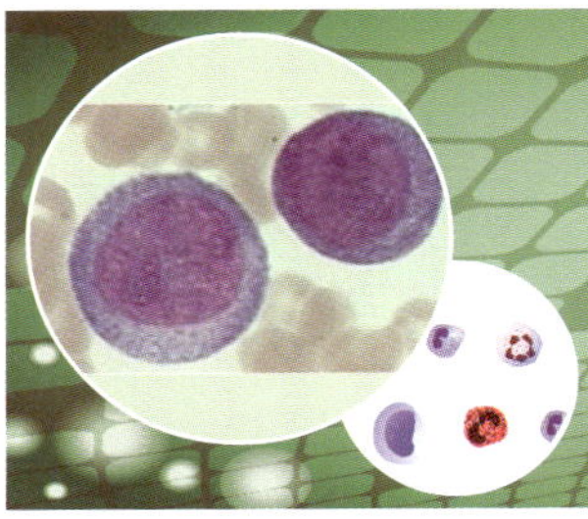

Chapter 9 혈액과 혈액검사의 유용성

학습목표

임상병리사에게 있어 혈액검사는 가장 중요한 업무이다. 따라서 혈액검사를 왜 수행하여야 하는지 이해하여야 한다. 본 장에서는 혈액검사를 하기 위한 기본적인 이유를 습득해야 함은 물론, 혈액검사에 대해 환자나 관련 전문가들이 충분히 이해될 수 있도록 혈액검사의 실시 이유와 필요성을 설명할 수 있어야 한다. 뿐만 아니라 임상병리사가 왜 최고의 혈액전문가가 되어야 하는지도 이해하여야 한다.

아메바나 짚신벌레 같은 단세포 생물은 자신이 살고 있는 주위 매질과의 확산과정을 통해 영양분을 섭취하고 노폐물을 배출한다. 그러나 사람같은 다세포동물은 수많은 세포와 조직들로 이루어진 대단히 복잡한 생명체이기 때문에 단세포 생물처럼 주위 환경과의 확산을 통해서는 모든 세포에 필요한 에너지원과 산소를 얻을 수 없다. 그렇기 때문에 이 문제를 해결하기 위해 사람을 비롯한 다세포 동물들에게는 세포에 필요한 물질을 공급하거나 대사산물을 이동시키는 조직이 필요한데 이것이 곧 혈액이다. 고등동물의 세포는 혈액으로부터 산소와 영양소를 공급받고 노폐물을 배설장소로 수송한다. 따라서 혈액은 단순한 액체가 아니라 생명을 지키고 유지하는 중요한 역할을 하는 것이다.

건강한 성인의 혈액량(약 5L)은 체중의 약 6~8%(약 60~70mL/kg)이며 매일 50mL 정도의 새로운 혈액이 골수에서 생성되며 같은 양의 묵은 혈액은 비장이나 간에서 파괴된다.

9.1 혈액의 일반적인 기능

- 영양물질의 운반

혈액은 소화기관으로부터 소화, 흡수된 물질(탄수화물, 단백질, 전해질 등)을 받아서 필요로 하는 각 조직으로 운반하는 역할을 한다. 예를 들어 포도당은 소장에서 바로 간으로 이동되어 일부는 간에 저장되고 나머지는 심장을 통해 머리, 근육 등 온 몸으로 운송된다.

- 노폐물의 운반

혈액은 요소, 젖산 등의 조직 대사과정 중에 생성된 노폐물을 신장이나 간으로 운반, 제거하는 기능을 한다.

- 기체의 운반

호흡의 주 목적은 산소를 섭취하여 필요로 하는 각 조직으로 운반하고, 조직에서 생성된 노폐물인 이산화탄소를 외부로 배출하는 것이라 할 수 있다. 이 기능의 대부분을 혈액이 맡고 있는데, 혈액의 구성 성분인 혈색소는 폐순환 중 산소와 결합하고 폐의 모세혈관을 거쳐 순환하는 도중 조직으로 이동되어 음식물의 산화나 에너지 생산과정에 필요한 산소를 공급한다. 또한 조직에서 생성된 이산화탄소는 혈액을 통해 폐로 이동한 후 외부로 배출된다

- 호르몬의 운반

뇌하수체, 갑상선, 췌장, 난소 및 고환 등과 같은 내분비기관은 신체 각 부위의 활성도에 필요한 호르몬을 합성하는데 이는 혈액을 통해 표적기관으로 운반된다

- 체액의 pH 조절

조직대사를 위한 화학반응 중에 생성된 이산화탄소나 기타 많은 물질들은 체액의 pH를 변화시킬 수 있다. 예를 들면 에너지 대사 과정에서 나오는 중간산물인 젖산, 단백질 대사과정에서 나오는 황산, 인산 등은 혈액이나 조직 속에서 pH를 낮추는 물질로 작용할 수 있다. 그러나 혈액에는 pH를 정상으로 유지시키기 위한 완충계(buffer system)가 있어서 대사과정 중의 부산물에 의한 pH의 변화를 비교적 적은 범위 내에서 조절할 수 있다.

- 체온의 조절

혈액은 순환하면서 열 생산기관으로부터 신체 말단의 각 부위까지 체열을 분포시켜 체온 조절에 관여한다.

- 감염으로부터의 방어

혈액은 외부 감염으로부터 우리 몸을 방어하는 수단으로 두 개의 기전을 가지고 있다. 그 중 하나는 백혈구, 다핵 백혈구 및 단핵세포 등과 같은 혈구가 가지는 탐식작용이고, 다른 하나는 외부단백, 박테리아 등이 혈액이나 조직 속으로 침입하면 이들에 대한 면역체를 형성하는 것이다. 면역체는 림프구에서 생성되는 감마글로불린(γ-globulin)으로 혈장 단백질의 일종이다.

- 출혈의 방지

창상 등으로 혈관이 파열되면 출혈이 일어나는데 출혈이 있으면 혈관 내에서 여러 가지 연쇄반응이 일어나 혈전을 형성하고 결과적으로 파열된 혈관을 막아 지혈이 유도된다. 혈액이 정상으로 순환하는 도중에는 혈액응고가 일어나지 않는다. 이는 순환혈액 중에는 혈액응고 방지물질인 헤파린이 활성화되어 있기 때문이다.

9.2 혈액의 조성

혈액은 크게 혈구와 액체 성분인 혈장으로 구성되어 있다. 혈구 성분은 혈액의 약 45% 정도를 차지하고 있다. 혈구들은 뼈 속에 위치하고 있는 골수의 조혈모세포로부터 적혈구, 백혈구 그리고 혈소판으로 분화되어 만들어진다. 혈액량에 대한 혈구 백분율을 hematocrit(Hct)라고 한다.

백혈구는 아래의 표에서 보는 바와 같이 과립성 백혈구(Granulocyte), 림프구(Lymphocyte), 단핵세포(Monocyte) 등으로 구분되며, 과립성 백혈구는 그 염색성에 따라 호중구(Neutrophil), 호산구(Eosinophil), 호염기구(Basophile)로 구분된다(그림 9.1).

혈장량은 전체 혈액량의 55%에 해당하며 이중 91.5%가 수분으로 이루어져 있으며 우리 몸 안에서 중요한 역할을 하는 단백 성분, 화학 물질 및 전해질 등이 함유되어 있다 (그림 9.2, 9.3).

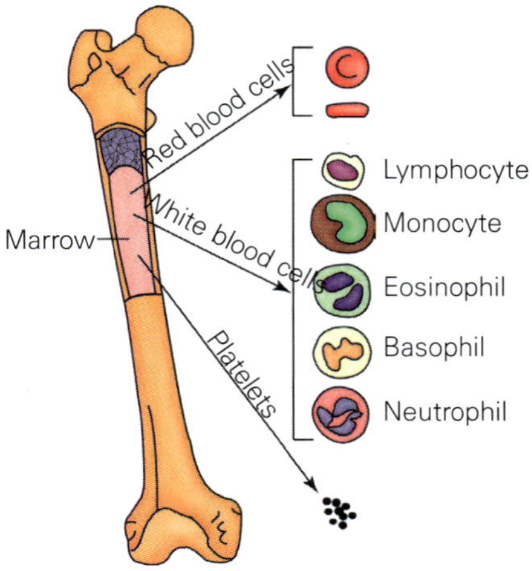

그림 9.1 골수(marrow)로부터 생산되는 적혈구(red blood cells), 혈소판(platelets)과 다섯 종류의 백혈구(white blood cells)

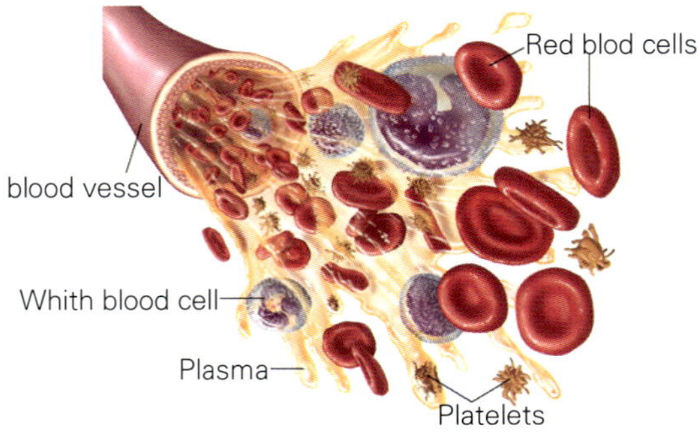

그림 9.2 혈액의 조성.

혈관 내에는 골수로부터 생산된 적혈구, 혈소판과 백혈구가 혈장을 매질로 하여 혈관을 타고 온 몸을 순환하면서 다양한 역할을 하고 있다.

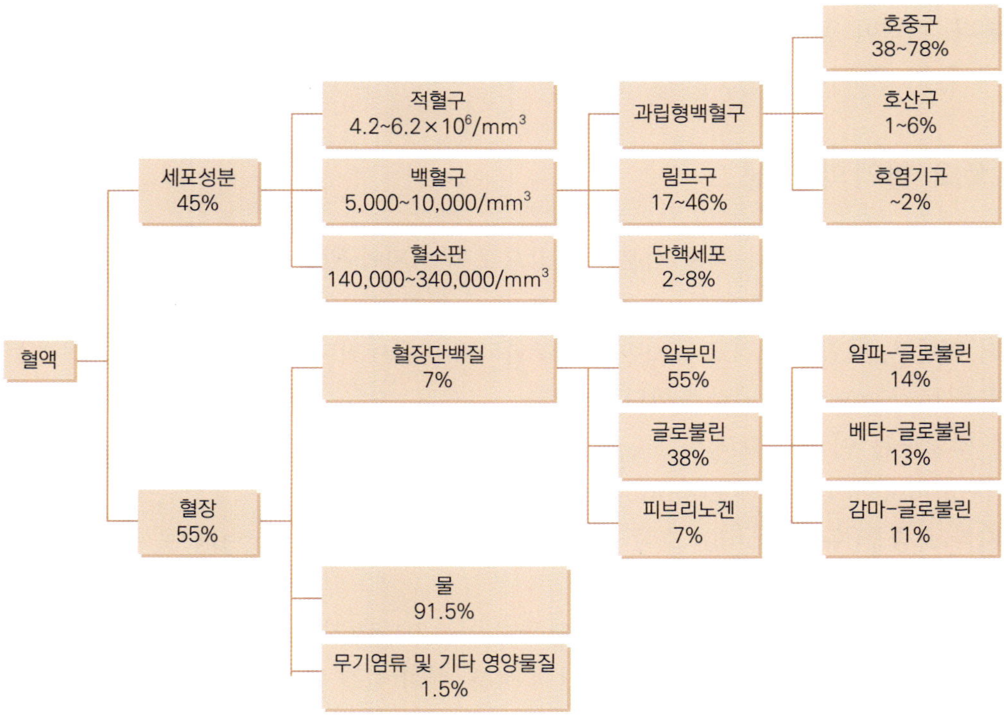

그림 9.3 혈액의 조성량 및 구성 성분

혈액이 위와 같은 역할을 하지 않는다면 인간을 포함한 대부분의 동물들이 이 세상에 존재하는 것을 상상할 수 없다. 심지어 우리를 괴롭히는 모기에서 물속의 피라미까지도 혈액은 매우 중요하다.

9.3 혈액검사의 유용성

- 우리 몸의 근간, 혈액

사람들이 사는 집에 비유하면 혈액은 집에서 사용하는 물로 비유될 수 있다. 사람이 사는 집에는 상수와 하수가 있다. 또한 집에서 사용하는 물에는 집을 따뜻하게 데우기 위하여 보일러로부터 나온 온수가 있고 식혀진 물을 다시 데우기 위하여 되돌아 가는 환수가 있다. 우리 몸에도 상수와 하수에 해당하는 혈액과 요가 있고 온수와 환수에 해당하는 동맥혈과 정맥혈이 있다고 할 수 있다.

상수와 하수 그리고 온수와 환수가 제 기능을 못하면 집에 사는 사람이 불편하듯이 우리 몸의 혈액과 요, 그리고 동맥혈과 정맥혈이 제 기능을 하지 못하면 장애나 질병이 발생한다. 다시 말해 우리 몸의 혈액 시스템에 문제가 생기면 질병에 걸리게 되는 것이다. 하수가 제대로 배출되지 않으면 우리 집이 엉망이 되듯이 혈액 내의 노폐물이 밖으로 나가지 못하면 심각한 질병이 걸리는 기전도 매우 유사하다고 이야기할 수 있다.

집안 보일러로부터 나온 온수는 심장으로부터 나온 동맥혈에 비유할 수 있다. 온수가 집안을 따뜻하게 데움으로써 집안에 거주하는 사람들을 편안하고 건강하도록 도와주고 또한 실내에 존재하는 많은 생명체와 물건들을 정상적으로 유지시켜 주듯이, 심장으로부터 나온 신선한 혈액은 우리 몸 곳곳을 돌면서 산소와 영양분을 공급하여 우리 몸을 건강하게 지켜준다. 온수가 지나가는 배관이 녹이 슬거나 막히면 제 기능을 할 수 없듯이 혈액이 지나가는 혈관이 막히면 혈액도 제대로 순환되지 못하고 아주 심각한 심장기능 장애와 혈관 질환이 발생한다.

이와 같이 물이 우리들 일상생활에서 매우 중요하고 없어서는 안될 기본 요소이듯이 혈액도 우리 몸의 기초 또는 토대가 되는 중요한 요소이다. 물론 인체 내에서 혈액이 하는 일은 매우 다양하고 복잡하여 단순히 집안에서 사용하는 물의 역할로 다 비유하여 설명할 수 없지만, 요즘 가정이나 첨단과학 분야의 공장 등에서 사용하는 물의 이용이나 관리기술이 인체를 순환하고 있는 혈액시스템과 유사해지고 있다는 것은 매우 흥미로운 일이 아닐 수 없다.

우리 몸은 약 60조 개의 세포로 이루어져 있으며, 이 세포들은 혈액이 운반하는 산소와 영양소로부터 생명활동을 하는데 필요한 에너지를 얻어 활동하고 있다. 이 에너지에 의해서 하나 하나의 세포가 살아 있게 됨으로써 결과적으로 그 집합체인 우리 몸이 살아 있게 되는 것이다. 따라서 이 근간(혈액과 혈액의 순환)을 보다 좋은 상태로 유지하는 것이 건강을 위해 꼭 필요하며 이를 평가하는 것이 건강을 지키기 위해 중요한 일이기도 하다.

9.4 혈액검사를 통한 질병의 이해

몸에서는 다양한 노폐물이 발생하는데 이것은 혈액이 운반한 산소와 영양소를 이용하여 우리 몸의 세포가 일을 한 결과로써 각 세포에서는 이산화탄소나 유산 등의 노폐물이 발생한다. 노폐물은 몸으로부터 발생한 것이지만 체내에 모이면 독이 되기 때문에 우리 몸 곳곳에서 발생한 노폐물을 신속하게 배설기관으로 보내는 것이 필요한데, 바로 이것이 혈액의 중요한 역할이다. 위에서 언급한 것처럼 노폐물의 배설이 원활하게 되지 않으면, 우리 몸에는 여러 가지 부적합 상태가 만들어지며, 이어 질병에 걸리기 쉬운 조건을 만들게 된다.

우리 몸에 문제가 생기면 혈액 내에는 아래 그림에서 설명하는 '현상' 부분에 해당되는 여러 가지 문제점이 만들어 진다.

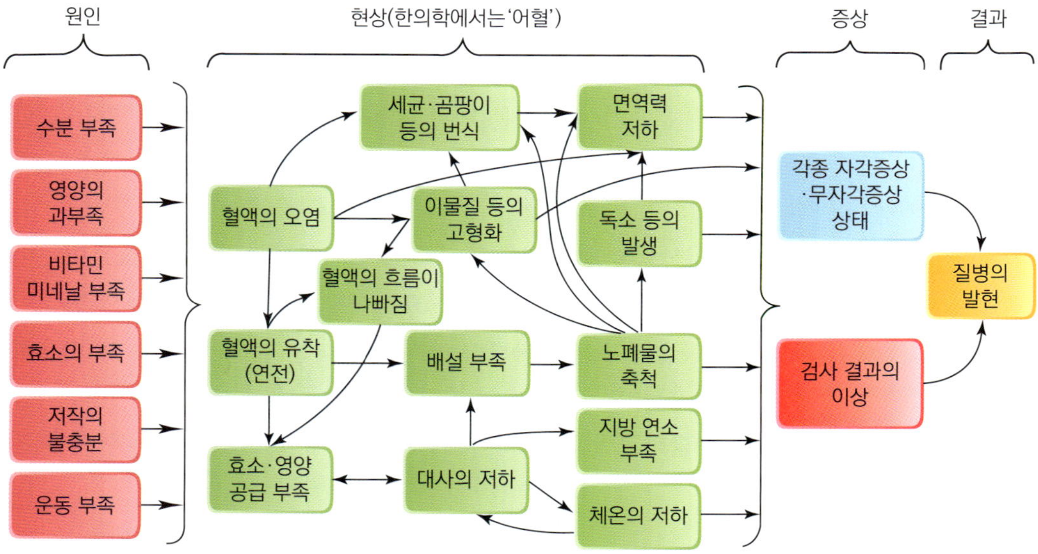

그림 9.4 질병의 원인과 현상 그리고 증상 및 결과

잘못된 생활 습관이나 식습관에 의해 우리 몸의 근간인 혈액이 오염되거나 혹은 혈액의 흐름이 막혀 산소나 영양공급을 충분히 할 수 없게 되면, 인체 각 부분의 세포에서 발생한 노폐물의 배설도 나빠져 위 그림에서와 같이 잘못된 순환이 시작된다. 이어 우리 몸의 여러 부분으로부터 질병이 의심되는 통증, 면역력 저하 등의 증상이 나타나고, 이로 인해 더 심한 질병으로 발전해 나가게 되는데, 이것을 한의학에서는 「'오혈' 혹은 '어혈'이 병의 원인이 된다」라고 말하는 것이다.

오혈(汚血)이란?

한의학에서는 피가 맑아야 건강하고 오래 살 수 있다고 한다. 피의 색깔은 원래 선홍색의 청혈(淸血)인데, 피가 병들면 혼탁한 탁혈(濁血)이 되며 이를 죽은 피라고 하는데 이를 오혈(혹은 어혈, 응혈)이라고 한다. 혈액이 오염되어 탁한 상태가 되면 건강을 위해 먹고 마시는 영양보조식품 혹은 기능성 식품류나 약 등도 우리 몸 구석구석에 있는 세포에 충분히 퍼지지 않게 되어 효과가 저하되거나 나타나지 않을 수 있으며, 또 영양보조 식품류나 기능성식품, 헬스기구류 안에는 혈액을 탁하게 하는 효과도 있기 때문에 단순히 광고문구만을 믿고 사용하는 것보다 자기 몸에 맞도록 의사나 영양 전문가들의 자문을 구하고 적절하게 사용하는 것이 중요하다고 설명하고 있다.

9.5 혈액과 혈관 이상으로 발생하는 질환

심장병, 당뇨병, 뇌경색, 심근경색, 그리고 대동맥류 등의 중대질환에서부터 고혈압, 빈혈, 자기도 모르는 사이에 진행되는 동맥경화, 그리고 각종 생활습관에 의한 병 등, 병명이나 발증 부위도 매우 다양하지만, 이런 류의 질환들이 혈액이나 혈관과 관련하여 발생하는 병이나 증상이다. 혈액과 관련하여 우리가 알지 못하는 질환들은 의외로 많다.

우리나라뿐만 아니라 선진국의 경우 사망원인 통계 1위가 암이라는 것은 다 알고 있는 사실이다. 하지만 혈액이나 혈관계 질환을 합쳐 통계를 내면 사망원인 1위가 바뀔 수 있다.

「혈액은 그 사람의 건강과 영양상태를 나타내는 거울」이라고 비유할 수 있다. 앞에서 설명한 것과 같이 혈액은 우리 몸의 구석구석에 있는 세포까지 흘러가 우리 몸을 유지하는 역할을 하기 때문이고, 이로 인해 우리 몸의 많은 정보가 혈액 중에 나타나기 때문이다. 즉, 「혈액의 상태가 전신에 영향을 주기 때문에 몸의 전신상태가 혈액에 나타난다」고 말할 수도 있는 것이다. 그렇기 때문에 질병의 진단을 위해서는 혈액검사가 꼭 필요하다고 말할 수 있다.

옛날에는 병의 대부분이 외인성(세균이나 바이러스처럼 밖에서 들어오는 것이 원인)의 원인이 대부분 이었다. 그러나 현대의 질병 특히, 사망 원인의 대부분을 차지하는 상위 질병들과 그리고 그 뒤를 잇고 있는 후보 질병들은 대부분 우리 몸 내에서 만들어 지는 내인성 질환들이다. 즉, 현대의 질병은 식사나 생활 습관에 의해서 자신의 몸 안에서 스스로 만들어 지는 것이 주요 원인이다. 그러나 혈액을 깨끗하게 유지하고, 체내 환경을 정상적으로 잘 유지할 수 있다면, 그림 9.4에서 설명한 문제의 악순환을 끊을 수 있다. 다시 설명하자면 병은 한 부분의 문제로 국한되는 것이 아니라 다른 부분의 문제들을 야기시키기도 한다는 것이다.

지금까지 설명한 내용들을 종합하여 볼 때, 우리 몸을 건강하게 유지하기 위해서는 혈액을 잘 관리하는 것이 예방 의학적 관점에서 매우 중요하다고 결론지어 이야기할 수 있을 것이다. 따라서 혈액검사는 건강관리뿐만 아니라 질병의 진단과 치료에도 유용하게 활용되는 매우 중요한 의학적 도구이다.

전세계적으로 보면 임상병리사 만큼 혈액을 많이 다루고 잘 다루어야 하는 직업군도 없다. 혈액을 잘 다루는 만큼 혈액에 대한 지식도 최고가 되어야 한다. 이를 통하여 사람에게 이로운 과학적 지식과 정보를 산출하는 최고의 전문가가 되어야 한다. 그리고 이를 실현하기 위한 여러분들의 노력은 우리뿐만 아니라 이 세상 모든 사람들에게 많은 기대와 희망을 낳게 할 것이다.

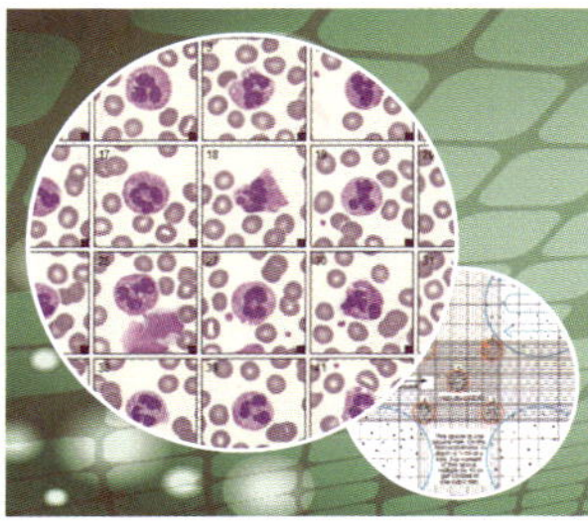

Chapter 10
혈액을 이용한 검사의 종류

학습목표

혈액검사의 필요성과 혈액으로 검사되는 항목들을 학문적 특성으로 분류하고 검사의 특징적 내용을 이해하며 그에 해당하는 세부 검사들을 알아본다.

혈액은 영양소, 노폐물과 산소의 체내 주된 운반자이며, 의사에게 환자의 건강상태를 진단하고 감시하도록 해주는 매우 중요한 도구로써 활용되고 있다. 예를 들어 여러 형태의 다양한 심장병, 간질환, 신장질환 등 다양한 질환들을 혈액검사로 찾아내고 진단할 수 있다.

혈액검사를 하기 위해서는 손가락과 발뒤꿈치를 란셋으로 천자한 후 몇 방울의 혈액을 채집하여 사용하기도 하지만 주로 주사기를 이용하여 채혈한다. 임상병리사는 주로 정맥에서 채혈한 혈액을 이용하여 검사를 수행하지만 경우에 따라서는 동맥으로부터 얻은 혈액을 이용할 수도 있다.

혈액은 다양한 질병요인을 찾아내기 위해 필요하다. 예를 들어 의사는 빈혈을 판단하기 위하여 적혈구 수와 적혈구백분율(hematocrit), 혈색소량을 등을 알아보기 위해 혈액검사를 할 수도 있고, 혹은 교통사고 환자의 혈액 내에 산소 또는 이산화탄소의 양을 평가하기 위하여 혈액검사를 할 수도 있다.

10.1 혈액검사의 필요성

위에서 언급한 것처럼 혈액검사는 동맥이나 정맥으로부터 얻은 혈액검체를 이용하여 혈액 내의 다양한 요소들을 측정하는 것이다. 그리고 대부분이 혈액 내의 다양한 요소들을 평가하기 위해 "정상" 혹은 "비정상" 상황을 설정하고 있다. 예를 들어 혈액검사는 심혈관 질환이 의심되는 사람에게 심장질환 혹은 위험 유발요소(예를 들어, 콜레스테롤, 중성지방의 농도)에 대한 정보를 줄 수 있고 심장마비를 진단하거나, 심장의 손상정도를 측정할 수 있다. 뿐만 아니라 치료를 받는 동안에 환자의 치료진행 과정을 모니터링하는 데에도 유용하게 사용된다.

혈액은 순환기계의 일부로 혈장(plasma)이라고 알려진 체액 내에 다양한 세포들을 함유하고 있다. 통상 혈장은 혈액량의 반 이상을 차지하고 있으며 혈장 내에는 많은 물질들이 용해되어 있다. 예를 들자면, 전해질(Na, K, Cl 등), 영양소, 비타민, 혈액응고인자, 호르몬, 효소, 항체 등이다.

또한 혈장 내에는 고형성분인 혈구세포가 존재하는데 혈구세포는 적혈구, 백혈구, 혈소판 세가지로 구분된다: 적혈구는 조직으로 산소를 운반하는 역할을 하며, 백혈구는 외부에서 침입한 미생물을 무력화시키는 역할을 한다. 그리고 혈소판은 혈액을 응고시키는데 있어 중요한 역할을 수행한다.

의사는 혈액분석을 통하여 아래와 같은 환자의 상태 정보를 얻을 수 있으며 이 정보들은 진료에 중요한 요소로 활용된다.

- 응고인자
- 혈구세포
- 영양소, 비타민과 미네랄
- 단백질, 당과 지방
- 화학물질
- 호르몬
- 항원(세균이나 바이러스에 대한 정보)
- 항체(항원에 대한 저항성 혹은 면역성 등의 정보)
- 혈액가스(혈액 내에 용해되어 있는 산소나 이산화탄소)
- 전해질
- 효소
- 핵산

혈액은 위에서 소개한 물질들을 우리 몸 구석구석에 보내기 때문에 위 성분들을 검사함으로써 건강뿐만 아니라, 심장, 폐, 호흡기계를 포함한 주요 조직이나 장기의 상태를 평가할 수 있다. 예를 들자면, 혈액검사는 간, 신장, 심장이 얼마나 잘 기능을 수행하는지, 세균, 바이러스에 의한 감염이나 염증이 있는지 등을 측정할 수 있다.

10.2 혈액검사의 유형과 차이점

오늘날 현대화된 병원검사실 혹은 검사수탁기관에서는 천여 가지 이상의 혈액검사가 매일 수행되고 있는데 이 천여 가지의 혈액검사는 크게 다섯 개의 범주로 나눌 수 있다.

- 혈액학 검사
- 임상화학 검사
- 미생물학 검사
- 면역혈청학 검사
- 분자유전학 검사

· 혈액학 검사의 주요 내용

혈액검사는 적혈구, 백혈구, 혈소판의 형태나 수를 측정하거나 세포의 모양(특히 성숙 정도)를 수행한다. 또한 혈액응고를 형성하는 혈액의 능력이나 응고가 일어나는 속도를 측정하는 것도 매우 중요한 검사이다.

- 백혈구, 적혈구, 혈소판의 수
- 백혈구 분류
- 세포의 모양(성숙, 미성숙 세포의 판독)
- 헤마토크리트(적혈구 백분율)
- 혈색소
- 혈액응고

· 임상화학 검사의 주요 내용

임상화학 검사는 혈액 내에서 정상적으로 발생하는 화학물질과 생화학물질의 량을 측정하는 것인데 이러한 측정결과는 정상범위 혹은 참고범위와 비교되어 혈액 내 생화학적 물질들이 적절하게 밸런스를 유지하고 있는지를 평가하는데 사용된다. 생화학검사에서는 효소, 기질, 또는 체내 대사에 이용되는 물질을 측정한다.

- 나트륨
- 콜레스테롤과 지방
- 비타민과 미네랄
- 효소
- 호르몬
- 혈액가스
- 처방약
- 마약류
- 알코올

생화학검사는 위에서 언급한 효소나 기질을 정확하게 측정하는 것뿐만 아니라 조직이나 장기가 얼마나 잘 기능을 수행하는지를 평가하는 데에도 사용된다. 예를 들자면, 혈류 안의 포도당량의 측정은 당뇨를 진단하거나 모니터링하는데 사용될 수 있으며, 얼마나 많은 량의 인슐린이 췌장에서 생산되는지를 간접적으로 반영하는 지표가 된다.

· 혈액을 이용한 미생물 검사

혈액을 검체로 미생물학적 검사를 실시하는 것은 아래와 같은 감염성 미생물의 존재를 확인하기 위한 것이다.

- 세균
- 곰팡이
- 바이러스
- 기생충

미생물학 검사를 실시할 때에는 검체도말과 배양검사가 필요한데, 검체도말은 현미경 검사를 위하여 적은 량의 혈액을 유리 슬라이드 위에 도말하고 혈액도말 슬라이드를 특수 염료로 염색하는 것이다. 혈액배양은 적은 량의 혈액을 영양배지에 넣어 몇 일 또는 몇 주간 배양하여 질병의 원인 세균을 밝히는 방법이다.

· 혈액을 이용한 면역혈청학 검사

면역혈청학 검사는 백혈구에 의해 생산되는 항체의 존재를 검출하는 검사이다. 이 검사는 특히 바이러스성 질환을 검출하는데 유용하게 활용될 수 있다. 다시 말해 혈청학 검사는 미생물에 의해 체내에 만들어진 항체를 조사함으로써 감염된 미생물을 동정하는 도구로 활용된다. 또한 최근 항체 제조기술의 발전으로 다양한 검사들이 면역화학적으로 측정되고 있다.

- 암표지자(tumor markers)
- 감염증으로 유발된 항체
- 감염증 원인 항원
- 자가면역증

· 혈액을 이용한 분자 · 유전학 검사

혈액을 이용한 분자·유전학적 검사는 크게 선천적 유전자 이상(예, 혈우병, 낫세포빈혈증 뒤센느근육위축증 등)이나 후천적 유전자 이상(암-p53, k-ras 등)에 대해 검사가 이루어지고 있다.

- 선천성 질환 혹은 염색체 이상
  - ✔ 단일 유전자 이상
  - ✔ 다중 유전자 이상
  - ✔ 염색체 이상
  - ✔ 다형성증
- 후천성 질환 혹은 염색체 이상
  - ✔ 암검사
  - ✔ 암 유발억제 혹은 촉진인자 등

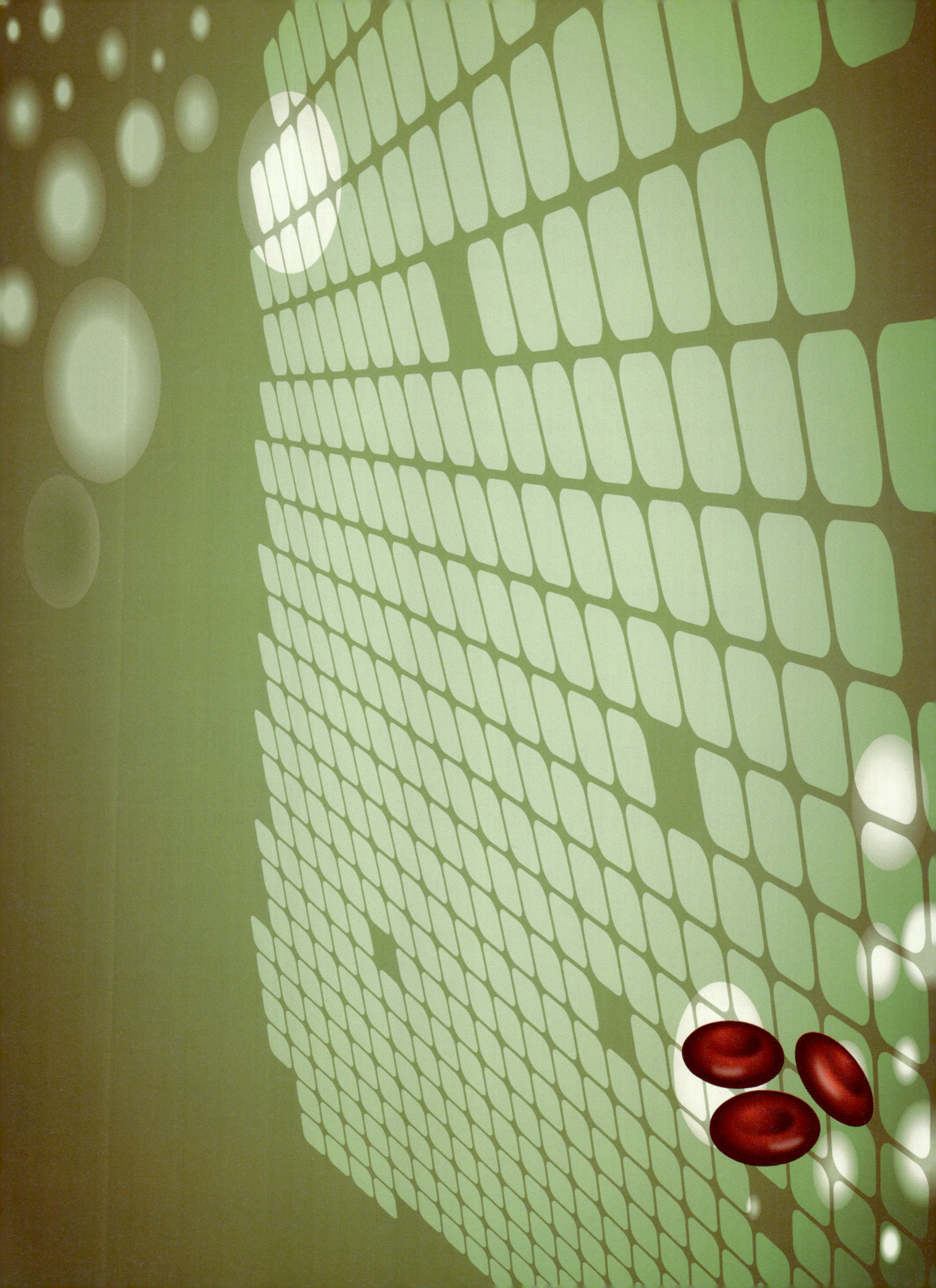

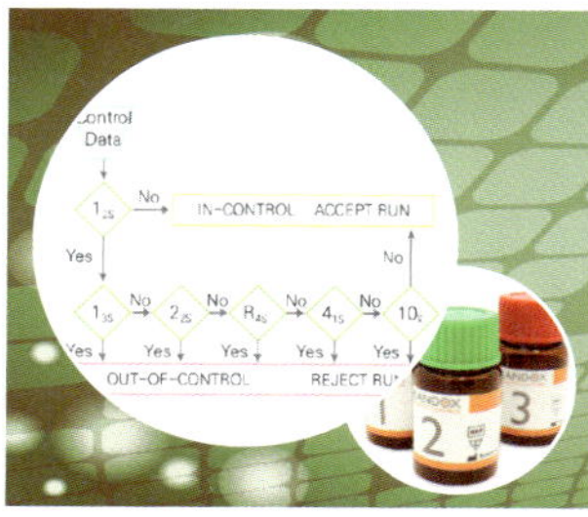

Chapter 11
질보증과 정도관리

학습목표

진단검사의 신뢰도를 유지하고 향상시키기 위해서 질보증과 정도관리는 매우 중요한 검사관리 방법이다. 이는 검사를 의뢰한 임상의사들로 하여금 확신을 가지고 진단 및 치료를 할 수 있도록 신뢰성 있는 자료를 만들고 제공하는 과정이나 노력이라고 말할 수 있다. 본 장에서는 질보증과 정도관리의 기본적인 개념을 학습하도록 한다.

11.1 어머니의 손 맛과 슈퍼마켓의 과자 맛

우리가 집에서 먹는 음식 맛은 항상 일정할까? 우리는 어머니께서 만드시는 구수한 된장찌개 맛을 고향에 맛이라고 하면서 어머니의 손맛이 들어간 된장찌개를 그리워한다. 그러나 어머니가 끓여주시는 된장찌개가 항상 똑같은 것 같아도 실상 그렇지 않은 경우가 종종 있을 수 있다. 혹 전날 어머니와 아버지가 다투셨다면 된장찌개 맛은 짜거나 기대했던 것과는 다른 맛을 내는 것을 알 수 있다.

여러분들이 가게에서 사먹는 과자가 사먹을 때마다 다른 맛이라면 즉, 당분이 너무 들어가 지나치게 달거나 혹은 소금이 너무 들어가 짜거나 덜 들어가 싱겁다면 그 과자를 사먹는 사람들이 그 과자를 만든 회사를 신뢰하지 않을 것이다. 우리가 가게에서 사먹는 과자 맛은 거의 일정하다. 그 이유는 과자를 생산하는 과정 중 당분량과 소금량 그리고 맛을 내는 재료나 첨가제들을 일정하게 투여하는 과정이 정확하게 관리되고 있기 때문인데 이 과정을 품질관리라고 부른다. 공장에서는 품질관리 체계를 이용하여 불량제품을 찾아내거나 오류의 원인을 찾아 불량율을 줄이는데 사용할 수 있는 정보를 수집, 분석한다.

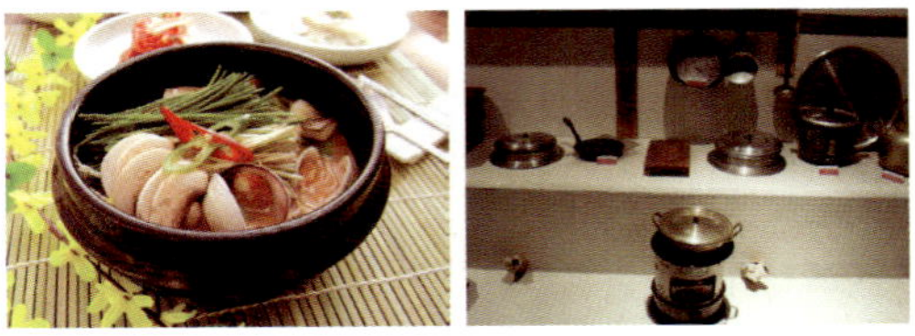

그림 11.1 어머니가 끓여 주시는 맛있는 된장찌개와 부엌.

어머니의 손 맛은 항상 일정할 것 같지만 재료나 조미료 량, 부엌의 조리기구, 어머니의 컨디션 등에 의해 맛이 약간씩 변한다.

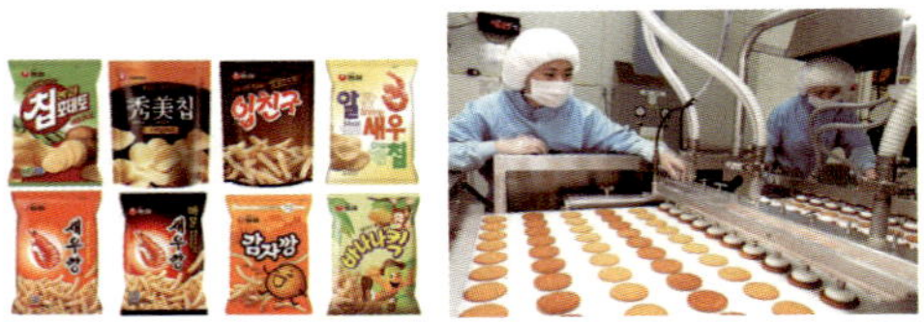

그림 11.2 아이들이 좋아하는 과자류.

일년 내내 거의 일정한 맛을 유지한다. 그 이유는 체계적인 관리를 통하여 원료나 첨가제 량을 엄격하게 관리하고 있기 때문이다. 대량생산을 하는 경우에는 제품의 불량을 방지하기 위해 품질관리가 절대적으로 필요하다.

어머니는 뛰어난 솜씨로 된장찌개를 만드시지만 공장에서 제품을 생산하듯 항상 일정한 맛을 내는 관리체계를 가지고 있지는 않기 때문에 경우에 따라 찌개 맛이 변할 수 있다는 것이다.

11.2 진단검사와 정도관리

진단검사에도 품질관리 체계가 필요하다. 우리는 이 품질관리 체계를 '정도관리(quality control, QC)'라고 부르고 있다. 왜냐하면 우리는 제품을 생산하는 것이 아니고 데이터를 산출하기 때문에 우리들의 언어 정서상 품질관리라는 용어가 우리에게 부적합하다고 생각하기 때문이다.

사실 품질관리 활동은 1927년경부터 미국 벨 전화연구소(Bell Telephone Lab.)의 Walter a. Shewhart(1891-1967)에서 시작되었는데, 제품의 품질특성에 변동이 많다는 것에 착안하여 통계학의 원리를 도입한 관리도(control chart)를 고안하고, 이를 생산현장에 응용했던 것이 과학적 품질관리의 시작이다. 이후 정도관리 개념은 계속 발전하여 종합품질관리(Total Quality Management, TQM)까지 확장되었고 기업 활동의 전반적인 부분의 품질을 높여 고객만족을 달성하기 위한 경영방식으로 활용되게 되었다. 기존의 품질관리는 주로 제품과 서비스에 대한 관리였으나, TQM(total quality management)에서는 조직 및 업무의 관리에도 중점을 두어 구성원 모두가 품질향상을 위해 노력하여야 한다는 쪽으로 관리체계가 확장되었다. 기업들은 이를 통하여 제품 및 서비스 생산과정 개선, 지속적인 직원교육, 바람직한 기업문화 창출, 미래 경영환경 대비, 신기술 개발 등을 통해 경쟁력을 높이고 장기적인 성장을 도모할 수 있게 되었다.

임상병리사가 월등한 경력으로 검사 데이터를 만든다 하더라도 전과정이 완벽하게 관리되고 있지 않다면 큰 문제가 될 수 있다. 조금 짠 과자나 싱거운 찌개를 먹었다고 문제가 발생하지는 않지만 임상병리사가 만든 데이터가 만일 잘못되었다면 환자에게 매우 심각한 상황을 유발시킬 수 있기 때문에 임상병리사의 검사과정은 엄격한 관리체계 하에 잘 통제되어야 한다. 분석능력이 뛰어난 임상병리사도 중요하지만 엄격한 데이터 관리체계를 유지시키는 능력이 더 중요하다는 것이다. 이 관리체계를 '질보증'이라고 한다. 현재는 TQM이 대부분의 진단검사실 도입되어 검사의 질 향상에 절대적인 영향을 끼치고 있다. 다음은 진단검사실에서 수행되고 있는 정도관리의 목적과 기본적 개념을 간략히 설명한 것이다.

· 진단검사에서 정도관리란?

진단검사에서 정도관리란 위에서 설명한 것처럼 검사결과의 신뢰도를 향상시키기 위해 실시되는 관리체계이다. 이는 검사를 의뢰한 임상의사들로 하여금 확신을 가지고 진단 및 치료를 할 수 있도록 신뢰성 있는 자료를 만들고 제공하는 과정이나 노력이라고 말할 수 있다.

· 정도관리의 목적: 신뢰성 있는 검사정보를 제공하는 것

1) 검사의 정밀도, 정확도 유지
2) 분석결과 이상 조기 감지 및 원인 제거
3) 기구 및 장비의 검사 수행능력 추적
4) 검사방법 및 장비의 비교분석
5) 임상병리사의 분석능력에 대한 지침 제공

· 정도관리를 통하여 얻는 것들

첫째, 검사에서 나타나는 오차의 종류와 크기를 알 수 있다.
둘째, 오차의 허용범위를 만들 수 있다.
셋째, 오차의 원인을 파악하여 오차 원인을 제거할 수 있다.
넷째, 현재 상태에서 오차제거가 불가능하면 한 차원 높은 기술을 도입하기 위한 자료로 활용될 수 있다.
다섯째, 신뢰도를 높이기 위한 기술적인 노력을 지속적으로 하게 된다.

· 위에서 언급한 오차란?

분석오차(analytical error)는 정확도를 평가할 수 있는 계통오차(systematic error)와 정밀도를 평가할 수 있는 우연오차(random error)로 나눌 수 있다.

계통오차는 일정한 방향으로 나타나는 오차를 말하는데 평균치로부터 마이너스나 플러스 방향으로 측정치들이 몰리는 것을 말한다. 이런 오류는 개인적인 습관, 각 측정기기의 계통적 부정확, 시약의 불량, 측정환경의 부적합, 측정법 자체의 특성 등에 의해 나타난다.

우연오차는 분석기, 시약, 전압 등의 불안정성과 사무적 실수, 검사자의 우연한 실수로 나타난다. 어떤 측정법에 있어서 계통적 오차를 일으키는 원인을 다 제거한 후 비로서 설명될 수 있는 오차라 할 수 있다. 우연오차도 허용오차 범위 내에 포함되어야 하며, 만일 범위를 벗어난 우연오차가 발생된다면 그 측정법은 검사에 적용할 수가 없다.

11.3 현장에서 실행되고 있는 실제 정도관리 기법

실제로 현장에서 실행되고 있는 대표적인 정도관리 기법으로는 Levy-Jennings chart와 Westgard multi-rule이 있다.

Levy-Jennings chart를 만들기 위해서는 기기운영자가 매일 QC를 적절하게 수행하고 검토하여야 한다. QC를 하기 위해서는 매일 정도관리 물질을 환자검체와 함께 분석한다. 정도관리 물질은 정확도 평가를 위해 정해진 범위가 있으며 보통 낮은 농도(혹은 정상 농도)와 높은 농도 두 가지를 사용한다. 정도관리 물질을 이용하여 측정한 값이 나오면 그래프 위에 plot하게 되는데 이 그래프가 Levy-Jennings chart가 된다.

QC 결과가 control 범위를 벗어난 경우에는 결과가 보고되지 않도록 조치하여야 한다. 또한 분석데이터 관리자는 매주 정밀도 검증과 QC 결과의 편중현상 및 트렌드 현상을 점검하고 필요한 조치를 취하여야 한다. 위와 같은 결과의 검증은 대부분 위에서 설명한 Levy-Jennings chart를 이용하여 검토할 수 있다(그림 11.3).

Levy-Jennings chart는 x축에 날짜를 plot하고 y축에는 QC결과가 나타나도록 plot한다. Levy-Jennings chart에 평균치 선을 긋고 아래, 위로 1s, 2s선을 긋는다. QC 결과를 매일 plot하며 plot된 결과들을 관찰함으로써 분석결과의 오류나 문제점을 파악할 수 있다. 만일 결과가 평균값 위아래로 움직이면 정밀도에 문제가 있음을 알 수 있다. 그러나 만일 결과가 한 방향으로 서서히 움직이는 편중현상이 나타나면 시약이나 control의 lot번호 변경을 원인으로 생각할 수 있다.

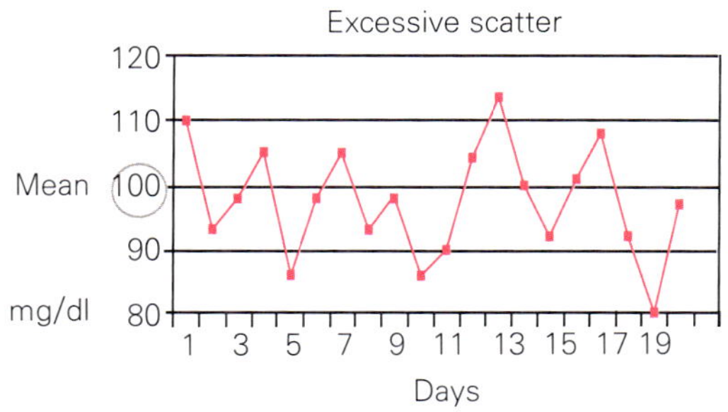

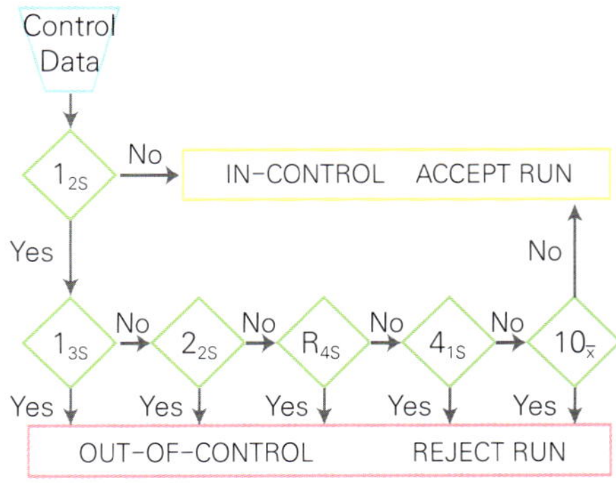

그림 11.3 Levy-Jennings chart(좌)와 Westgard multi-rule chart(우)

이 외에 Westgard와 그의 동료들이 검사결과의 허용 여부를 결정하는데 도움이 되는 많은 정도관리 규칙을 개발하였는데, 현재 Westgard multi-rule이 가장 일반적으로 활용되고 있다. 이 방법은 Levy-Jennings chart를 좀 더 업그레이드시킨 정도관리 기법으로 대량분석을 하는 검사실에서 매우 효과적으로 사용되고 있다(그림 11.3).

11.4 질보증과 정도관리의 단계별 요소

검사가 의뢰된 그 순간부터 세세한 주의를 기울이지 않으면 검사실 결과의 질에 중요한 문제가 발생할 수 있다. 환자의 검체를 분석에 적합하도록 취급하는 분석 전 과정에서부터 실제 분석과정, 결과계산, 결과보고의 분석 후 단계까지 진단검사실의 업무지침서에 의해 엄격히 관리되어야 할 질보증(Q.A) 프로그램과 정도관리 과정(Q.C)의 단계별 요소는 아래와 같이 세 부분으로 나눌 수 있다.

I. 분석 전 단계 : 검사 질향상의 시작

검사가 의뢰된 순간부터 검사의 질에 영향을 미치는 문제들이 발생할 수 있는데 다음과 같은 과정들이 포함될 수 있다.

- 검사의뢰 과정
- 검체채취 과정
- 검사실로의 운반
- 검체취급과 저장
- 환자정보의 정확성

근래에 들어서는 검체채취와 검사요구 시 자동오더시스템의 사용으로 에러가 최소화되고 있다. 또한 잘 구성되어 있는 컴퓨터 프로그램으로 검사오더를 빠르게 입력할 수 있을 뿐 아니라 오류를 최소화시키고 있다.

II. 분석 단계 : 최대한 주의를 기울여야 하는 과정

검체 분석 시 검사실에는 질보증 과정(Q.A)과 관련하여 아래와 같은 지침이 있어야 하며 또한 모니터링이 가능하여야 한다.

- 기기 정비와 운용
- 검사 시약
- 공급부품
- 직원의 능력
- 검사수행 과정
- 이 외의 검사실 활동

현재는 대부분의 검사과정이 자동화 되어있어 사람의 실수를 최소화하고 있다. 많은 검사들이 자동화 기기를 이용하여 분석되고 있으며, 대부분의 장비들은 오작동을 감지하기 위해 내부에 컴퓨터 점검시스템이 구축되어 있다. 또한 일부 검사실에서는 외부 점검시스템을 이용하여 매우 미세하고 사용자 조치가 곤란한 고도의 오류를 점검하고 수리하는 컴퓨터 시스템이 온라인으로 작동하고 있다.

III. 분석 후 단계 : 검사의 질을 관리하고 기록하는 과정

검사결과는 검사의뢰자들이 쉽게 이용할 수 있도록 만들어져야 하며, 또한 작업의 질(work quality)을 평가하기 위하여 아래와 같은 내용들이 지속적으로 모니터링 되어야 한다.

- 정확하게 의뢰자에게 보고되었는지
- 보고 시간의 정확성
- 참고치의 적절성
- 위험 한계치를 초과한 결과의 즉각적인 통보 등

위와 같은 과정들 역시 자동화 및 컴퓨터시스템으로 구축되어 있어 결과보고 시 오류를 최소화하고 있으며, 현재는 대부분 전자보고서 양식으로 의사 혹은 검사의뢰자에게 결과를 전달하고 있다.

11.5 정도관리 평가를 위한 기초 개념

- 정확도(Accuracy)

환자가 가지고 있는 정상 또는 병적인 상태를 정확히 반영할 수 있는 검사결과를 만들어 낼 수 있는 분석능력을 나타내는 것이다. 다시 말해 기대값에 얼마만큼 근접하는지를 판단하는 척도이다.

- 정밀도(Precision)

동일 검체를 반복 검사했을 경우에 늘 같은 결과가 나오는지를 평가하는 것이다. 즉 2개 이상의 측정치에 대한 재현성을 평가하는 척도로 사용된다.

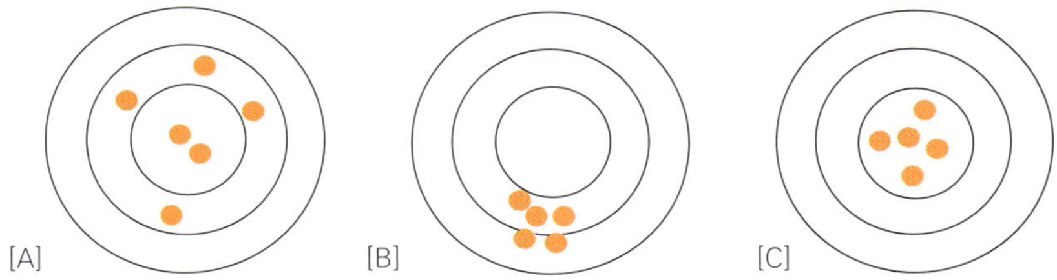

그림 11.4 Target에 나타난 화살표식을 이용한 정확도와 정밀도의 설명.

[A]는 훈련이 잘 안된 화살을 못 쏘는 사람인데 보여지는 것처럼 정확도와 정밀도가 낮다고 할 수 있다. [B]는 화살자국이 정 가운데에 위치하지는 않지만 화살자국이 모여 있음을 알 수 있다 이런 경우는 궁사의 자세를 교정하거나 활의 조건을 조정하면 정 가운데로 화살을 쏠 수 있다. 이 경우는 정밀도는 훌륭하나 정확도는 좋지 않다고 표현한다. [C]는 정확도와 정밀도가 모두 우수한 경우이다. 즉 훈련이 매우 잘된 궁사라 할 수 있다. 우리가 수행하는 분석결과는 [C]처럼 정확도와 정밀도가 우수하여야 한다.

- 평균(Mean)

각각의 결과의 합을 검사횟수로 나눈 값.

- 표준편차(Standard Deviation, SD, s)

측정값이 평균값을 중심으로 분포한 정도를 말한다. 표준편차는 1SD, 2SD, 3SD로 구획을 정하는데 전체 측정치 중 68.3%가 1SD 범위 내에, 95.5%가 2SD 범위 내에 그리고 99.7%가 3SD 범위 내에 들어오게 된다는 것이다(그림 11.5).

$$s = \sqrt{\frac{\sum(x - \bar{x})^2}{n - 1}}$$

- 변이계수(Coefficient of variation, CV)

측정값에 대한 정밀도의 좋고 나쁨을 평가하는데 유용하게 사용된다.

$$CV(\%) = 100 \times \frac{SD}{Mean}$$

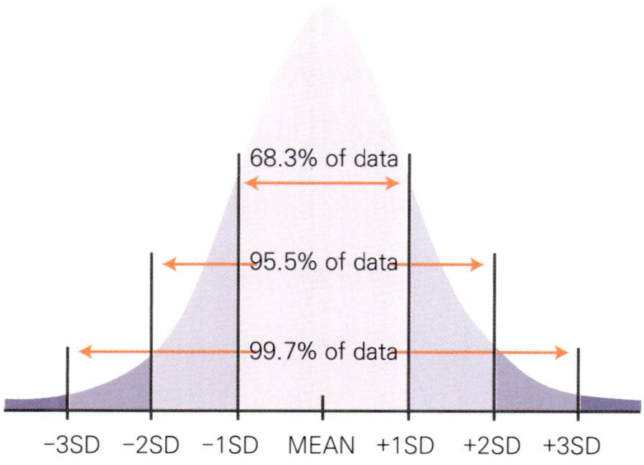

그림 11.5 정규분포에서의 ±1SD(68.3%), ±2SD(95.5%), ±3SD(99.7%) 범위.

분석하고자 하는 데이터들을 평균을 구한 후 표준편차를 구하면 분석하고자 한 데이터들의 68.3%가 1SD 범위에 들어오게 되고, SD를 2배로 확장하면 분석하고자 했던 데이터들의 95.5%가 2SD 범위 안에 위치한다는 의미이다.

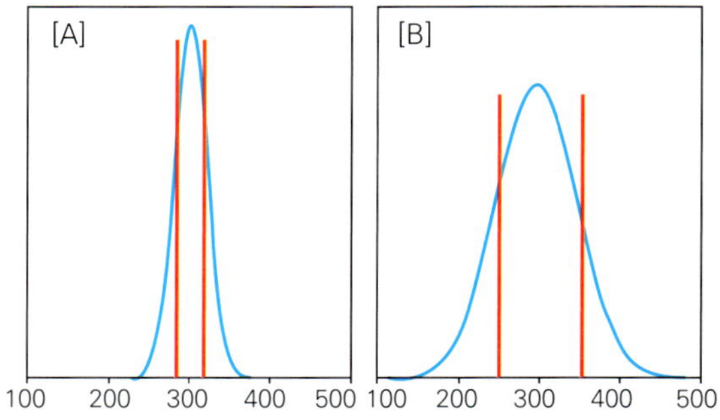

그림 11.6 분석데이터들의 변이계수가 낮은 경우 [A]와 높은 경우[B].

변이계수가 낮다는 것은 분석데이터의 정밀도 또는 재현성이 좋다는 것을 의미한다. 즉 반복측정 시 데이터 값의 변동이 적다는 것을 말한다.

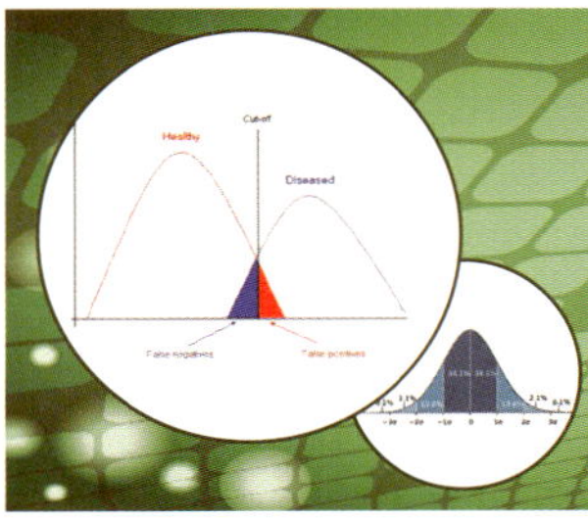

Chapter 12 진단검사에서의 참고치 및 의의

학습목표

진단검사에 있어 결과의 해석은 임의적 판단이 아니라 고도의 객관적이며 통계적인 판단이다. 이 판단의 근거로 제시되는 것이 참고범위이다. 본 장에서는 참고범위와 유사하게 사용되고 있는 용어들을 알아보고 참고범위 설정 시 고려요소와 환자에게 적용 시 주의점들을 학습한다.

12.1 정상치 또는 참고범위의 의미

“검사결과가 참고범위를 벗어났군요.”라고 주치의가 검사결과가 적힌 기록지를 보며 이야기하는 것은 어떤 의미일까? 이 말을 들으면 대부분의 평범한 사람들은 정말 아픈 것처럼 심장이 두근거리고 심지어는 두려움을 느끼기도 한다. “참고범위에서 벗어났다”라는 이 말은 무슨 의미일까? 환자가 정말 걱정할만한 질병을 갖게 된 걸까? 물론 그럴 수도 있지만, 인체의 생리학적 특성과 진단검사의 본질적 특성을 감안하여 생각하면 검사결과가 정상치를 벗어났다는 것은 추가적인 검사 혹은 다른 의학적 검사가 더 필요하다는 신호로 이해하면 크게 무리가 없을 것이다. 진단검사의 결과는 많은 의학적인 데이터 중의 하나로 다른 검사나 임상적 증상 등과 조합하여 환자의 상태를 평가하는데 활용되어야 한다.

진단검사에 대한 정상치 중 혈당치를 예를 들어 설명하면 혈당치는 70~110mg/dL 사이가 정상이다. 혈당은 가정에서 사용하는 혈당측정기를 이용하여 측정할 수도 있지만 진단검사실에서 생화학분석기로 측정할 수도 있다. 엄격한 측정을 위하여 환자가 12시간 이상을 금식하였을 경우 정상인의 경우 70~110mg/dL 사이의 결과 값을 얻을 수 있다. 그러나 금식조건을 정확히 지키지 않았거나 또는 식후에 얼마 되지 않아 측정하는 경우에는 정상인도 혈당치가 정상범위를 벗어나게 된다. 즉 식후 2시간 혈당치가 140까지 높게 올라가는 것은 정상이라 할 수 있다.

혈당치 예에서 보듯이 의학적인 관찰은 주어진 정황을 잘 고려하여 판단하여야 한다는 것이다. 만약 사전 정황에 대한 고려없이 환자를 모니터링하거나 검사결과를 적용하려고 한다면 큰 의미를 두기는 어려울 것이다. 환자가 정상인지 아닌지 알기 위해 의사는 많은 사람들의 정상 혈당범위를 알고 있어야 하고 환자가 혈당을 측정하기 전에 어떤 조건이었는지 알고 있어야 한다. 임상병리사 역시 정확한 혈당검사를 위해 환자의 조건을 명확히 물어야 하며 검사에 영향을 줄 수 있는 조건 등을 파악하고 환자를 교육하는 것이 필요하다.

진단검사 결과를 판단할 때 해당 검사의 "참고치"와 환자의 검사결과를 비교하는 것이 중요한데 이 때 참고치를 통상 '정상범위'라고도 부른다. 그러나 오늘날에는 '참고치'라는 용어를 더 일반적으로 사용하고 있고 '참고치'는 종종 '참고범위'라는 용어로 사용되기도 한다.

12.2 참고범위의 설정

감염질환과 같은 검사들은 간단히 '양성' 또는 '음성'이라고 보고한다. 'AIDS 진단을 위해 면역학적 검사결과는?' 즉 '감염을 일으킨 바이러스에 대한 항체 혹은 항원이 존재하는가?' 등이 그 예이다. 이런 형식의 보고도 상당히 많지만 현재 일반적인 진단검사에서는 검사의 결과가 단위와 함께 수치(값)로 주어지고 있다. 예를 들어, 총단백질의 검사결과가 7.1g/dL로 측정되었고 참고범위가 6.4~8.3 g/dL라면 검사결과는 "정상범위"에 든 것이다.

'그럼 참고범위는 어떻게 만들어질까?'라는 질문에 답은 간단하다. 많은 건강한 사람들의 검사결과를 모은 후 건강한 사람들 간에 보여지는 유의한 차이를 통계적으로 계산한 후 정할 수 있다. 즉 이 범위를 '정상'이라고 할 수 있다.

참고범위를 결정하는 과정을 좀 더 세밀히 설명하자면, 첫 번째 단계는 주어진 참고치를 정의하는 것이다. 예를 들어 '20대에서 30대 사이의 건강한 여자'와 같이 말이다. 이러한 범주 내에 있는 많은 사람들의 혈액 검체를 이용하여 분석을 실시하고, 이 때 나온 결과들을 평균을 내고 ±2SD 범위(mean±2SD)를 계산해 내면 이 범위가 참고범위로 정립되는 것이다.

지금은 '참고범위'라는 용어가 '정상범위'라는 용어보다 더 일반적으로 사용된다. 그 이유는 참고범위에서는 활용범주를 명확히 정의할 수 있기 때문이다. 만일 다른 범주의 검사가 이루어졌다면 그 그룹을 대표할 수 있는 범주를 찾아내어 '정상범위'를 설정하고 활용하여야 한다. 예를 들어, 임신이 되면 인체 내의 생화학적 변화가 일어나므로 임산부는 그에 맞은 참고범위에 따라 검사결과를 적용하고 판단하여야 한다.

12.3 나이와 성별에 따른 영향

위에서 설명한 것처럼 많은 검사가 단 하나의 참고범위를 가지고 모든 사람에 적용하는 것은 아니다. 왜냐하면 진단검사는 주어진 많은 정황만큼이나 환자의 나이와 성별의 영향을 받기 때문이다.

Alkaline phosphatase는 뼈를 만드는 세포에서 찾을 수 있는 효소이다. 인체 내에서 alkaline phosphatase의 농도가 진해진다는 것은 새로운 뼈 생성 세포들이 증가하는 것을 의미한다. 어린이나 성장기에 높은 alkaline phosphatase 수치는 정상일 뿐만 아니라 건강한 뼈가 자라고 있다는 것을 보여주는 것이다. 그러나 똑같이 높은 수치가 어른들에게서 나타났다면 그것은 골다공증, 암과 같이 뼈 재생이 중지되는 병이거나 다른 상태를 나타내는 것일 수도 있다. 나이에 따라 일부 검사들의 체내 농도가 유의하게 변화하기 때문에 일반적으로 사용하는 일부 참고범위는 어린이나 청소년의 체내 정상 농도를 포함하지 않을 수 있다. 따라서 다양한 그룹의 사람들을 검사하여 얻은 결과들을 나이 그룹에 따라 분류하고 각각의 범주에 맞는 참고범위를 설정할 필요가 있다. 예를 들어 헤모글로빈(hemoglobin, Hgb)과 헤마토크릿(hematocrit, Hct)은 나이가 듦에 따라 감소한다.

환자의 성별은 많은 검사에서 중요한 요소가 된다. 크레아티닌(creatinine)은 근육 활동에 따라 자연적으로 생산되는데 혈액으로부터 신장으로 유입된 후 제거된다. 크레아티닌은 사람의 신장기능이 제대로 작동하고 있는지 확인하기 위한 척도로 사용되는데 남자들은 여자들보다 더 많은 근육을 가지고 있기 때문에 남자들의 참고범위는 여자들보다 더 높다. Creatine kinase(CK)는 CK-BB, CK-MB, CK-MM 이라는 3개의 isoenzyme이 있다. Creatine kinase는 근육이 손상되었을 때 혈류로 방출되는데 특히, 심장근육이 손상을 입었을 때에는 CK-MB라는 분자의 수치가 높게 나타난다. 그렇기 때문에 이 효소를 심장발작의 표지체로 사용하는 것이다. CK수치는 근육의 양이 더 많은 남자에서 더 높게 나타나는 경향이 있다. 따라서 나이가 많은 여성들의 경우

처음 CK-MB 검사를 할 때에 수치가 낮게 나타날 수 있는데 이로 인해 심장발작이 아니라고 여겨져 그냥 지나치는 경우가 종종 있을 수 있다. 다른 예로 월경을 통한 출혈은 헤모글로빈과 헤마토크릿 수치의 저하를 초래한다. 이 외에도 나이와 성별에 따라 달라지는 참고범위가 상당수 있으므로 결과 판독에 주의를 기울여야 한다.

12.4 검사 결과에 영향을 미치는 다른 요소들

검사실에서는 일반적으로 환자의 나이와 성별을 고려한 참고범위를 검사결과와 함께 보고한다. 그리고 이외에도 의사는 환자의 의학적 또는 약물치료를 포함한 특별한 개인적 정보에 기초하여 결과를 해석하는 것이 필요하다. 왜냐하면 환자가 섭취한 카페인, 담배, 알코올, 비타민 C, 먹은 음식 종류, 스트레스나 걱정, 임신 등 추가적 요인들이 환자의 검사결과에 영향을 줄 수 있기 때문이다. 심지어는 최근에 한 심한 운동도 검사 결과에 영향을 줄 수 있고, 채혈을 할 때의 환자의 자세에도 영향을 받는 검사도 있다. 예를 들어 알부민과 칼슘은 누웠다가 일어날 때 그 수치가 올라갈 수 있다. 직업, 고도나 바다로부터의 거리와 같은 외부적인 요인들도 결과에 영향을 미치는 것으로 알려져 있다. 규칙적인 운동도 영향을 줄 수 있는데 특히 CK, AST, LDH의 수치가 올라가는 것으로 알려져 있다. 또한 테스토스테론(testosterone), 황체형성호르몬(luteinizing hormone, LH), 혈소판은 장거리 뛰기나 역기와 같은 강한 운동을 하는 사람들에게서 증가한다고 알려져 있다.

병원을 내원한 환자는 아침 첫 뇨가 검사에 사용된다던가, 12시간 이상 금식을 하고 채혈을 해야 한다던가 하는 검사 전 준비에 대해 의사나 임상병리사의 지시를 따르는 것이 매우 중요하다. 검사결과에 영향을 미칠 수 있는 채혈 전 조건들을 환자가 잘 지키게 함으로써 검사결과의 신뢰성은 물론, 의사가 매우 정확한 판단을 할 수 있도록 하여야 한다.

12.5 정상일 때에는 걱정할 필요가 없다(?).

대부분에 사람들이 검사 결과가 정상범위 내에 있으면 걱정하지 않는다. 반대로 '참고범위'라고 불리는 상·하 경계치보다 더 위에 있거나 낮을 경우 염려하는 것은 당연한 것이다. 그러나 검사결과가 정상범위 내에 있다고 해서 반드시 건강상태가 좋고, 정상범위 밖에 있다고 해서 건강에 문제가 있다고 단정적으로 판단할 수는 없다. 비록 검사결과가 참고범위 내에 있더라도 임상적인 증상에 변화가 있다면 의사는 그 검사결과의 변화에 주의를 기울일 것이다. 또한 검사결과가 참고범위 밖에 있더라도 건강상 문제를 일으키지 않는 경우도 있다. 그 만큼 인체 내에서 일어나는 변화는 개인에 따라 매우 다양하고 설명하기 어려운 경우들이 상당수 존재한다.

12.6 그렇다면 검사결과가 참고범위를 벗어났다는 것은 무엇을 뜻하는 것일까?

검사결과가 참고범위를 벗어났다는 것은 일반적으로 몸에 이상 징후가 있다는 것을 의미한다. 그러나 몸 상태가 건강한데도 불구하고 검사결과가 참고범위를 벗어나는 경우가 있을 수 있는데, 거기에는 아래와 같은 몇 가지 이유가 있다.

1) 확률적 변동성

확률적으로 보았을 때 동일한 검체를 여러번 반복 검사하였을 경우 20번 중에 한 번(5%)은 설정된 범위 밖으로 나갈 수 있다. 다시 말해 동일 검체를 20번 검사하면 한 번의 결과가 19번 시행한 결과들과 다르게 나올 수 있다는 것이다. 이것은 의사가 20번의 검사를 환자를 대상으로 시행하였을 때, 환자가 건강함에도 불구하고 어떤 하나의 결과가 정상범위 밖으로 벗어날 수 있다는 것이다. 그러나 참고범위 밖으로 나간 이 검체를 다시 검사하면 참고범위 내로 들어올 가능성이 매우 높다.

2) 생리학적 변동성

만일 의사가 여러 다른 시간대에 동일한 검사를 반복하여 시행한다면 이 사람은 매우 건강한데도 불구하고 참고범위 밖으로 결과가 나가는 것을 관찰할 수 있을 것이다. 이것은 생리적인 이유에 의해 사람의 결과가 매일 변할 수 있기 때문이다. 또한 의사가 동일한 검사를 반복하여 검사한다면 이것은 다른 시간대에 어떤 결과가 나타나는 지를 확인하기 위해 시행하는 것으로 이해하여야 한다.

3) 참고범위 설정의 한계

참고범위는 대규모 집단으로부터 얻은 결과를 이용하여 설정하는데 통상 평균값과 표준편차를 이용하여 결정한다. 그러나 대규모 집단으로부터 얻은 참고범위라 할지라도 건강한 모든 사람의 결과가 이 예상범위 내에 들어오는 것은 아니다.

일단 검사결과가 현재 설정된 범위에서 벗어난다면 의사는 검사를 다시 시행할 것이다. 참고범위를 벗어난 이유가 위에서 설명한 이유일 수도 있고, 또는 검체가 검사과정 중에 오염되거나 변질되어서 비정상 결과가 나올 수도 있기 때문이다. (예, 혈액 검체를 냉장보관하지 않았거나, 혈청을 적혈구로부터 분리해 놓지 않았거나, 또는 열 등에 노출 되었을 경우 결과값이 다르게 나올 수 있다.)

의사가 환자의 결과를 판정할 때에 의사는 환자가 먹은 음식, 운동량, 활동방식, 약물복용 등을 질문할 것이다. 이것은 혹시 검사결과에 영향을 미치는 일들이 있었는지를 확인하기 위해서이다. 어찌되었든 환자가 검사에 영향을 미칠 수 있는 특별한 상황에 놓여있었고 그 사실이 검체채취 또는 분석과정 등에서 체크되었다면 이를 반드시 의사에게 알려주어야 한다.

12.7 검사결과에 대한 일반적인 오해

비정상적인 검사결과는 질병의 신호인가?

위에서 설명한 것처럼 참고범위를 벗어난 검사결과는 건강상의 문제를 나타내는 것일 수도 있고 아닐 수도 있다. 중요한 건강상의 문제를 나타내지 않으면서도 결과가 다르게 나오는 경우는 여러 가지가 있을 수 있다. 혈당이 높은 것은 앞에서 설명하였듯이 당뇨병에 의한 것보다 음식을 바로 섭취했을 경우에 더 많이 나타난다. 높은 간효소 값은 간경화 보다는 최근 술을 마셨다던지 일시적인 상황에 의해 높게 나타날 수 있다. 검사결과의 영향을 미치는 약물에 대해 많은 연구가 되어 있지만 새로운 약들은 끊임없이 개발되고 있기 때문에 약물에 의한 검사결과의 영향을 완전하게 평가하기란 매우 어렵다. 많은 약들이 진단검사의 결과를 높게 혹은 낮게 나오도록 방해하는 것은 매우 일반적인 일이다.

12.8 검사실 검사의 신뢰성

병원을 내원한 많은 환자들에게 진단검사는 의학적인 치료에 있어 매우 중요하다. 또한 어떤 연구결과에 의하면 체외진단검사가 건강을 평가하거나 치료 및 예후를 판단하는데 60-70%, 많게는 80%까지 활용된다고 한다. 다시 말해 진단검사는 의학적인 결정을 하는데 있어 매우 중요한 역할을 하기 때문에 검사실에서의 분석은 매우 신뢰성 있게 시행되어야 한다는 것이다.

검사결과의 신뢰성 평가는 통계학에 기초를 둔 통계적인 방법으로 객관성 있게 시행되고 있다. 검사의 신뢰도는 검사실에 의해 실행되는 엄격한 품질규격 및 관리를 통해 감시되고 있다.

이어서 검사의 신뢰도를 결정짓는 4가지 중요 요소인 정밀도, 정확도, 민감도, 특이도 용어들을 통계적 의미를 간략히 설명하도록 하겠다.

12.9 기본적인 통계의 개념

의학적 의사결정을 내리는데 있어서 신뢰성을 부여하기 위해 검사방법과 검사도구는 통계적인 신뢰도 평가기준을 만족시켜야 한다. 즉, 각 검사방법과 도구의 정확도와 정밀도가 정립되어야 하며 임상결정을 위해 민감도와 특이도가 진단에 유의하다는 것을 평가하여야 한다.

- 정확도와 정밀도 평가

정확도과 정밀도의 통계적 측정을 통해 임상검사의 기본적인 신뢰성을 평가할 수 있다는 것을 앞장에서 간략히 설명하였다. 정확도란 검체 내에 들어있는 물질을 얼마만큼 정확하게 측정해 내는냐에 대한 평가이다. 환자 검체를 가지고 검사를 시행할 때 이것의 정확성은 일반적으로 '컨트롤 물질'로 확인할 수 있다. 컨트롤 물질은 범위가 결정되어 있는데 이 컨트롤을 환자의 검체와 함께 분석하여 컨트롤 결과가 정확하게 측정되면 환자의 검체도 정확하게 측정되었다고 할 수 있다. 즉, 컨트롤 결과는 검사 측정과정이 올바른지 아닌지를 나타내준다. 앞장에서 설명한 것처럼 정확한 검사과정은 과녁 가운데에 화살이 명중하는 것과 같다고 할 수 있다.

정밀도란 같은 검체를 반복해서 검사했을 때 비슷한 결과를 얻어내는 정도를 말한다. 검사 결과가 정밀하다고 하는 것은 측정값 간의 오차가 작다는 것이다. 검사가 반복해서 시행되어 졌을 때 그 결과가 유사하다면 그 검사는 신뢰성이 있다고 할 수 있다. 그러나 무리를 이룬 값들이 과녁의 중심부에 있지 않을 수도 있다. 이것을 그림으로 표현하면 아래와 같다(그림 12.1).

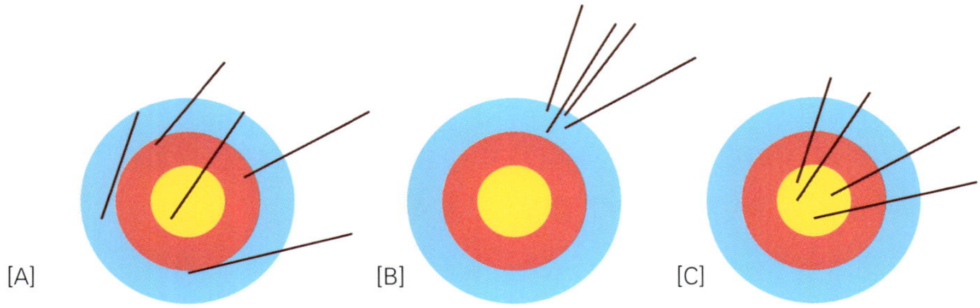

그림 12.1 정확도와 정밀도의 차이.

[A]: 정확하지만 정밀하지 않음 [B]: 정확하지 않지만 정밀함 [C]: 정확하고 정밀함.

검사결과를 위 그림에 비유하여 설명하자면 검사방법이 모두 정확하고 정밀할 때 그것이야 말로 진정한 명중이라 할 수 있는 것이다. 이상적인 검사는 100% 정확하고, 100% 정밀해야 하지만 이것은 현실적으로 불가능하다. 그러나 전형적으로 발생하는 작은 가변성(측정치의 변화)은 실험결과의 가치를 손상시키지 않는다는 것이 일반적인 평가이다.

검사결과로 나타나는 정확도와 정밀도는 어떤 검사를 시행하는냐에 따라 다르게 나타날 수 있다. 예를 들어 혈액을 이용한 검사보다는 조직을 이용한 검사를 시행하는 것이 더 정확한 진단결과를 얻는다는 것이다. 그러나 혈액검사도 매우 가치 있다는 것을 강조할 수 있는데 그 이유는 잠재적이고 근원적 문제들을 찾을 수 있는 정보를 제공하기도 하고 경우에 따라서는 매우 중요한 실마리를 제공하기 때문이다.

– 특이성과 민감성은 위양성과 위음성의 가능성을 나타낸다.

진단검사가 효과적으로 활용되기 위해서는 확실성을 가지고 있어야 한다. 검사를 시행했을 때 사람들이 가지고 있는 병을 정확하게 측정할 수 있는 확률은 얼마나 될까? 검사결과가 음성이 나옴에도 불구하고 환자가 질병을 가지고 있을 경우는 얼마나 될까? 거의 모든 검사들이 위와 같은 물음에 대해 정확한 답과 설명을 할 수 있어야 하기 때문에 검사실에서는 각 검사의 특이성과 민감도에 대한 통계적 평가치를 제시할 수 있어야 하고 그 평가결과를 가지고 있어야 한다. 또한 다소 만족스럽지 못한 부분을 발전 또는 향상시켜야 할 책임도 있다. 임상병리사는 틀린 결과가 만들어질 수 있는 요인과 검사의 한계에 대한 정보뿐만 아니라 위와 같은 요인에 의한 오류 통계를 제공할 수 있어야 한다. 좀더 학술적으로 말하면 위음성과 위양성이 나타날 가능성에 대해 설명할 수 있어야 한다는 것이다. 이를 위해 아래의 용어들을 이해하는 것이 필요하다.

ⅰ. 진단민감도(질병감수성)

진단민감도는 질병이나 질환을 가진 사람을 정확하게 판정해 내는 능력을 말한다. 예를 들어 어떤 검사의 진단민감도가 90%의 감수성을 갖고 있다고 하는 것은 확실하게 병명을 알고 있는 100명의 사람을 검사했을 때 검사결과가 90명 이상 즉, 90%~100%의 범위에서 해당 질병을 판별해 낼 수 있다는 것이다.

그러나 진단검사의 기술적 측면에서 민감도(분석민감도)는 진단민감도와는 약간 다른 개념으로 이해하여야 한다. 진단검사에서의 분석민감도를 또 다르게 표현한다면 최소검출한계 (the lower detection limit)라고 표현할 수 있다. 예를 들자면, 분석민감도가 0.1ng/mL이라고 하는 것은 이 검사를 시행하면 0.1ng/mL까지 측정이 가능하다는 것을 의미한다. 다시 말해 측정물질이 0.09ng/mL 이하로 존재하면 이 검사로는 검출할 수 없다는 것이다. 분석민감도가 높으면 진단하기 어려운 위험한 질병을 찾을 때 매우 유용하다. 분석민감도가 예민한 검사는 “위음성” 결과가 적게 나온다. 위음성 결과란 현재 존재하고 있는 병을 파악하지 못해 양성을 음성으로 보고하는 것이다.

$$\text{Diagnostic sensitivity} = \frac{\text{true positive}}{\text{true positive} + \text{false negative}}$$

즉, 진단민감도는 질병이 있는 환자를 정확히 질병이 있다고 판별해 낼 수 있는 능력을 말한다.

ⅱ. 진단특이도

진단특이도는 질병이나 질환을 갖지 않은 사람을 정확하게 제외시키는 능력이라고 할 수 있다. 예를 들어 특이도가 90%라는 것은 건강한 사람 100명을 검사하면 그 100명 중 90명의 사람만이 그 검사에서 정상으로 나타나고, 나머지 10명은 건강한 사람이지만 검사결과에서 질병이 있는 것으로 나타난다는 것이다. 그 10%의 결과를 위양성이라고 하는데 이는 결과가 비정상으로 잘못 판정된 것이다. 중대한 치료가 요구되는 진단을 할 때에는 검사의 특이성이 중요한 지표가 된다. 특이성이 높은 검사는 위양성 결과가 더 적게 나온다는 것을 의미한다. 위양성 결과는 의사로 하여금 오진을 하게 하여 그 사람의 삶을 바꿀 수도 있고 쓸모없는 치료나 검사를 하게 할 수도 있다.

진단검사 방법에서의 특이도(분석특이도)는 위에서 설명한 진단특이도와는 약간 다르게 이해하여야 한다. 진단검사에서 분석특이도란 분석과정에서 발생하는 오류를 평가하는 것으로 화학적으로는 용혈이나 지질, 빌리루빈 등의 측정 간섭물질에 대해 얼마나 적게 영향을 받는지를 평가하는 것이고, 면역학적으로는 분석물질(analyte)과 반응하는 항분석물질(anti-analyte) 간의 결합특이성을 평가하는 것이다. 다시 말해 분석특이도가 높다는 것은 화학적인 분석과정에서는 오류발생이 적다는 것이며, 면역학적인 분석과정에서는 항원·항체 반응 또는 분석체와 항분석체 간의 반응이 특이적으로 일어난다는 것을 의미하는 것이다.

$$\text{Diagnostic specificity} = \frac{\text{true negative}}{\text{true negative + false positive}}$$

위 식에 따르면 진단특이도는 질병이 없는 환자를 질병이 없다고 판별해 내는 능력을 의미한다.

대부분의 검사가 100% 정확하게 질병을 진단하는 것은 어렵다. 그러나 질이 좋은 검사란 위양성이나 위음성의 결과가 적게 나오는 검사이다. 따라서 좋은 결과를 얻기 위한 임상병리사들의 노력은 매우 중요하다.

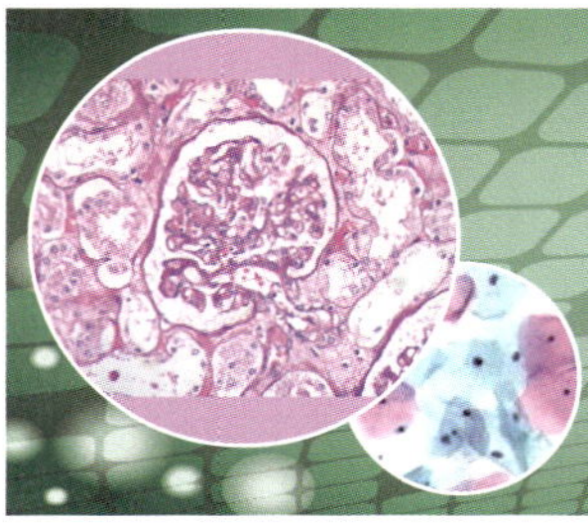

Chapter 13 조직 및 세포검사의 이해

학습목표

조직검사나 세포검사도 혈액검사 못지 않게 일상적으로 실시되는 검사 중 하나이다. 본 장에서는 조직검사나 세포검사의 진단적 필요성과 병리검사실에서 실시되는 검사의 종류 및 역할에 대해 알아보고 이를 수행하기 위한 기초적 내용을 학습하도록 한다.

영상의학과에서 폐사진을 찍었는데 폐에 종괴가 보인다거나, 초음파검사를 실시하였는데 이상소견을 보이는 경우, 혹은 진단검사의학과의 검사에서 특이한 소견이 보인다는 검사결과를 받으면 정확한 확진을 위하여 흔히 수술 또는 병소부위에서 검사물을 채취하여 병리과에 의뢰하게 된다.

병리과는 주로 세포 및 조직 검사물을 여러 과정을 거쳐 현미경으로 관찰이 가능한 슬라이드로 제작하고 이를 검경하여 세포와 조직의 이상유무를 판단하고 진단하는 곳이다.

13.1 세포병리검사

세포병리검사는 자궁암이나 방광암과 같이 질병을 예방하기 위하여 정기적인 검사를 시행할 수도 있지만 암진단 후 전이유무를 확인하기 위하여 검사를 시행하기도 한다. 일반적으로 검사물을 채취하기가 쉽고 검사자가 고통 없이 편하게 검사를 받을 수 있기 때문에 조직으로부터 떨어진 탈락세포를 이용하여 진단하는 검사방법이다(그림 13.1).

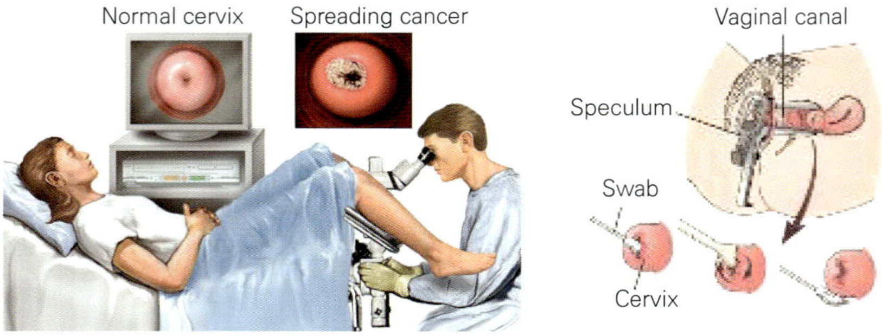

그림 13.1 자궁경부암 검사를 위한 검체 채취도구와 방법

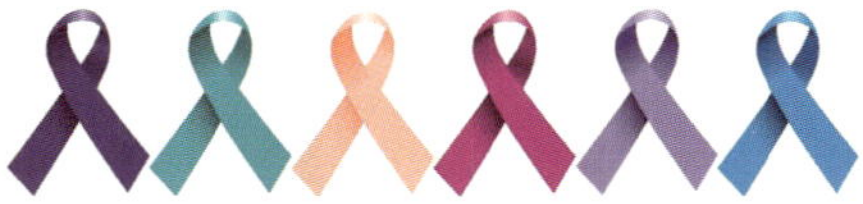

그림 13.2 여성암에 대한 의식향상을 위해 벌이고 있는 예방 캠페인 리본

특히 자궁경부암 검사를 위한 세포검사는 임상병리사에게 매우 중요한 업무이기도 하다.

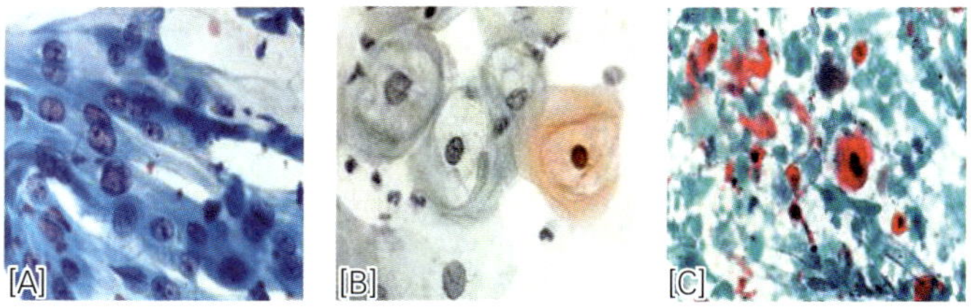

그림 13.3 자궁암검사를 통하여 진단된 세포의 진단유형

[A] 양성변화 [B] 이형성증 [C] 편평상피암

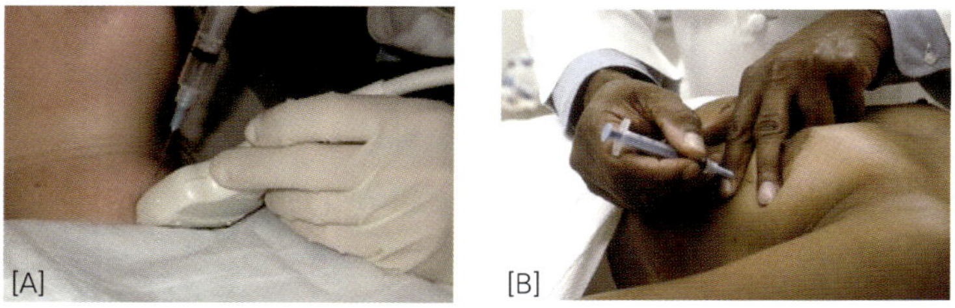

그림 13.4 갑상샘[A] 및 유방암[B] 세포흡입천자검사.

암진단에 매우 유용하게 활용되고 있다.

위 외에도 갑상선, 유방, 폐 등에서 자주 발견되는 크고 작은 종괴들을 미세바늘을 통하여 흡인한 후 세포의 형태변화를 보고 진단하는 세침흡인검사법이 활발히 수행되고 있다(그림 13.4).

- 자궁암 검사를 위한 검사과정

환자로부터 채취된 자궁질도말 및 각종 체액, 세침흡인 검사물 등을 슬라이드에 도말하여 95% alcohol 에 고정한 후 자동염색기(autostainer) 혹은 매뉴얼 방법을 이용하여 Papanicolaou 염색을 한다. 염색 후 세포전문병리사가 선별검사를 시행하여 정상세포와 비정상세포를 구분하여 결과를 기록하고 최종적으로 병리전문의에게 재판독을 의뢰한다.

- 세포전문병리사란?

세포선별검사를 수행하는 병리사를 세포전문병리사라고 하는데 세포전문병리사는 2015년 현재 전국적으로 약 580여명 정도이다. 1년간의 세포병리사양성교육을 이수하고 자격시험에 합격한 사람들을 말하며, 이후 국제세포병리사 시험에 응시할 수 있는 자격이 주어진다. 국제세포병리사 자격을 취득하면 국가별로 인정하는 자격을 수료한 후에는 그 국가에 취업할 수가 있어 국가별 자격인정 제도에 관심을 가지고 해외취업에 많은 노력을 기울이고 있다. 우리나라에서 세포병리사 양성교육생 선발시험은 매년 1월에 실시하여 교육생을 선발하고 이 후 10개월간 교육을 실시한 후 그 해 11월에 자격시험 실시 후 합격자에게 자격증이 주어진다. 현재는 병리전문의가 상주하는 병원에서 병리과 업무경력 2년 이상인 임상병리사가 응시할 수 있도록 되어 있다.

13.2 조직병리검사

조직병리검사는 내시경, 침생검, 수술 등을 통하여 조직을 채취하여 실시하는 검사이다. 세포검사와 비교하면 환자에게 고통을 주고 검사비용이 많이 들지만 정확한 최종진단을 위하여 반드시 필요한 검사이다. 조직병리검사의 경우 일반적으로 많은 시간이 요구되지만 수술 중에 암종괴 여부를 확실히 진단하기 위해서는 암종괴와 주변조직을 떼어 병리과에 보내는데 이 때 실시하는 동결절편검사는 병리과의 응급조직검사로서 10분 이내에 검사를 끝내고 결과를 통보해야 하기 때문에 신속하고 정확한 조직처리를 할 수 있어야 한다.

환자로부터 적출된 조직은 병변의 크기, 종괴양상, 괴사 등의 육안검사를 먼저 시행하고 10% formalin에 고정한 후 자동조직처리기(tissue processor), 포매센터(embedding center) 등을 이용하여 파라핀 블록(paraffin block)을 만든다. 그리고 박절기(microtome)를 이용하여 약 3μm 두께의 리본 절편을 만들어 염색, 봉입 과정을 거쳐 병리조직 표본을 제작한다.

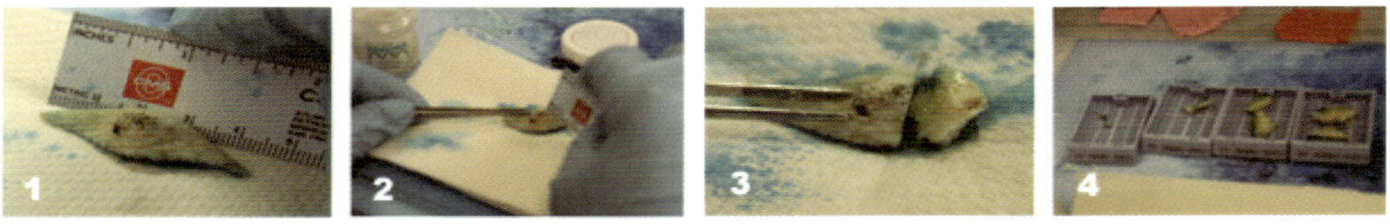

그림 13.5 조직검사를 위한 첫 번째 과정: 조직육안검사 및 gross cutting.

조직의 외부형태, 특징, 크기 등을 기록하고 슬라이드 제작을 위해 적당한 크기로 조직절편을 자른 후 카세트에 조직을 넣는다.

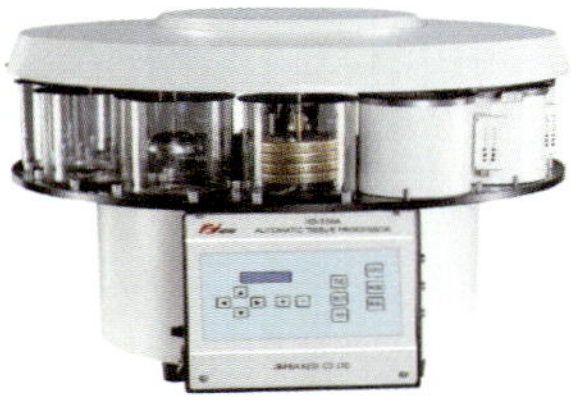

그림 13.6 조직검사를 위한 두 번째 과정: 조직 자동처리장치(auto tissue processor)를 이용한 파라핀 침투 과정.

카세트에 넣은 조직검체가 탈수, 투명을 거쳐 파라핀 침투과정을 통과하면 microtome에서 초박절편을 만들 수 있는 조직특성을 갖게 된다.

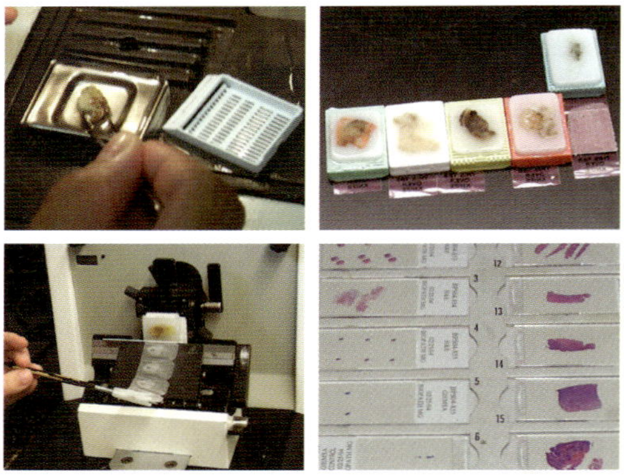

그림 13.7 Auto tissue processor에서 나온 조직을 파라핀 블록을 만들어 microtome에서 3μm 정도의 두께가 되게 자른 후 유리 슬라이드에 붙이고 일반염색을 실시한다. 이후 현미경 검경을 실시한다.

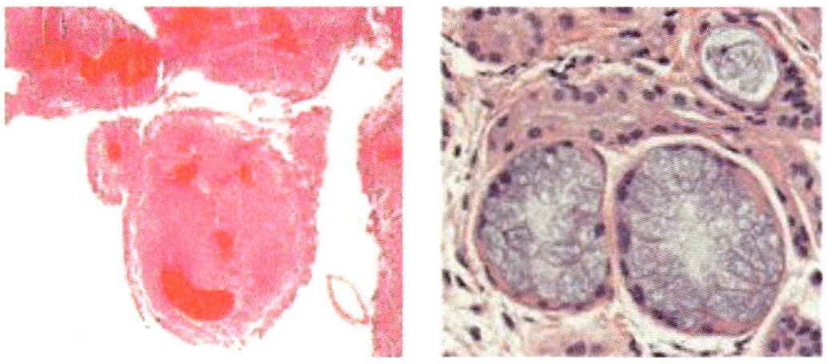

그림 13.8 현미경 관찰에서 보여진 조직 염색사진.

위내시경을 실시한 후 떼어낸 조직 슬라이드 사진.

위와 같은 조직검사는 진단의 확진을 위해서도 필수적이지만 암의 진행정도를 판정하고 항암치료의 예후와 치료의 방법을 결정하기 위해서도 필요한 검사이다. 병원 내에서 병리과는 기초의학과 임상의학의 교량적인 역할과 교육 및 연구 활동을 주로 하고 있다. 그리고 병리업무는 자동화장비보다 수작업으로 진행되는 업무 과정이 많아 숙련된 기술과 전문화된 자격을 필요로 하는 부서이다. 병리과에는 병리전문의, 임상병리사, 의무전사, 사무행정원 등이 함께 일하고 있다.

13.3 특수병리검사 및 업무

병리과의 특수병리는 면역병리, 면역형광, 분자병리, 전자현미경 검사 등을 들 수 있다. 일반염색을 통하여 세포, 조직의 변화를 보고 이상 유무를 확진하기 어려울 때 추가적으로 이러한 특수검사를 시행한다. 검사방법은 항원·항체의 반응을 이용하거나 형광물질을 입혀 특이한 물질이 발색되는 현상을 보는 것으로 일반염색에서 판정하기 어려운 진단에 이용된다.

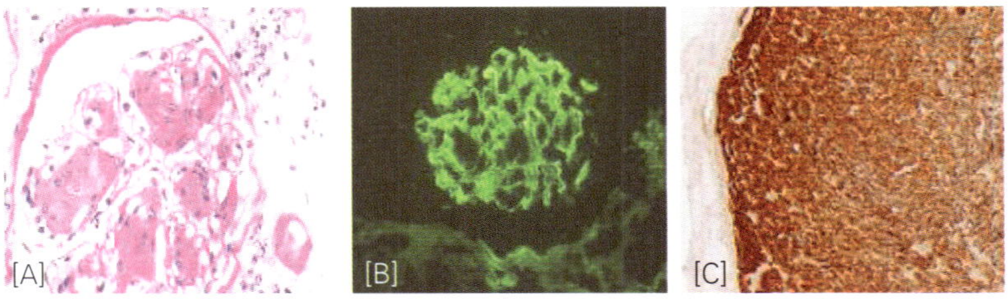

그림 13.9 신장 사구체의 일반염색[A] 및 형광물질을 이용한 형광염색[B]과 항원·항체 반응을 이용한 면역병리검사[C]

현재 면역 및 분자병리검사에는 확진을 위해 다양한 검사방법들이 개발되어 병리진단 업무를 지원하고 있으며 향후 병리업무를 변화, 발전시킬 핵심 기술분야로도 부상하고 있다. 따라서 진단검사과학을 전공하고 있는 학도로서 많은 관심을 가지고 노력해야 할 가치가 있는 분야라고 생각한다.

이 외 병리과의 주요업무는 태아, 신생아 및 성인 부검 업무가 있다. 부검업무도 병리과의 필수적인 고유업무 중 하나라고 할 수 있다. 또한 병리업무 결과를 입력하고 병리자료를 관리하는 기록사의 역할도 병리업무 흐름에 필요한 직종 중 하나라 할 수 있다.

위에서 설명한 바와 같이 병리업무는 복잡한 수작업 과정을 거친 후에 진단을 위한 최종 슬라이드가 만들어 진다. 현재는 각 과정별 자동화장비가 많이 보급되어 있지만 아직도 중요한 작업은 수작업으로 진행하고 있다. 이러한 매뉴얼 작업방식이 병리업무를 수행하는 임상병리사의 기술력과 전문성을 인정받도록 하고 있는 측면도 있지만 우리는 고유업무의 전문화를 위해 더욱 노력하여야 한다. 의료의 발전에 따라 검사방법도 새롭게 변화해 가고 있다.

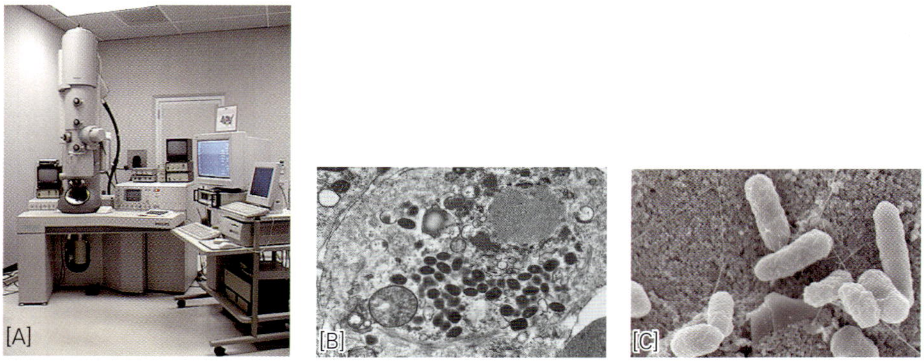

그림 13.10 전자현미경 시스템[A] 및 투과전자현미경 사진[B]과 주사 전자현미경 사진[C].

일반 광학현미경 수준에서 진단하기 어려운 조직이나 세포내 변형 등을 진단하기 위해 사용된다.

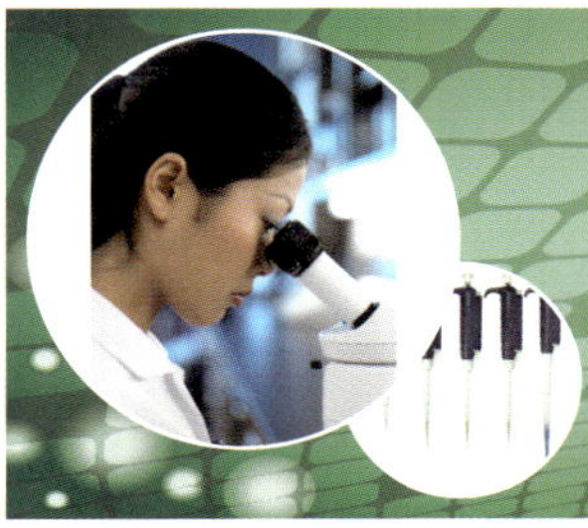

Chapter 14 임상병리사의 직무 및 능력범주

학습목표

임상병리사의 직무 및 업무범위는 국가마다 약간의 차이가 있지만 매우 유사하다고 볼 수 있다. 여기서는 우리나라 임상병리사들이 병원 내에서 어떤 일들을 수행하고 있는지에 대한 직무기술 내용을 소개하고, 아울러 가장 체계적으로 직무를 분류하고 있다고 판단되는 캐나다 임상병리사의 업무범주와 미국임상병리사교육인증기관에서 추천하는 직무능력과 자격 종류를 소개하고자 한다.

14.1 우리나라 임상병리사의 직무

우리나라 임상병리사의 직무는 크게 13가지로 임무(duty)를 구분하고 있으며 임무에 따른 일(task)은 각각 임무의 특성에 따라 52가지를 부여하고 있다. 아래 표는 대한임상병리사협회 주관으로 작성된 임상병리사 직무기술서이다.

표 14.1 우리나라 임상병리사의 직무기술서

임무(Duty)	일(Task) – 기관+방법(기자재 등)	일의 요소(Task element) – 일의 순서
A. 검사준비	A1 검사정보 확인하기	A1-1. 환자정보 확인하기(인적사항, 예약 등) A1-2. 환자상태 확인하기(공복, 약물 복용) A1-3. 검사명 확인하기
	A2 검체 채취하기	A2-1. 검체용기 준비하기(항응고제별, 온도) A2-2. 환자정보 기록하기 A2-3. 검체 채취방법 설명하기

임무(Duty)	일(Task) – 기관+방법(기자재 등)	일의 요소(Task element) – 일의 순서
A. 검사준비	A2 검체 채취하기	A2-4. 검사과정 설명하기(소변) A2-5. 체혈하기 A2-6. 체취후 주의사항 설명하기 A2-7. 검체 운반하기 A2-8. 위, 수탁 검사 관리하기
	A3 검사전 처리하기	A3-1. 검체 접수하기(분류, 검체확인) A3-2. 검체 전처리하기(원심분리, 분주, 보관)
B. 혈액학 검사	B1. 일반혈액 검사하기	B1-1. 협구수 계산하기 B1-2. 헤마토크리트 측정하기 B1-3. 혈색소 측정하기 B1-4. Reticulocyte 계산하기 B1-5. 적혈구침강속도 측정하기 B1-6. 백혈구 백분율 검사하기 B1-7. 자동혈액검사하기
	B2. 특수혈액 검사하기	B2-1. 용혈성 빈혈 검사하기 B2-2. L.E eell 검사하기 B2-3. NBT test 검사하기 B2-4. LAP score 계산하기
	B3. 혈액응고 검사하기	B3-1. 출혈시간 측정하기 B3-2. 내인계 검사하기 B3-3. 외인계 검사하기 B3-4. 혈전증 검사하기 B3-5. 출혈성 경향검사하기 B3-6. 혈소판 기능 검사하기(Agg, Adresive, VWF)
	B4. 골수검사하기	B4-1. 도말표본 일반 염색하기 B4-2. 도말표본 특수 염색하기 B4-3. 생검조직 슬라이드 제작하기 B4-4. 생검조직 일반 염색하기 B4-5. 생검조직 특수 염색하기 B4-6. 유세포 검사하기
	B5. 체액검사하기	B5-1. 체액세포수 계산하기 B5-2. 체액세포 염색하기 B5-3. 체액세포 감별하기
	B6. 염색체 검사하기	B6-1. 염색체 슬라이드 제작하기 B6-2. 염색체 슬라이드

임무(Duty)	일(Task) - 기관+방법(기자재 등)	일의 요소(Task element) - 일의 순서
C. 생리기능검사	C1. 순환기계 검사하기	C1-1. 심전도 검사하기(24시간, 운동부하) C1-2. 운동부하, 24시간, 기타 심전도 검사하기 C1-3. 심장초음파 검사하기 C1-4. 심도자 검사하기
	C2. 신경,근계 검사하기	C2-1. 뇌파검사하기 C2-2. 비디오 모니터링 뇌파검사하기 C2-3. 수면다원검사하기 C2-4. 신경(근)전도 검사하기(유발전위) C2-5. 기타 신경계 검사하기(뇌 혈류량, 뇌지도)
	C3. 기타검사하기	C3-1. 폐기능 검사하기 C3-2. 내시경 검사하기 C3-3. 안과생리기능검사하기, 전정기능검사하기 C3-4. 이비인후과 생리기능검사하기
	C4. 환자상대하기	C4-1. 환자안정시키기 C4-2. 응급상황대처하기 C4-3. 후 처치 확인하기 C4-4. 환자 정보 보안 유지하기
D. 임상화학검사	D1. 요검사하기	D1-1. 요외관 확인하기 D1-2. 요시험지법 검사하기 D1-3. 요침사 표본 제작하기 D1-4. 요침사 염색하기 D1-5. 요침사 검사하기 D1-6. 요침사물 감별하기 D1-7. 기타 요화학적 검사하기
	D2. 분석검사하기	D2-1. 단백질 검사하기(TP, ALP) D2-2. 비단백질 화합물 검사하기 (BUN, Cre, Uric acid, Bilirubin, Amonia) D2-3. 지질 검사하기 D2-4. 삼투압 측정하기 D2-5. 산화 환원계 검사하기 D2-6. 가수분해 효소계 검사하기 D2-7. 전이효소계 검사하기 D2-8. 기타계 효소 검사하기 D2-9. 선천대사이상증 검사하기 D2-10. 골표지자 검사하기 D2-11. 당 검사하기 D2-12. 당화단백 검사하기 D2-13. 당대사물 검사하기

임무(Duty)	일(Task) - 기관+방법(기자재 등)	일의 요소(Task element) - 일의 순서
D. 임상화학검사	D2. 분석검사하기	D2-14. 비타민과 호르몬 검사하기 D2-15. 혈중약물 검사하기 D2-16. Na, K, Cl 검사하기 D2-17. CO_2, HCO_3 검사하기 D2-18. ionindca, Ca, P, Mg 검사하기 D2-19. 중금속 검사하기 D2-20. 혈액가스 검사하기
	D3. 기능 검사하기	D3-1. 간기능 검사하기 D3-2. 신기능 검사하기 D3-3. 췌장기능 검사하기
	D4. 기기분석하기	D4-1. 자동분석 검사하기 D4-2. 크로마토그래피 검사하기 D4-3. 전기영동 검사하기
E. 미생물검사	E1. 일반세균검사하기	E1-1. 도말표본 만들기 E1-2. 무염색 검사하기 E1-3. 염색 검사하기 E1-4. 검체별 배양 검사하기 E1-5. 항균제 감수성 검사하기 E1-6. 배지, 시약 제조하기
	E2. 일반세균 동정하기	E2-1. 그람양성구균 검사하기 E2-2. 그람양성간균 검사하기 E2-3. 그람음성구균 검사하기 E2-4. 그람 음성간균 장내간균 검사하기 E2-5. 기타 그람음성간균 검사하기 E2-6. 혐기성균 검사하기 E2-7. 기타 나선균, 리켓치아, 크라마디아, 마이코프라스마 검사하기
	E3. 결핵 검사하기	E3-1. 도말표본 검사하기 E3-2. 배양 검사하기 E3-3. 항결핵제 감수겅 검사하기 E3-4. 결핵균 분자유전학적 검사하기
	E4. 진균 검사하기	E4-1. 도말표본 검사하기 E4-2. 검체 접종하기 E4-3. 배양 검사하기 E4-4. 동정 검사하기
	E5. 바이러스 검사하기	E5-1. 세포배양 관리하기 E5-2. 바이러스 배양 검사하기 E5-3. 바이러스 항원 검사하기

임무(Duty)	일(Task) – 기관+방법(기자재 등)	일의 요소(Task element) – 일의 순서
E. 미생물검사	E6. 기생충, 대변검사하기	E6-1. 도말표본 검사하기
		E6-2. 기생충 동정하기
		E6-3. 흡충 피부반응 검사하기
		E6-4. 분변 지방 검사하기
		E6-5. 잠혈 검사하기
	E7. 감염관리 검사하기	E7-1. 수질 검사하기
		E7-2. 공기, 공조 검사하기
		E7-3. DNA지문 검사하기
F. 진단병리 검사	F1. 일반조직 검사하기 (육안검사, 일반조직검사)	F1-1. 육안 검사하기
		F1-2. 조직고정하기
		F1-3. 일반조직 절편 제작하기
		F1-4. 동결절편 제작하기
		F1-5. 뼈조직표본 제작하기
		F1-6. 헤마톡실린 에오신 염색하기
		F1-7. 고정액, 염색시약 제조하기
		F1-8. 결합조직 염색하기
		F1-9. 골격근 조직 염색하기
		F1-10. 신경조직 염색하기
		F1-11. 핵산 염색하기
		F1-12. 탄수화물 염색하기
		F1-13. 지질 염색하기
		F1-14. 유전분 염색하기
		F1-15. 생체색소 염색하기
		F1-16. 무기질 염색하기
		F1-17. 병원미생물 염색하기
	F2. 특수조직 검사하기 (면역조직 화학적 검사, 분자 병리학적 검사)	F2-1. 면역조직화학 검사하기
		F2-2. 효소조직화학 검사하기
		F2-3. 유세포분석 검사하기
		F2-4. 분자병리 검사하기
		F2-5. 종양염색체 검사하기
		F2-6. 종양세포 배양검사하기
	F3. 전자현미경적 검사하기	F3-1. 투과전자현미경 검사하기
		F3-2. 주사전자현미경 검사하기
	F4. 부검 검사하기	F4-1. 부검 준비하기
		F4-2. 부검 후처리하기
		F4-3. 부검조직표본 제작하기

임무(Duty)	일(Task) - 기관+방법(기자재 등)	일의 요소(Task element) - 일의 순서
F. 진단병리검사	F5. 세포병리 검사하기	F5-1. 세포도말표본 제작하기 F5-2. 세포염색표본 제작하기 F5-3. 산부인과 세포염색표본 판독하기 F5-4. 비산부인과 세포염색표본 판독하기 F5-5. 결과보고하기
G. 면역혈청검사	G1. 일반혈청 검사하기	G1-1. 매독혈청 검사하기 G1-2. 열병응집 검사하기 G1-3. 임신반응 검사하기 G1-4. 한랭열구 응집 검사하기(흉막폐염검사) G1-5. 바이러스항원 검사하기 G1-6. 바이러스항체 검사하기 G1-7. 알러지 검사하기 G1-8. 종양표지자 검사하기 G1-9. 자가면역항체 검사하기 G1-10. 호르몬 검사하기
	G2. 세포면역검사하기	G2-1. 조직적합성 검사하기 G2-2. 림프구 아형 검사하기 (T-lymphocytc subset) G2-3. 백혈병표지자 검사하기
H. 혈액은행	H1. 수혈검사	H1-1. 수혈업무 관리하기 H1-2. 혈액형 항원 검사하기 H1-3. 혈액형 항체 검사하기 H1-4. 혈액적합성 검사하기 H1-5. 수혈부작용 검사하기(신생아 부적합검시)
	H2. 수혈 혈액관리하기	H2-1. 수혈혈액 보관하기(입출고, 재고관리) H2-2. 성분제제 준비하기(Apheresis)
	H3. 헌혈자 관리하기	H3-1. 헌혈자 맞이하기 H3-2. 헌혈자 관리 및 체혈하기 H3-3. 헌혈자 관리하기
I. 핵의학검사	I1. 핵의학 체의검사하기	I1-1. 핵의학 호르몬 검사하기 I1-2. 핵의학 종양표지자 검사하기 I1-3. 핵의학 바이러스 검사하기 I1-4. 핵의학 빈혈 검사하기 I1-5. 핵의학 골표지자 검사하기 I1-6. 핵의학 면역 검사하기 I1-7. 핵의학 약물 검사하기 I1-8. 핵의학 기형아 검사하기 I1-9. 핵의학 기타 검사하기

임무(Duty)	일(Task) – 기관+방법(기자재 등)	일의 요소(Task element) – 일의 순서
I. 핵의학검사	I2. 핵의학 특수체의 검사하기	I2-1. 방사능 측정하기 I2-2. 혈액량 측정하기 I2-3. 씰링 검사하기 I2-4. 신사구체 여과율 검사하기 I2-5. 호르몬 자극 시험 검사하기
J. 검사 후 처리 (Delta & Panic, 보고 통계, 검체 처리, 보관, 폐기, 장비점검, 정검, 시약점검)	J1. 결과 관리하기	J1-1. 검사결과 정도 관리하기 J1-2. 결과 보고하기 J1-3. 결과 보관하기
	J2. 검체 관리하기	J2-1. 검체 보관하기 J2-2. 검체 폐기하기
	J3. 기기 성능관리하기	J3-1. 기기 세척하기 J3-2. 기기 점검하기 J3-3. 시약 및 재료관리하기
K. 안전관리	K1. 시설환경 안전관리하기	K1-1. 화재 예방하기 K1-2. 전기시설 관리하기 K1-3. 압축가스 관리하기 K1-4. 화학물질 관리하기 K1-5. 발암물질 관리하기 K1-6. 고압멸균기 관리하기 K1-7. 적출물, 폐수 관리하기
	K2. 장비, 기구 안전관리하기	K2-1. 안전상자 관리하기(Safety cabinet) K2-2. 전기기기 관리하기 K2-3. 초자기구 관리하기
	K3. 감염관리하기	K3-1. 간염, 에이즈 감염 예방관리하기 K3-2. 결핵검사실 관리하기 K3-3. 법정전염병균 감염예방 관리하기
K. 안전관리	K4. 방사선 안전관리하기	K4-1. 방사선 방어관리하기 K4-2. 방사성동위원소사용 관리하기 K4-3. 핵의학장비 관리하기
L. 자기개발	L1. 전문성 향상하기	L1-1. 보수교육 받기 L1-2. 위탁교육 받기
	L2. 자기관리하기	L2-1. 건강관리하기 L2-2. 취미활동하기

임무(Duty)	일(Task) - 기관+방법(기자재 등)	일의 요소(Task element) - 일의 순서
M. 경영관리	M1. 인사관리하기	M1-1. 근태관리하기 M1-2. 인력배치하기 M1-3. 수행능력 평가하기 M1-4. 직원교육하기
	M2. 원가관리하기	M2-1. 검사원가 관리하기(일반수가, 보험수가, 장비, 시약, 인건비등) M2-2. 검사항목 관리하기 M2-3. 검사실적 관리하기 M2-4. 신규검사 관리하기
	M3. 정보관리하기	M3-1. 통계관리하기 M3-2. 검사결과 처리하기(입력, 총력, 조회, 수정) M3-3. 전산장비 처리하기 M3-4. 전산장에서 대응능력 평가하기
	M4. 정도관리하기	M4-1. 정도관리자료 검토하기 M4-2. 지속적 질향상팀 운영하기(CQI활동) M4-3. 위험도 관리하기 M4-4. 내부정도 관리하기 M4-5. 외부정도 관리하기
	M5. 물품관리하기	M5-1. 시약재고 관리하기 M5-2. 물품재고 관리하기
	M6.장비 보수유지하기	M6-1. 유지보수하기

14.2 캐나다 임상병리사의 업무 범주

캐나다의 경우 임상병리사의 업무범위 및 학습목표는 우리나라, 일본, 미국 등과 다소 차이가 존재한다. 업무범위 및 학습목표의 분류도 매우 실질적이고 임상병리사의 업무성격에 맞도록 구성 및 분류되어 있음을 알 수 있다. 아래는 캐나다 임상병리사협회에서 제시하고 있는 Medical Laboratory Assistant(MLA, 검사의 보조업무를 수행)와 Medical Laboratory Technologist(MLT, 검사전문가)의 업무능력과 업무범주에 대한 요약본이다.

표 14.2 Medical Laboratory Assistant의 직무능력과 범주 (2007)

1.	Fundamental competencies **기본역량**	주어진 업무를 수행할 수 있는 기본역량을 갖추어야 한다.
2.	Safe Work Practices **안전한 업무수행**	안전한 업무수행을 위해 설정된 프로토콜, 안전지침, 법률에 따라 전문적인 업무가 수행되도록 한다.
3.	Communication and Interaction **소통과 상호작용**	검사실 동료, 환자, 의뢰인 혹은 다른 전문가들과 소통하는데 있어 효과적인 듣기, 말하기 그리고 글쓰기를 사용하여 전문적이고 완전한 태도로 상호작용한다. MLA는 의뢰인, 환자와 동료들과의 상호작용에 있어서 전문적인 이미지를 갖고 있어야 하고 의뢰인, 환자와 동료들과의 상호작용에 관해서는 일반적으로 허용된 업무규정을 따라야 한다.
4.	Data Entry and Specimen Procurement/Receipt **데이터입력 및 검체획득과 접수**	관련된 데이터를 검증하고 규정된 프로토콜에 따라 검체가 얻어지도록 안전을 강화한다.
5.	Specimen Processing **검체처리**	규정된 프로토콜에 따라 다양한 소스(sources)의 검체를 처리한다
6.	Preanalytical Procedures **검사 전 단계 절차**	규정된 프로토콜에 따라 다양한 소스(sources)의 검체로 검사 전 단계 과정을 수행한다.
7.	Reagent/Media Preparation **시약 및 배지 준비**	승인된 방법 및 검사표준과 규정된 절차에 따라 검사에 필요한 시약을 준비한다.
8.	Quality Assurance **질보증**	질보증 정책을 따르고 질보증 사업의 절차에 참여한다.
9.	Professionalism **전문직업의식**	업무수행에 있어서 법적, 윤리적 요구사항을 지키고, 규정된 진료표준에 따라 환자의 권리를 보호한다. 전문적인 의무에는 업무수행, 책임 그리고 전문적인 개발의 범위를 포함한다.

표 14.3 Medical Laboratory Technologist의 직무능력과 범주 (2015)

1.	Safe Work Practices 안전한 업무수행	Medical Laboratory Technologist(MLT)는 안전한 업무수행을 위해 설정된 프로토콜, 안전지침, 법률에 따라 검사자들이 전문적인 업무를 수행하도록 지휘한다.
2.	Data and Specimen Collection and Handling 검사결과와 검체의 채집 및 취급	MLT는 관련된 데이터를 검증하고 적정한 검체가 규정된 프로토콜에 따라 채집 및 취급되고 있는지를 확인한다.
3.	Analytical Processes 분석프로세스	분석기술의 원리와 수행방법에 대한 이해와 다양한 검체에 따른 결과들을 평가한다.
4.	Interpretation and Reporting of Results 결과의 판독과 보고	판독과 기록에 있어서 과학적 지식과 기술을 사용하며 규정된 프로토콜에 따라 검사결과를 보고한다.
5.	Quality Management 질관리	질관리의 원칙을 이행하고 증진시킨다.
6.	Critical Thinking 비판적 사고	건설적인 조사와 평가 그리고 문제해결을 위해 비판적 사고 능력을 적용한다.
7.	Communication and Interaction 소통과 상호작용	MLT는 환자/의뢰인 그리고 다른 헬스케어 전문가들과 효과적인 소통, 팀워크 기술, 그리고 내부의 전문적인 협력을 활용하여 상호작용한다.
8.	Professional Practice 전문적인 업무수행	타당한 진료표준으로 환자의 권리를 보호하고 업무수행에 있어 법적, 윤리적 요구사항을 충족시킨다. 전문적인 의무에는 업무수행, 책임 그리고 전문적인 개발의 범위를 포함한다.

14.3 미국 임상병리사 교육인증기관 권고 업무범주

NAACLS(미국 임상병리사 교육인증기관, The National Accrediting Agency for Clinical Laboratory Science)는 임상검사과학 교육프로그램을 인증하고 승인하는 기관이다. NAACLS는 의료소비자를 위한 품질, 그리고 가치와 혁신이 보장되도록 임상검사과학 교육프로그램을 인증 및 승인한다. 아래는 프로그램인증을 위해 제시된 임상병리사의 직무 카테고리이며 표 14.4는 인증프로그램의 종류이다. 자세한 사항은 http://www.naacls.org/를 참조하도록 한다.

임상병리사 교육프로그램 인증을 위한 NAACLS의 주요 직무카테고리

- 의료 전문가들에게 검사결과와 환자상태에 대해 자문할 수 있는 능력
- 진료의 질이 지속적으로 유지되고 향상되도록 하는 질보증 수행 능력
- 검사수행 전반의 지식과 기술
- 검사관리를 위한 능력
- 첨단 및 고급기술 분야의 업무수행 능력
- 보건 및 검사 유관 분야의 관계자들에 대한 교육능력
- 유관 기술분야로의 전문가적 역할 확대
- 전문가로써의 자질 향상

표 14.4 NAACLS 인증(accreaditation) 및 승인(approval) 프로그램의 종류

Accreditation	Approval
Medical Laboratory Scientist (MLS) programs.	Clinical Assistant (CA) programs
Medical Laboratory Technician (MLT) programs.	Phlebotomy (PHLEB) programs
Cytogenetic Technology (CG) programs.	
Diagnostic Molecular Scientist (DMS) programs.	
Histologic Technician (HT) programs.	
Histotechnologist (HTL) programs.	
Pathologists' Assistant (PATH A) programs.	

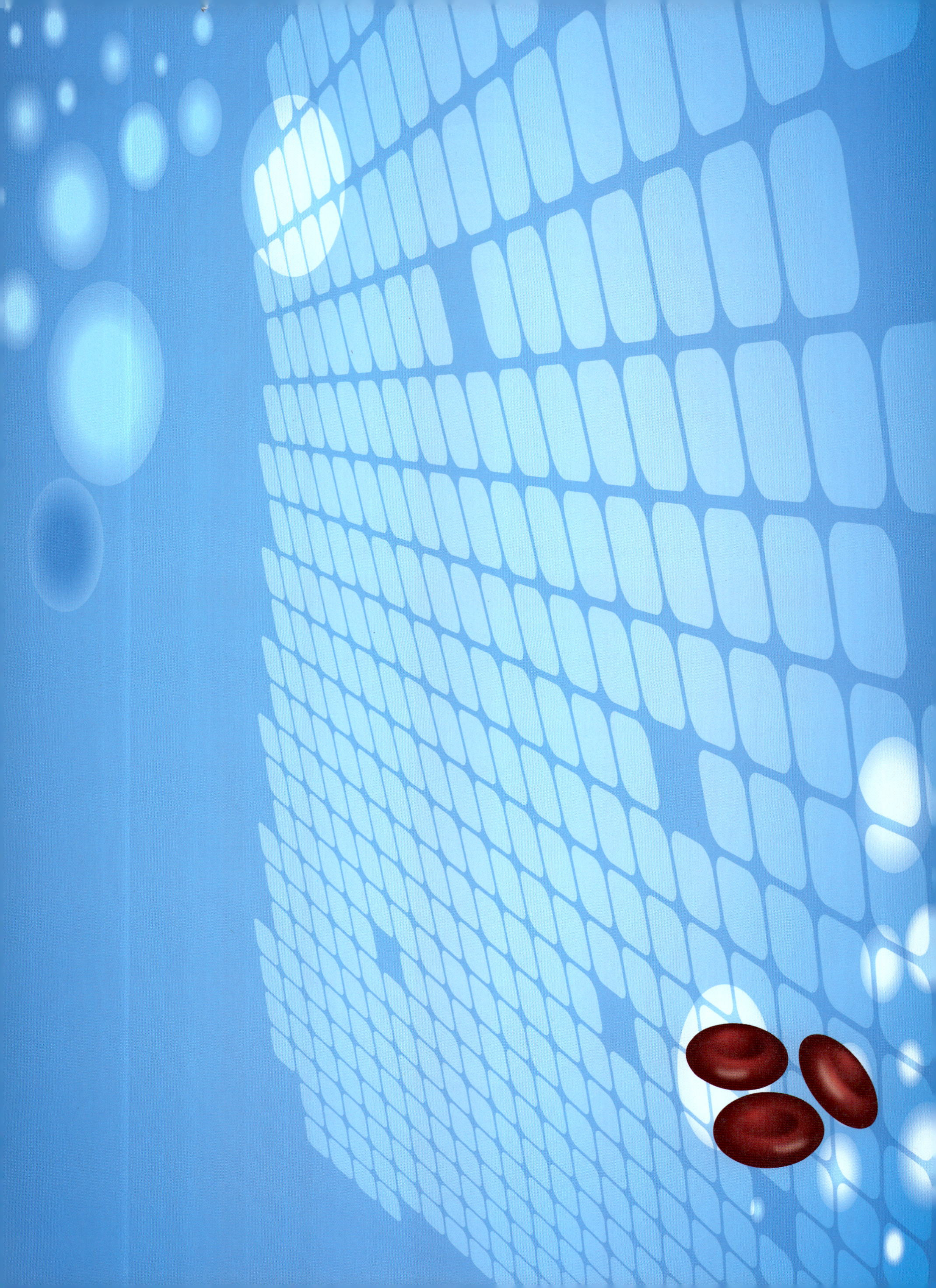

Part 3
진단검사의 활용

개 요

의학의 발전이 특정집단의 독점적 노력으로 진보되어 온 것이 아니다. 즉 의학은 매우 다양한 학문분야의 융합과 노력으로 발전을 거듭하여 왔다. 이러한 추세는 추후 더욱 가속화될 전망이다.

임상병리사는 생체분석전문가들이다. 임상병리사들이 수행하는 검사기술은 의학분야에 활용되고 있는 대표적인 융합기술이다. 그러나 융합기술이 나타나도록 근간을 제공하는 지식은 질병에 관한 다양한 지식이다. 따라서 우리는 질병에 관해 이전보다도 더 많이 더 깊이 알아야 한다. 이것은 환자를 위한 직업적 책무이기도 하지만 학문과 기술과 사회를 더욱 안전하게 하는 일이기 때문이다.

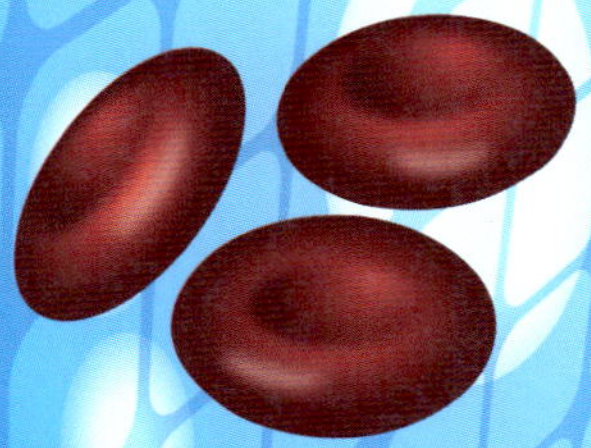

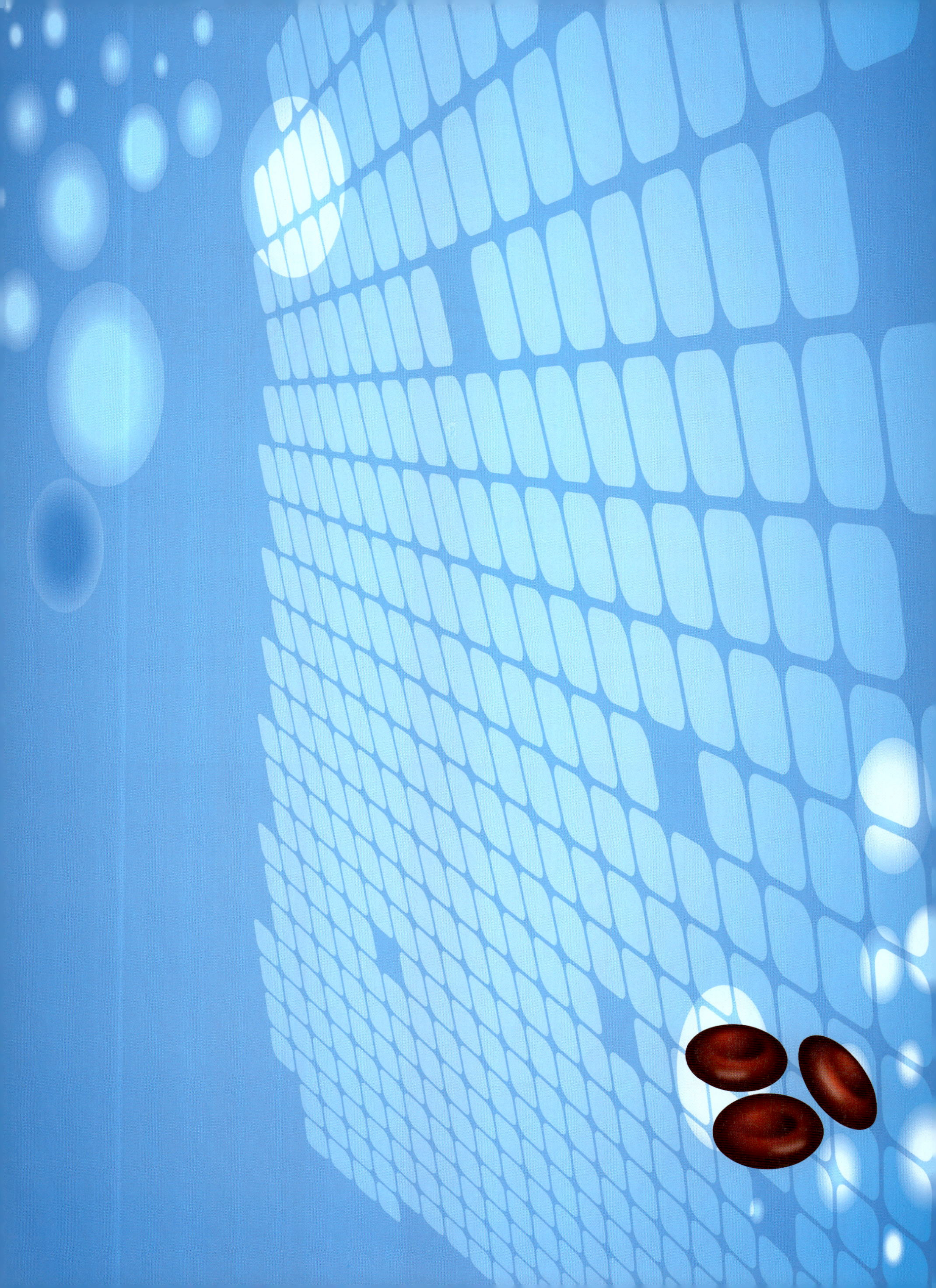

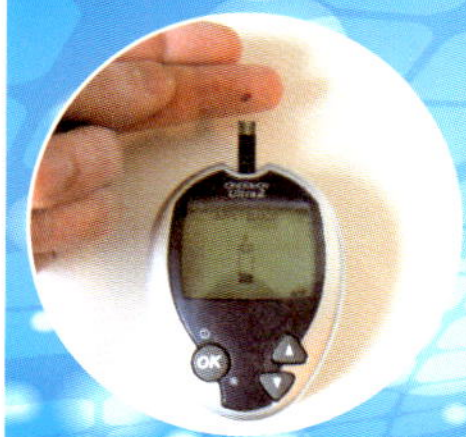

Chapter 15 당뇨검사

학습목표

당뇨병의 일반적 특징을 이해하고 당뇨검사를 실시하는 이유와 당뇨검사를 위한 환자의 준비 그리고 검사실에서 실시하는 당뇨검사의 방법과 검사결과의 의미를 이해한다. 또한 혈당측정의 첨단기술을 이해하고 효과적인 당뇨관리를 위해 추가로 활용되고 있는 검사를 알아본다.

당뇨검사란 일반적으로 혈액에서 포도당(glucose) 수치를 측정하는 것을 말한다. 혈당검사는 정확한 검사를 위해 병원검사실에서 측정하기도 하지만 가정에서 환자나 보호자가 직접 측정하는 자가혈당측정(self-monitoring blood glucose, SMBG)이 더 일반화되어 있다. 자가혈당측정은 당뇨환자의 혈당을 관리한다는 측면에서 매우 유용성 있게 사용되고 있다.

당뇨란 혈액 중 포도당이 상승하는 것을 특징으로 하는 대사성 장애로 인슐린 감수성이 떨어지거나 또는 인슐린의 생산에 문제가 생겨 발생하는 질환이다. 당뇨를 치료하지 않고 방치하면 체내 주요 장기에 영향을 미칠 수 있기 때문에 조기에 진단하는 것과 혈당관리가 매우 중요하다. 따라서 당뇨환자에게 혈당검사는 매우 중요한 행위이다.

요즘은 당뇨병 이전 단계의 상태인 내당능 장애(Pre-diabetes)에서도 대혈관과 관련한 합병증이 일어날 수 있다고 전문가들이 경고하고 있어 조기진단의 중요성이 더욱 높아지고 있다. 그림15.1에서 보듯이 안질환(diabetic eye disease), 중풍(stroke), 심장질환(heart diaease), 고혈압(hypertension), 신장질환(renal diaease), 다리 쪽의 혈류흐름의 저하(foot problems), 신경손상 (neuropathy)이 주요 당뇨합병증이다.

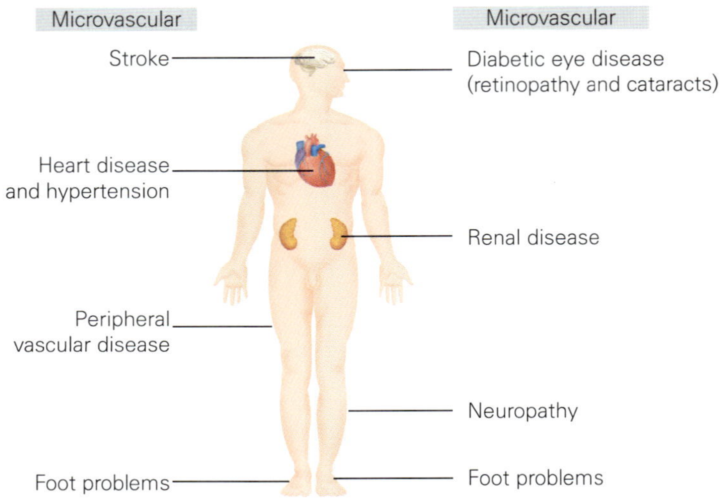

그림 15.1 **주요 당뇨 합병증**

왼쪽은 대혈관에 일어날 수 있는 질환이고 오른쪽은 미세혈관에서 일어날 수 있는 질환이다.

15.1 포도당 검사를 위한 환자의 준비

포도당 검사를 위한 준비는 아래와 같이 검사종류에 따라 다르다.

- 임의 포도당검사는 별도의 준비 없이 가정에서 환자가 직접할 수도 있고 병원에서 검사전문가에 의해 수행될 수도 있다.
- 공복 포도당 검사는 환자가 12-14시간 금식한 후에 수행한다. 이 검사는 당뇨를 진단하기 위해 의사나 임상병리사가 시행하는 가장 일반적인 검사이다.
- 식후 2시간 포도당검사는 환자에게 최소한 탄수화물 75 그램이 함유된 균형 있는 식사를 하게한 후 2 시간 뒤 채혈하여 혈중 포도당검사를 실시하는 방법이다 (식후 2시간 동안은 절대 금식하여야 하고 흡연이나 격한 운동 등도 피하여야 한다).
- 포도당 부하시험은 환자를 12시간 이상 금식시킨 후 포도당 75g을 물에 타서 천천히 마시게 한 다음 1시간 후와 2시간 후의 혈당치를 측정하여 당뇨 이환 여부를 정확히 판단하는 시험이다.

15.2 포도당검사에 대하여

포도당검사는 혈중 액체부분(혈청)의 포도당 수치를 측정하는 것으로, 이 검사는 일차적으로 당뇨의 검색, 진단, 관찰을 하는데 사용된다.

당뇨환자란 체내 포도당 대사가 원활하지 못한 사람으로 이 상황을 오래 방치하면 심각한 건강 문제가 발생할 수 있다. 포도당은 체세포에 의해 사용되는 주요 에너지로 음식물 중 탄수화물이 분해되면서 생기는데, 분해된 포도당은 혈액 안으로 직접 흡수된다. 또한 포도당은 간에서 합성되기도 하며 글리코겐으로 저장되기도 한다. 혈액 내의 포도당 농도가 증가하면 췌장이라는 기관에서 인슐린이 생산되기 시작한다.

인슐린은 매우 중요하다. 왜냐하면 인슐린은 포도당이 세포벽을 통과하여 세포 안으로 이동하는 것을 도와주기 때문이다. 세포 안으로 들어간 포도당은 세포 내에서 에너지로 이용된다. 당뇨가 있는 사람은 인슐린이 충분히 생산되지 않거나, 아직까지는 알 수 없는 이유로 체내에서 생산된 인슐린에 저항성을 나타낸다. 이런 결과로 혈액 내에 과잉의 포도당이 남게 되며 이로 인해 혈관에 장애를 주게 된다.

혈액 내 포도당 량을 측정함으로써 의사는 당뇨를 정확히 진단할 수 있고 치료를 시작할 수 있다. 당뇨에 대한 위험성을 가진 사람들은 의사가 권고하는 기간과 횟수를 지켜 혈당검사를 실시하는 것이 중요하다. 미국 당뇨협회에서는 45세 이상의 사람들에게 매 3년마다 혈당 검사를 하여 당뇨로 이환 되었는지를 확인할 것을 권고하고 있다. 당뇨로 진단된 사람들은 하루에 여러 번 혈당(FDA에서는 일 4회)을 측정하여 허용범위 내에서 유지되는지 주의 깊게 관찰하여야 한다.

많은 종류의 혈액검사는 개원의 진료실, 검사실 혹은 보건소 등의 의료시설에서 시행되고 있지만 포도당 검사는 당뇨환자의 혈당치나 인슐린 불균형을 관찰하기 위해서 가정에서 더 일반적으로 시행되고 있다.

최근 채혈에 대한 환자들의 스트레스를 줄이고 지속적으로 포도당 값을 모니터하기 위하여 채혈하지 않고 팔에 차기만하면 포도당이 측정되는 장치가 개발되었다. 이 장치는 피부에서 흘러나오는 체액을 분석하여 포도당치를 측정하도록 되어 있다. 그 외에도 체내에 이식하여 포도당을 측정하는 장치가 개발되고 있다.

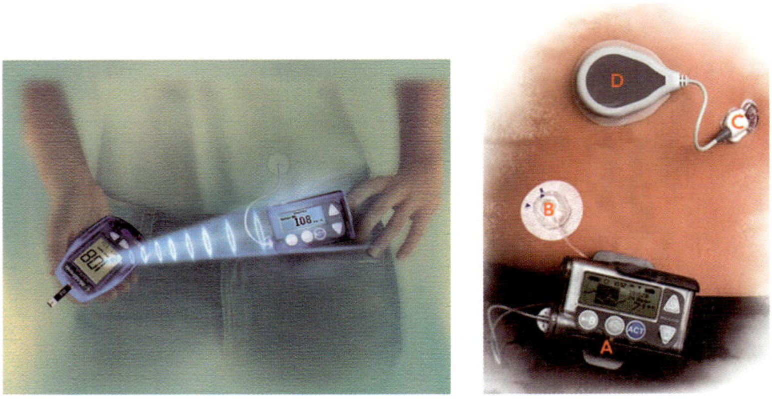

그림 15.2 **혈당측정기와 인슐린 펌프가 무선으로 연결되어 있으며 혈당치에 따라 펌프가 작동하도록 프로그램 되어 있다(왼쪽). 체내 이식 포도당 측정기 (C, D)가 무선으로 실시간 포도당 측정 데이터를 보내어 인슐린 펌프시스템 (A, B)을 작동하도록 하는 장치(오른쪽)**

15.3 포도당 측정의 4가지 시행방법

임의 포도당 검사(random glucose test)는 당뇨로 확정된 환자가 자신의 혈당치를 모니터하기 위하여 시행하는 가장 일반적인 검사이다. 이 검사방법은 검사를 위하여 금식이나 어떤 행위를 금지하지는 않는다. 만일 임의 포도당 검사결과 혈당치가 비정상적으로 높게 측정되었다면 의사는 현재의 혈당관리 상태를 확인하기 위하여 추가검사 등을 시행하게 된다.

공복 시 혈당 검사(fasting glucose test)는 당뇨를 일차적으로 검색하거나 진단하기 위한 검사이다. 채혈 전 환자는 12-14시간을 금식하여야 한다. 이 검사는 통상 연례 건강검진 시에도 시행한다. 일반적으로 환자는 두 번의 공복 시 혈당 검사를 시행 한 후 당뇨진단을 결정하게 된다. 진단이 애매한 일부 경우에는 포도당 부하 시험을 시행하게 된다.

식후 2시간 포도당 검사(two-hour postprandial glucose test)는 당뇨 가능성이 있으면서 공복 시 혈당 검사결과가 애매한 경우에 확진을 위하여 시행한다. 환자는 최소 75 그램의 탄수화물이 함유되어 있는 식사를 한 후 2시간 동안 금식을 하고 혈당 검사를 실시한다. 이때 흡연이나 격렬한 운동을 피하도록 한다. 당뇨가 있는 사람은 인슐린 반응에 큰 차이를 나타냄으로써 인해 식사 후 2시간 부근에 혈당치가 크게 차이가 나는 것을 확인할 수 있다.

포도당 부하시험(혹은 경구 포도당 부하시험 oral glucose tolerance test, GTT시험이라고 부름)은 혈당치를 측정하는데 있어 가장 민감한 방법이다. 포도당 부하시험은 혈당을 검사하는데 있어 가장 시간이 많이 걸리고 복잡하고, 비용이 많이 드는 검사이다. 최근 미국 당뇨협회에서는 이 검사방법을 권고하지 않기로 하였고, 공복 시 포도당검사를 하도록 설득하고 있다. 그러나 만일 공복 시 포도당검사가 애매하거나 정상범위 내에 있지만, 의사가 다른 여러 요인에 근거하여 당뇨라고 의심될 때 포도당 부하시험을 시행할 수 있다. 추가로 포도당 부하시험은 임신성 당뇨, 저혈당증, 흡수불량증 진단을 위해서 일반적으로 시행된다.

포도당 부하시험을 하기 위하여 환자가 지켜야 할 사항

- 밤새 금식을 하여야 한다.
- 포도당검사와 뇨 포도당 검사가 함께 측정된다.
- 환자는 검사를 위해 포도당 용액 75 그램을 마셔야 한다.
- 혈액과 소변 검체를 매 시간마다 채취하여야 하는데 포도당을 마시기 전에 첫 검체를 채취하고 포도당 복용 후 매시간마다 3시간에 걸쳐 시행한다. 이렇게 함으로써 포도당이 체내에서 어떻게 대사되는지를 추적할 수 있다.

지금까지 설명한 혈당검사 외에 헤모그로빈 A1c(HbA1c)라는 검사가 당뇨를 검출하거나 관리하는데 유용하게 사용되고 있다. 이 검사는 혈액 내의 당화혈색소의 양을 측정하는 것이다. 혈색소는 산소를 운반하는 역할을 하는 적혈구 내의 한 부분이다. 당화혈색소는 당화(glycosylation)라고 불리는 과정을 거쳐서 포도당 분자를 붙인다. 일단 한 번 붙게 되면 이 포도당 분자는 적혈구의 수명이 다할 때까지 또는 약 120일까지 혈색소에 붙어 있게 된다. 따라서 이 검사는 얼마나 많은 양의 적혈구가 당화되어 있는지를 퍼센트로 측정함으로써 이전 3개월 간의 혈중 포도당 수치를 예측하는데 사용되고 있다. 이 검사는 당뇨로 확진된 환자를 대상으로 임의 포도당 검사나 공복 시 혈당 검사와 함께 당뇨 상태를 모니터링하고 관리하는데 매우 가치 있는 정보로 활용될 수 있다.

15.4 포도당 검사 결과에 영향을 미칠 수 있는 요소들

임신, 스트레스, 최근 상해나 질병, 육체 활동을 포함해서 많은 요소들이 포도당 값에 영향을 줄 수 있다. 따라서 환자는 검사 전에 식이, 운동, 영양제, 약물 복용 등에 관해 의사나 임상병리사들이 특별히 제한하는 요소들을 준수하여야 한다. 아래에 제한될 수 있는 요소들을 나열하였다.

- 항부정맥 약제 (Antiarrhythmics)
- 항고혈압제 (Antihypertensives)
- Fibrates (콜레스테롤 강하제)
- 이뇨제 (Diuretics)
- 항생제 (Antibiotics)
- 높은 약량의 Aspirin (high doses)
- 단백동화 스테로이드제재 (Anabolic steroids)
- 코티코스테로이드 (Corticosteroids)
- 에스트로겐 (Estrogens)
- 경구 피임약 (Oral contraceptives)
- 베타 차단제 (Beta blockers)
- 항우울제 (Antidepressants).
- Alcohol
- Niacin
- Insulin
- 진통제 (Pain relievers)

15.5 혈당검사 결과의 이해

포도당 측정 값은 데시리터 당 미리그램 (mg/dL)으로 측정된다. 일반적으로 미국당뇨협회에서는 혈당수치가 높고 명백한 당뇨 증상을 나타낸다 하더라도 반복검사로 당뇨를 진단할 것을 권고하고 있다. 아래에 검사결과를 판정하는데 알아야 할 내용을 기술하였다.

- 임의 포도당 검사결과 시 정상범위는 60-124 사이이다. 임의 포도당 검사치가 125 mg/dL 이상인 경우에는 공복 시 혈당 검사치를 참고하여야 한다. 당뇨증상과 함께 임의 포도당검사 결과가 200 mg/dL 이상이고 또 다른 임의 검사로 확인하였다면 당뇨로 진단을 내릴 수 있다.
- 공복시 혈당의 정상치는 70-75 이다. 혈당치가 101-125사이이면 내당능 장애 상태로 진단한다. 내당능 장애를 가진 사람들은 비록 당뇨로 진단되지는 않더라도 뇌졸증이나 심장발작이 일어날 수 있는 위험성이 증가한다고 할 수 있다. 혈당치가 125 이상이면 당뇨를 의미한다. 이러한 결정 값들은 최근에 개정되었고, 당뇨를 조기에 정확히 진단해야 하는 의사들을 돕기 위해 낮추었다.
- 식후 2시간 혈당치의 정상범위는 145 이하이다. 이 값은 나이가 많아질수록 약간씩 높아진다. 200 이상이면 당뇨병을 의미한다.
- 포도당 부하시험은 얼마만큼의 포도당 용액을 복용시켰는냐에 따라 채혈시간과 정상치가 다를 수 있다. 여기서는 가장 일반적으로 시행하는 75 그램을 복용시켰을 경우를 설명한다. 검사 시작 한 시간 뒤 200mg/dL 이하이고, 검사 시작 2시간 후 140 mg/dL 이하이면 정상이다. 검사 시작 2시간 후 140에서 199 mg/dL 사이이면 내당능 장애 혹은 pre diabetes를 의미한다. 반면에 200 mg/dL 이상이면 당뇨로 진단한다.

비정상적으로 높은 혈당치가 당뇨를 의미하기도 하지만 아래와 같은 상태에도 혈당이 높게 나올 수 있다.

- 갑상선기능항진증
- 쿠싱증후군
- 선단비대증
- 췌장염 혹은 췌장암
- 갈색세포종

그러나 아래와 같은 경우에는 비정상적으로 혈당치가 낮을 수 있다.

- 저혈당증
- 흡수불량
- 뇌하수체저하증
- 갑상선기능저하증
- 영양실조
- 인슐린종

15.6 혈당검사의 빈도와 방법

공복 시 혈당 검사는 일반적으로 당뇨를 진단하는데 있어 스크리닝 검사로 추천되고 있다. 포도당 부하시험보다 공복 시 혈당 측정의 좋은 점을 말하자면 당뇨병 전증과 당뇨병을 진단하는 역치를 낮춤으로써 많은 사람들의 포도당 대사감소(내당능 장애)를 조기에 동정할 수 있다는 것이다.

미국당뇨협회에서는 45세 이상의 사람인 경우 매3년마다 공복 시 혈당을 검사할 것을 권고하고 있다. 그렇지만 의사가 만일 당뇨병 발병 위험성 (비만을 포함해서 과체중[체질량지수가 25 이상이면 과체중, 30이상이면 비만], 당뇨가족력이 있거나 운동부족인 사람들)을 가진 사람이라고 판단되면 검사빈도를 더 짧게 줄이거나 더 조기에 검사할 것을 권고할 수도 있다.

당뇨로 진단된 사람들에게는 식이요법 치료가 필수적이며, 수시 포도당검사를 수행하여 하루 중 포도당 치를 관찰하여야 한다.

혈당이나 인슐린 불균형으로 진단된 환자들은 자가혈당측정기를 이용하여 집에서 간단하게 수시 포도당검사를 실시하여 포도당 치를 모니터링 하여야 한다. 이 때 통상 혈액은 손가락 끝을 천자하여 혈액을 얻으며 이 혈액을 측정시약의 패드 위에 떨어뜨리면 패드내의 시약성분에 의한 화학반응의 결과로 색조변화가 유도된다. 요즘은 화학반응의 결과로 발생하는 전류의 세기 변화를 측정하는 방법이 주로 사용되고 있다.

현재 채혈을 하지 않고 포도당을 측정할 수 있는 방법을 많은 과학자들이 연구하고 있고, 이미 한 회사 제품(Glucowatch)은 미국 FDA에 의해 승인을 얻었다. 이 것은 시계처럼 손목에 차는 타입으로 피부로부터 유출되어 나오는 체액의 포도당을 모니터링하는 장치이다. 이것은 환자의 포도당 치를 24시간 모니터링 하도록 설계되었다. 이 외에도 체내 삽입용 포도당 센서 등이 연구 중에 있다.

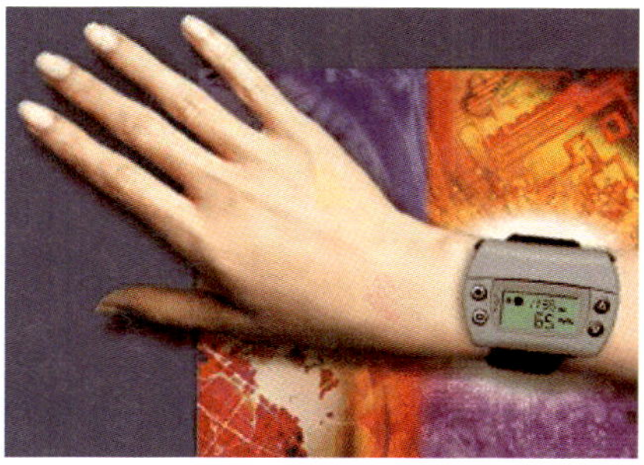

그림 15.3 **Cygnus사에서 개발한 GlucoWatch G2 Biographer.**

피부접촉만으로 gluscose를 측정하며, 매10분 간격으로 혈당치를 측정한다.

환자는 혈당을 주기적으로 체크하면서 공복 시 혈당측정과 HbA1c 검사를 병행하여 측정할 수도 있다. 위에서 설명한대로HbA1c는 당화혈색소 혹은 헤모그로빈에 부착된 포도당 분자를 측정하는 것이다. 이 검사는 주치의가 환자의 지난 3개월 간의 혈당 관리를 평가하는데 이용한다. 이 검사는 일반적인 스크리닝 검사로 추천되지는 않고 혈당관리 프로그램의 효과성을 관찰하기 위하여 제한적으로 활용된다. 다시 말해 이 검사를 통하여 환자가 정상 혈당을 유지하기 위하여 충분히 노력하였는지를 평가할 수 있다. HbA1c의 정상치는 4~6%로 사용하는 장비와 시약에 의해 약간의 차이가 있을 수 있다.

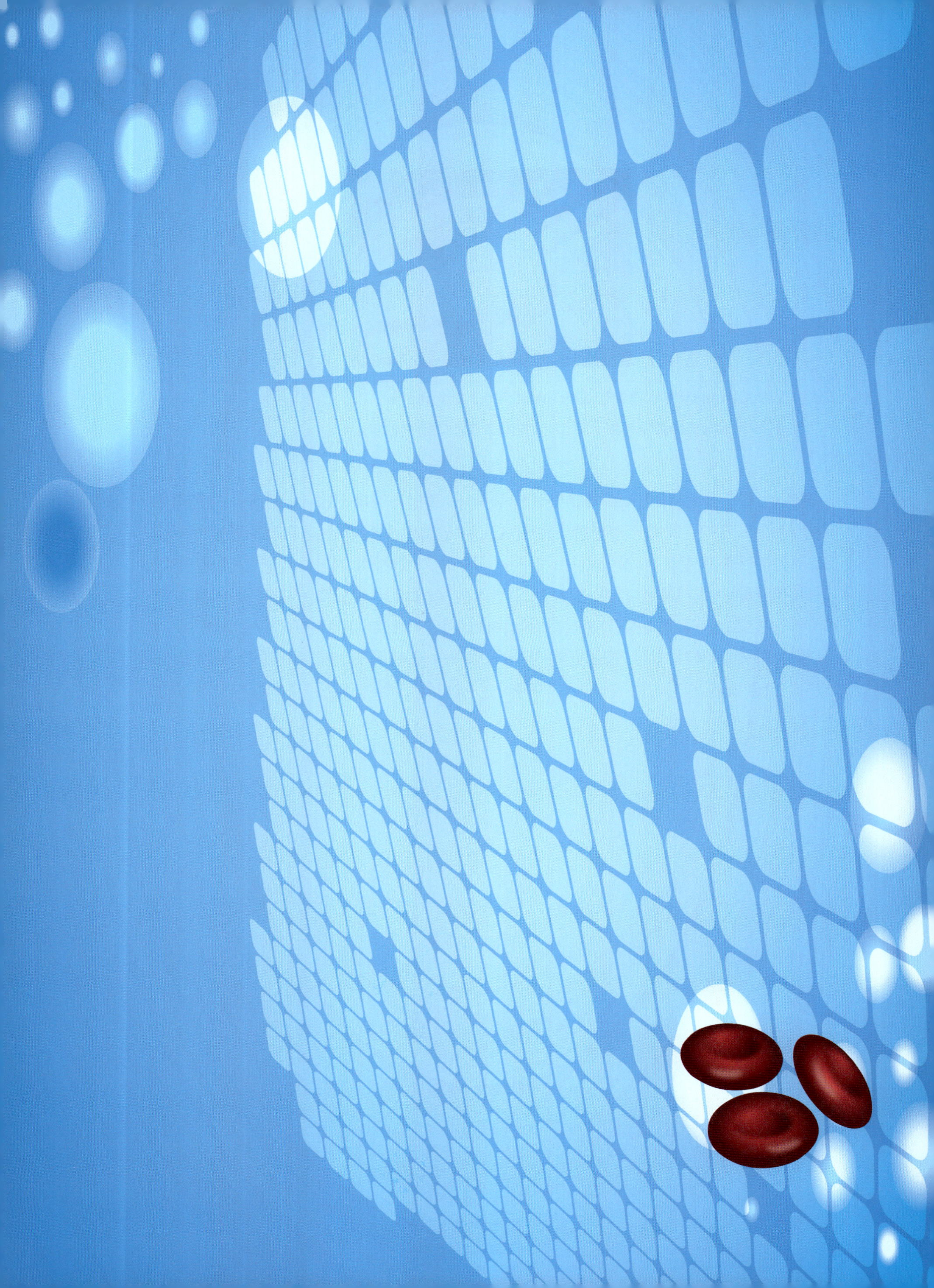

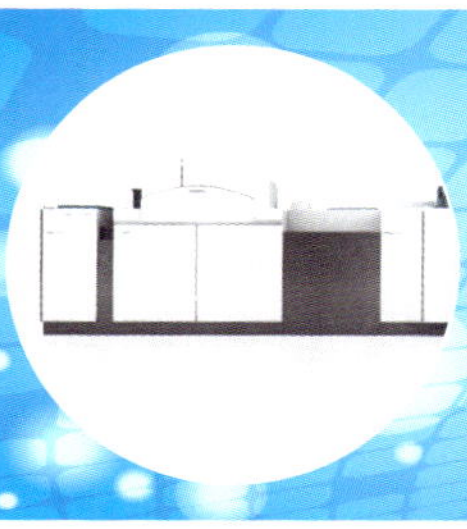

Chapter 16 생화학검사

학습목표

진단검사실에서 가장 많은 검사를 수행하고 있는 생화학검사(또는 임상화학검사)는 환자를 진단하고 치료하는데 있어서도 매우 중요한 정보를 제공하는 진단검사의 주축이라 할 수 있다. 간기능검사, 콩팥기능검사, 심혈관기능검사, 췌장기능검사 등 우리 몸의 중요한 역할을 수행하는 장기들의 기능을 평가하는 것은 물론 항상성유지, 대사질환 검사 등 우리 몸의 전반적 상태 및 성인병의 주요 요인을 발견하고 관리하는 데에도 중요한 역할을 하고 있다. 본 장에서는 장기별 기능검사의 의미와 진단을 위해 실시되는 검사항목 및 그 의의와 이 외에도 통상적으로 실시되고 있는 검사들의 종류와 의의에 대해 학습한다.

16.1 간기능검사

16.1.1 간의 주요 기능

간은 우리 몸에서 매우 중요한 기능을 담당하고 있으며, 체내에서 가장 큰 장기이기도 하다. 간은 약간의 질환뿐만 아니라 70% 가까이 절제되어도 그 기능을 잃지 않고 수행할 수 있고, 재생 능력이 뛰어난 기관이다.

간은 화학공장 같이 다양한 화학반응이 일어나는 곳인데, 이와 같은 반응을 생화학반응이라고 부른다. 간에는 음식으로부터 흡수된 영양소를 옮기는 정맥(문맥)이 소화관에서부터 연결되어 있고 문맥을 거쳐 온 혈액 중에 포함되어있는 물질(영양소 등)은 간에서 효소에 의해 다양하게 처리되어 우리 몸에 필요한 물질(단백질, 지방 등)로 가공된다. 이렇게 만들어진 물질은 필요에 따라 특정 부위에 축적되거나 심장으로 운반된다. 또한 간은 소화를 돕는 담즙을 생산하는 기능도 수행하고 있다. 뿐만 아니라 인체에 유해한 물질을 무독화시켜 외부로 배설하는 기능과 알코올을 분해하는 기능도 간의 중요한 기능 중 하나이다.

간의 중요 기능을 요약하면 아래와 같다.

- 우리 몸에 필요한 영양소(탄수화물, 단백질, 지방 등)를 축적하거나, 인체 활동에 필요한 물질로 재생산하며 필요에 따라 배출도 한다.
- 체내에서 불필요한 노폐물이나 체내로 유입된 유해물질 또는 알코올을 무해하게 바꾸는 역할도 수행한다.
- 담즙(지방의 소화·흡수, 지용성 비타민, 철, 칼슘의 흡수에 필요함)을 생산한다.
- 혈액응고 기능을 수행하는 물질(혈액 응고 인자)의 대부분이 생산된다.
- 철분을 저장하거나 혈액을 축적하는 역할도 한다.

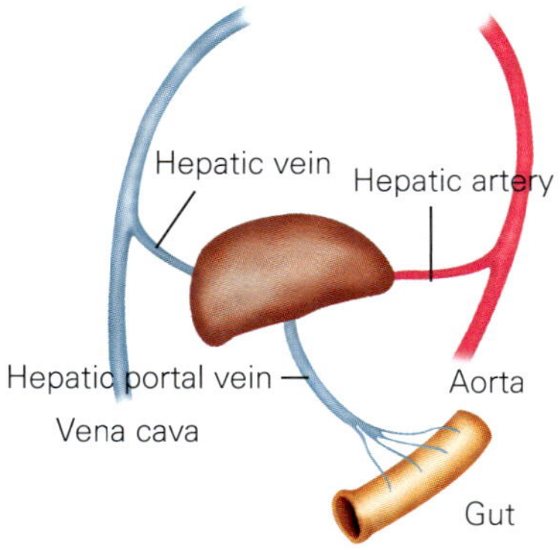

그림 16.1 소화관(gut)으로부터 흡수된 영양소 등은 간문맥(hepatic portal vein)을 통하여 간(liver)으로 이동하고 이어 간효소에 의해 처리된 후 간정맥(hepatic vein)을 타고 대정맥(vena cava)으로 이동하며, 폐순환을 거쳐 심장에 이른다. 이 혈액은 다시 대동맥(aorta)을 거쳐 간으로 이동한다.

16.1.2 혈액을 이용한 간기능 검사의 종류

간은 기능이 다양하기 때문에 진료 목적에 맞는 다양한 간기능 검사가 행해질 수 있다. 여기서는 대표적인 검사 아이템에 대해서만 설명하고자 한다.

1. AST와 ALT

- **AST**(Aspartate Aminotransferase, GOT라고도 불림)
- **ALT**(Alanine Aminotransferase, GPT라고도 불림)

AST와 ALT는 간 외에도 심근, 골격근, 신장의 세포에 포함되어 있는 아미노산 전이 효소로 이러한 장기의 세포에 장해가 발생하면 혈액 중으로 유입된다. AST는 간과 심장 질환의 지표로, ALT는 간 또는 담도 질환의 지표로 사용되고 있다.

참고치

AST : 8～33 U/L

ALT : 4～45 U/L

- ☑ AST의 상승 시에는 급성간염, 만성간염, 알코올성 간염, 지방간, 심근경색, 근질환(진행성 근위축증, 다발성 근염, 피부 근염 등) 등을 예측할 수 있고,
- ☑ ALT 상승 시에는 급성간염, 만성간염, 알코올성 간염, 지방간, 간경변 등을 예측할 수 있다.

또한 AST와 ALT의 비율로 간 질환의 종류를 아래와 같이 대략적으로 예측할 수 있다.

- AST<ALT : 급성 간염, 만성 간염 등
- AST>ALT : 간경변, 간암, 알코올성 간염, 급성 간염의 초기 또는 회복기

2. LDH(Lactate dehydrogenase, 유산 탈수소 효소)

LDH도 AST와 ALT와 마찬가지로 간 외에 심장, 신장, 근육에 많이 포함되어 있는 효소로, 간질환뿐만 아니라 여러 다양한 질환에서도 혈중 농도가 상승한다.

참고치

200～450 U/L

- ☑ 상승 시에는 간질환(급성간염, 만성간염 등), 심장질환(심근경색, 울혈성 심부전 등), 악성 종양, 혈액질환(악성 빈혈, 용혈성 빈혈, 백혈병 등), 임신, 췌장질환, 과격한 운동 후 등을 예측할 수 있다.

3. 혈청 빌리루빈(Serum bilirubin)

빌리루빈은 담즙에 포함된 갈색의 색소(담즙색소)이다. 비장에서 적혈구 구성성분인 헤모글로빈으로부터 생성되고(이를 간접 빌리루빈이라고 부름), 간에서 배설되기 위한 형태(직접 빌리루빈이라고 부름)로 변화된 후 담즙에 합쳐진다. 혈액 중에서는 간접 빌리루빈과 직접 빌리루빈 모두를 볼 수 있고, 이 둘을 합친 값을 총빌리루빈이라고 한다. 빌리루빈이 생성되고 배설되는 과정의 어딘가에 문제가 발생하면 혈액 중의 빌리루빈이 증가하는데 심하면 피부까지 노랗게 변한다(빌리루빈혈증 : 황달). 적혈구가 많이 파괴된 경우에는 간접 빌리루빈이 증가하고, 간이나 담관의 질환에 의해 담즙의 흐름이 나빠졌을 경우에는 직접 빌리루빈이 증가한다고 알려져 있다

참고치(디아조 반응)

총빌리루빈 : 0.2~1.3 mg/dl
간접 빌리루빈 : 0.1~0.8 mg/dl
직접 빌리루빈 : 0~0.4 mg/dl

- ☑ **총빌리루빈 상승 시에는 간질환(간염, 간경변), 담관 질환, 용혈성 질환, 체질성 황달 등을 예상할 수 있고**
- ☑ **간접 빌리루빈 상승 시에는 용혈성 질환 등을 의심할 수 있다.**
- ☑ **직접 빌리루빈 상승 시에는 간질환(간염, 간경변), 담관의 질환, 체질성 황달 등을 예측할 수 있다.**

4. 혈청 담즙산(Serum bile acids)

담즙산(bile acids)은 담즙의 주성분 중 하나로 간에서 콜레스테롤로부터 만들어진다. 장관으로 배설되어 지방의 소화 흡수를 촉진하고, 그 역할을 마치면 일부는 흡수되어 다시 간으로 돌아온다. 혈액 중의 담즙산 농도는, 간 질환 등 장간 순환의 몇몇 장애에 의해 증가한다. 또, 콜레스테롤로부터 합성되어지는 담즙산에는, 콜릭산(cholic acid)과 케노데옥시콜릭산(chenodeoxycholic acid)이 포함되어 있는데 이 비율로 간세포 손상 정도를 진단할 수 있다.

참고치

총 담즙산 : 1~8μmol/l(효소법), 0.29~2.26μg/ml(가스 크로마토그래피법)

콜릭산 : 0.03~0.65μg/ml(가스 크로마토그래피법)

케노데옥시콜릭산 : 0.05~1.30μg/ml(가스 크로마토그래피법)

- 총담즙산 상승 시에는 간염, 간경변 등을 의심할 수 있고
- 콜릭산/ 케노데옥시콜릭산 비율이 저하되면 중증의 간염, 극증간염 등을 예상할 수 있다.

5. ALP(Alkaline phosphatase)

ALP는 다양한 조직에 포함되어 있는 효소로 성장과 함께 변화하며 개인차가 큰 효소이다. ALP의 혈중 농도는 뼈나 내분비 질환에서도 증가하고, 간이나 담낭 질환에서는 담즙의 흐름에 문제가 생겼을 때 증가한다.

참고치 : 110~360 IU/L

- ALP는 간질환, 담관 질환, 뼈 질환, 갑상선 기능항진증, 부갑상선 기능항진증, 궤양성 대장염, 악성 종양, 임신 등에서 증가한다.

6. γ-GTP(γ-Glutamyl transpeptidase)

γ-GTP는 간 외에도 신장, 췌장의 세포에 포함되어 있는 효소이다. 개인차가 큰 효소로 간이나 담도 질환에 의해 담즙의 배설이 원활하게 이루어지지 않거나, 간세포가 파괴되었을 때 혈액 중에 증가한다. 특히 알코올성 간장해에서 유용하게 사용되는 검사이다. 그러나 금주를 하면 빠르게 감소되는 특징을 갖고 있다.

참고치

남자 : 0~50 U/l

여자 : 0~30 U/l

- 알코올성 간장해, 급성 간염, 만성 간염, 간경변, 담도 질환, 심근경색 등에서 증가한다.

7. ChE(Cholinesterase)

콜린 에스테라제는 간에서 합성되어 혈액으로 분비되는 효소이다. 간질환에 의해 단백질을 합성할 수 없게 되면 콜린에스테라제도 만들어지지 않아 혈중 농도가 감소한

다. 그 때문에, 콜린에스테라제의 혈중 농도는 간의 단백질 합성 능력의 지표로서 사용되고 있다. 그 밖에 영양 실조에 의해 만들어지지 않거나 유기인 중독 등에 의해서도 저하된다 .

참고치

부틸티오콜린 butylthiocholine 법 : 3,500~7,700 U/L

콜린옥시다아제 choline oxidase 법 : 782~1,494 U/L

☑ **콜린에스터라제가 저하되면 만성 간염, 간경변, 악성 종양, 유기인계 농약 중독 등을 의심할 수 있고, 상승 시에는 당뇨병, 지방간, 네프로제 증후군, 갑상선 기능 항진증, 천식 등을 의심할 수 있다.**

8. 혈장단백 분획

혈장 단백질은 크게 albumin, globulin, fibrinogen의 3개 분획으로 나누어 지며 이와 같이 분류하는 것을 "혈청단백 분획"이라고 하는데 각 분획의 변동 패턴을 조사하면 병의 진단 등에 도움이 되는 정보를 얻을 수 있다. 자세한 사항은 '혈장단백검사' 편을 참조하도록 한다.

9. 알부민(Albumin)

알부민은 간에서 만들어지는 단백질로 혈장단백의 55%를 차지하고 있다. 주요 역할은 혈중의 수분 조절과 생체물질의 운반자 여러 단백질의 재료로서 사용되기 때문에 아미노산의 저장고로서의 역할도 하고 있다. 자세한 사항은 '혈장단백검사' 편을 참조하도록 한다.

10. 혈중 암모니아(Blood ammonia, NH_3)

단백질이 분해되어 생성되는 암모니아는 인체에 유해하기 때문에 암모니아는 간에서 요소로 전환되고, 이 요소는 신장을 통해 소변으로 배설된다. 따라서, 간질환이 진행될수록 혈중 암모니아가 축적되며(고 암모니아혈증) , 심해지면 혼수상태가 되기도 한다.

참고치

효소법 : 28~70μg/dl

직접 비색법 : 110~130μg/dl

☑ 증가 시에는 간성 혼수, 간경변 등을 의심할 수 있다.

11. 혈액 응고 인자(Blood clotting factor)

혈액을 응고시키는 과정에는 다양한 물질(혈액응고인자)이 관여하는데, 그 대부분이 간에서 만들어진다. 따라서 혈액응고 과정의 기능과 상태를 검사하는 시험(prothrombin time, thrombo test)이 간의 단백질 합성능 지표로써 사용되고 있다.

12. 간염 바이러스 표지자

바이러스에 감염된 사람의 혈액 중에는, 바이러스의 일부인 「항원」과 이것을 공격하기 위해서 우리 몸에서 만든 「항체」가 존재한다. 「항원」이나 「항체」가 발견되면, 간염 증상이나 바이러스 자체가 검출되지 않아도 바이러스에 감염된 것을 알 수 있다. 이러한 바이러스의 항원이나 항체를 「바이러스 표지자」라고 부르는데 이와 같은 표지자들을 조사함으로써 바이러스의 감염이 초기 감염인지 현증 감염인지 혹은 과거 감염인지를 알 수 있다. 아래는 혈액으로 검사할 수 있는 간염 바이러스별 표지자들을 나열한 것이다.

- A형 간염 바이러스 : HAV 항체
- B형 간염 바이러스 : HBs 항원, HBs 항체, HBc 항원, Hbe 항원, Hbe 항체 등
- C형 간염 바이러스 : HCV 항체

13. AFP(Alpha-feto protein)

AFP는 원래 정상적인 태아의 간에서 만들어지고 태어남과 동시에 합성이 중단되는 단백질이다. 그러나 간세포가 변성하여 간세포암(원발성 간암)이 발생하면 간이 태아기 때처럼 AFP를 합성하게 되고, AFP의 혈중 농도가 높아진다. 그 때문에 AFP가 간세포암의 종양 마커(표지자)로써 사용되는 것이다. 그러나 다른 곳으로부터 간에 전이된 암 세포의 경우에는 AFP 합성을 유도하는 경우가 흔치 않은 것으로 알려져 있다.

참고치

20 ng/ml 이하

☑ AFP는 간세포암(1,000 ng/mL이상), 극증간염, 간경변, 만성 간염 등에서 증가한다.

16.2 신장기능검사

신장은 강낭콩 모양의 장기(길이 10~12 cm, 폭 5~6 cm, 두께 3~4 cm)로 등뼈의 양쪽에 좌우 대칭으로 위치하고 있다. 뇨관, 방광, 요도와 연결되는 비뇨기계의 출발점으로 혈액의 노폐물을 걸러내 요를 만들어 내는 장기이다.

16.2.1 신장의 기능

사람이 살아가기 위해서는 음식이나 산소를 섭취하여야 하고, 신진대사(몸에 필요한 물질을 변화·가공하는 것)를 통해 다양한 노폐물을 만들어 내고 있다. 신장은 우리 몸을 순환하고 돌아온 혈액 내 노폐물(요소, 요산, 크레아티닌 등)을 여과하고 몸에 불필요한 물질을 소변으로 배설하는 기능을 수행하는 기관이다.

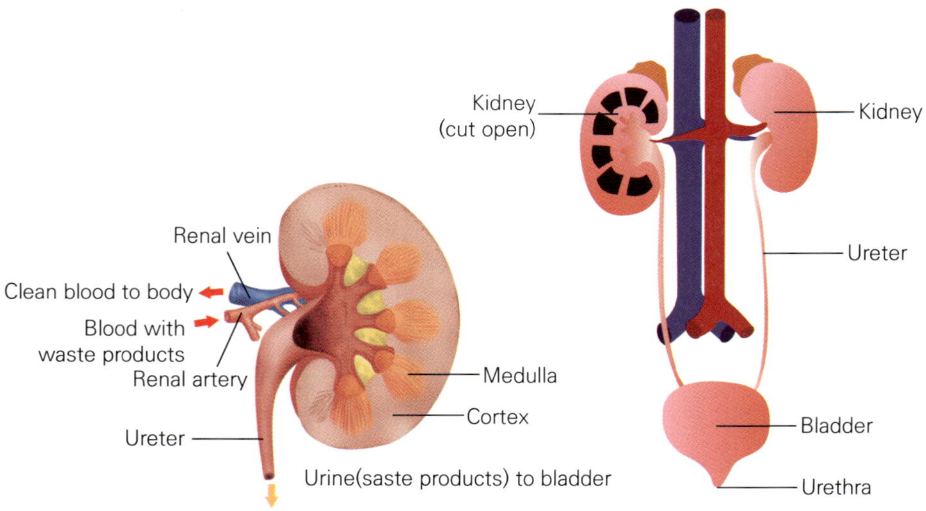

그림 16.2 신장의 위치, 구조 및 기능.

신장(kidney)은 비뇨기계의 핵심장기로 혈액의 노폐물을 걸러내거나 인체에 필요한 물질을 재흡수하여 몸의 평형을 유지하게 하는 우리 몸에 없어서는 안될 주요 장기이다.

1. 신장기능과 관련한 질환

신장 검사는 신장기능의 정도를 알기 위해 실시하는 검사이다. 신장의 기능을 나쁘게 하는 요인은 신장자체에서 발생하는 질병뿐만은 아니라 다른 질병과도 연관되어 있다. 즉, 전신성 질환(교원병, 당뇨병, 통풍, 고혈압 등)이나 간질환, 임신, 약물 등도 신장의 기능을 나쁘게 할 가능성이 있다. 그 중에서도 고혈압과 신장의 관계는 매우 밀접한데 신장기능이 나빠지면 점차 혈압이 높아져 고혈압에 걸리거나 또는 혈압이 높은 상태로 계속 유지되면 신장의 기능이 떨어지기 시작한다.

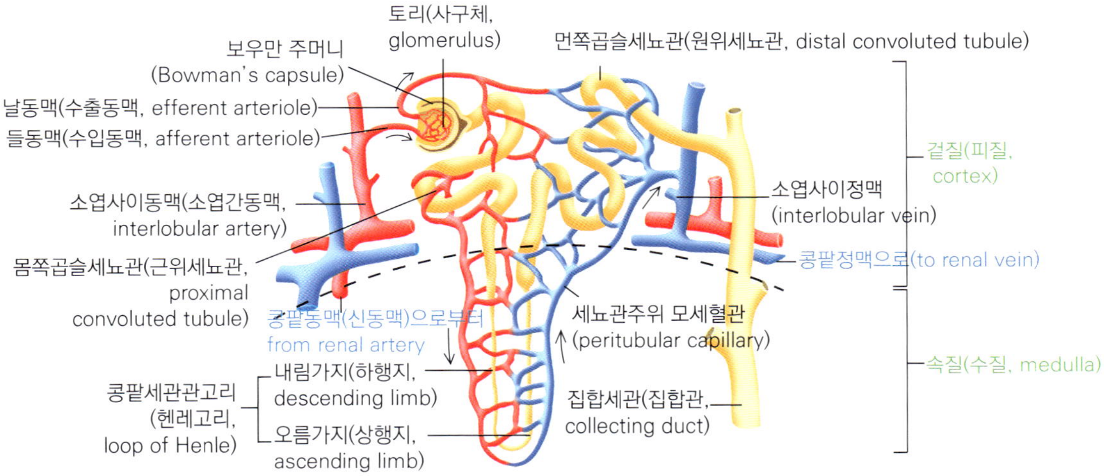

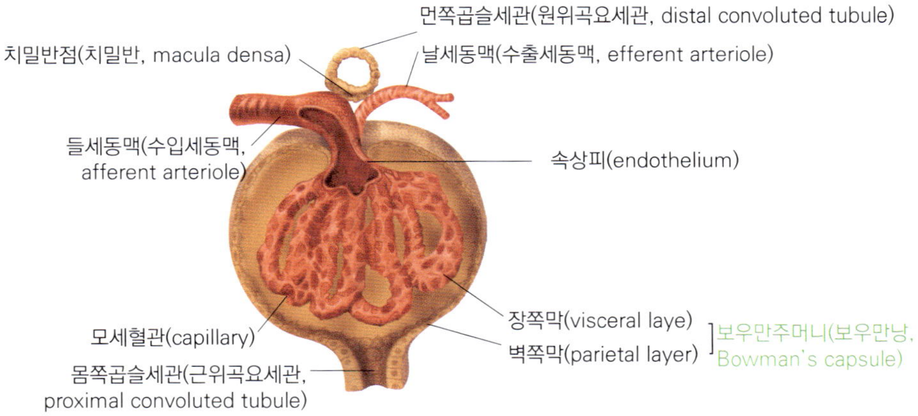

그림 17.3 **신장의 기본단위인 네프론(nephron)과 인체의 유효성분 외의 물질을 여과하는 사구체(glomerulus), 그리고 사구체를 싸고 있는 보먼 캡슐(Bowman's capsule)의 형태**

2. 신장의 주요 질환

- 사구체신염 : 사구체의 염증으로 결국 요세관에도 영향을 미침
- 신우신염 : 세균 감염에 의한 신우와 신장 실질의 염증
- 신결석 : 신장(주로 신배, 신우)에 결석이 생기는 질환
- 다낭성 신종 : 수액으로 꽉찬 낭종이 정상 신장 조직을 대체하는 질환
- 폐색성 신부전 : 사구체에서 만들어진 원뇨가 요세관, 신우, 뇨관, 방광, 요도의 어딘가에서 막혀 배설되지 않는 질환
- 신장 경화증 : 신장 내의 가는 동맥이 경화, 염증, 괴사되어 신장 전체가 딱딱해지고 작아지는 질환
- 신모세포종(윌름즈종양) : 신장에 생기는 종양
- 네프로제 증후군 : 뇨로 다량의 단백질이 빠져 나오는 상태
- 요붕증 : 비정상적으로 비중이 낮은 뇨가 대량으로 배설되는 상태
- 신부전 : 신장의 기능이 1/4이하로 저하되어 노폐물이 배설되지 않고 혈액 중에 정체되는 상태

16.2.2 신장기능검사의 종류

1. 소변검사

신장에 관한 주요 검사는 우선 소변검사부터 시작하지만 여기서는 방사선학적 검사와 임상병리 검사 중 혈액을 이용한 검사와 조직검사를 설명하고 소변검사에 관한 자세한 사항은 '요검사'에서 다루도록 한다.

2. 혈액 검사

신장의 기능을 나쁘게 하는 것은 신장 그 자체에서 발생한 병 때문만은 아니다. 따라서 그 원인을 밝혀내기 위해서는 신장 이외의 질병이 있는지를 조사할 필요가 있기 때문에, 다양한 혈액검사를 실시한다. 혈액검사 중 요소질소(BUN)와 크레아티닌(creatinine)은 신장의 이상유무를 판단하는데 특히 중요하게 이용되고 있다. 요소질소는 단백의 최종 대사산물인 요소 중의 질소를 말하는데 급성 사구체신염, 만성 사구체신염, 심부전 등에서 상승하며, 크레아티닌은 혈중 비단백성 질소화합물 중의 하나로 신장 기능의 지표로 사용되며 임상 검사 빈도가 매우 높다. 이 외에도 cystatin-C 등 다양한 혈액 및 요를 이용한 검사가 있다.

참고치

BUN : 8~22 mg/dL

Creatinine : Male 0.7~1.3 mg/dL, Female 0.5~1.0 mg/dL

3. 신장생검(신장생검법)

신장의 조직 일부를 채취해 현미경으로 세포를 관찰하는 검사로 가장 정확한 검사이다. 피부를 절개하고 조직을 채취는 방법과 정맥성 신우 조영이나 초음파 검사로 위치를 확인하면서 바늘로 찔러 조직을 채취하는 방법이 있다.

4. 화상검사

통상 소변검사로 신장의 이상을 알 수 있지만 진단의 정확도를 향상시키기 위해 아래와 같은 화상검사를 실시해 신장 질환의 유무나 진행 상태를 조사하기도 한다. 화상검사의 공통적인 목적은 신장의 윤곽, 신배, 신우, 뇨관, 방광의 형태를 관찰하고 암이 있는 장소나 그 범위를 알아내는 것이다. 다시 말해 형태학적 진단이라고 할 수 있으며 아래와 같은 다양한 검사들이 활용되고 있다.

- 초음파 검사

현재 널리 사용되는 검사법으로 신장뿐만 아니라 다양한 장기의 검사에 사용되고 있다. 배에 접촉시킨 접촉센서로부터 초음파가 나오고 그 초음파를 화상 처리하는 것으로, 실시간으로 인체 내부를 볼 수 있다.

- CT(컴퓨터 단층촬영) 검사

이 검사법 역시 여러 장기의 화상검사에 사용되고 있다. CT검사는 X선에 의한 화상을 컴퓨터로 처리하는 것으로, 몸을 세로축으로 둥글게 잘라 얻은 화상을 진단에 이용하고 있다.

- 정맥내 신우조영법(Intravenous pyelography: IVP)

신장에서 신속하게 배설되는 불투명한 방사선 조영제를 주입한 후 X선 촬영을 실시하는 검사이다.

-MRI(자기공명 화상) 검사

방사선을 사용하지 않고 자기장과 고주파를 사용하므로 인체에 무해하고, CT보다 정밀한 영상을 얻을 수 있으며, 가로로 자른 단면뿐만 아니라 원통형이나 원뿔형의 단면도 촬영할 수 있는 등 여러 가지 장점으로 인해 널리 쓰여지고 있다.

-신장 신티그래피(Scintigraphy)

신장으로부터 배설될 수 있는 방사성 동위체를 주입하고 신장의 화상을 얻는 검사이다.

16.3 심혈관기능검사

우리나라도 최근 식생활의 변화 등으로 심혈관 질환이 증가하고 있는 추세이며, 또한 노인인구의 증가 등으로 대사성 질환이 증가하고 있어 심혈관 질환을 평가하기 위한 검사의 수요가 급격히 증가하고 있다. 현재 심혈관 질환을 진단하고 관리하는데 사용하는 혈액검사는 환자의 심혈관 기능평가에 가장 일반적으로 사용되고 있는 검사이다. 여기서는 심혈관 기능검사(cardiovascular function tests)에 사용되고 있는 검사들과 관상동맥심장질환과 연관된 질환 및 증상을 간략히 설명하겠다.

16.3.1 관상동맥심장질환 종류 및 증상

관상동맥심장질환은 심장에 혈액을 공급하는 동맥의 이상으로 생기는데 그 증상은 아래와 같다.

- **협심증** : 활동을 하면 증상이 나타나고 휴식을 취하면 없어지는 가슴 통증. 협심증은 동맥이 부분적으로 막혀서 생기며 산소 필요량이 증가할 때 심장근육에 산소를 가진 혈액이 충분히 공급되지 못해서 생기는 증상이다.
- **심근경색증** : 심장근육 일부가 괴사될(죽을 때) 때 생기는 심한 가슴통증. 보통 동맥이 완전히 막혔을 때 생기며 막힌 부위에는 혈액이 전혀 공급되지 않는다.
- **부정맥** : 심장 손상으로 발생하는 비정상적인 심장박동 증상이며 가슴 두근거림(심계항진) 증상으로 나타날 수 있다.
- **심장기능부전** : 심장의 펌프작용이 약화되는 것을 말하며 체내에 수분 저류가 생겨 호흡곤란이나 발목부종과 같은 증상이 나타날 수 있다.

16.3.2 심장 효소검사 및 특이검사

심근경색으로 의심되는 흉통 환자가 응급실에 내원하면 심전도 검사와 혈액검사를 하게 되는데 이 때 응급진료팀에 의하여 내원 30분 이내에 최종치료 방침이 결정되어야 하기 때문에 검사의 정확성과 신속성이 매우 중요한 과제이다. 현재 아래의 검사들이 심혈관 질환과 관련하여 중요하게 사용되고 있다.

1. 크레아틴 포스포키나제(Creatine phosphokinase, CK): CK는 가슴 통증이 심장마비가 원인인지 아닌지를 결정하는 매우 의미있는 검사이다. CK는 전형적으로 4시간에서 8시간 사이에 증가하고 심장마비 증상 후 72시간 후 정상으로 돌아온다.

2. 트로포닌 T(Troponin T): Troponin T는 심근 질환에 대한 고감도의 특수 지표로 알려져 있다. Troponin T는 환자의 혈액검사를 통해 중증 심근경색뿐만 아니라 경증 심근 질환(MMD)을 발견하는 데에도 활용된다. 따라서 환자에게서 Troponin T 수치가 증가했을 경우, 심전도에 이상이 없고 증세가 분명치 않더라도 주의하여야 하며 더 많은 검사를 시행하여 확인할 필요가 있다.

3. 호모시스테인(Homocysteine): 호모시스테인은 혈액 내에 존재하는 아미노산으로 혈액 내 농도가 너무 높으면 관상동맥 심장질환, 뇌졸증과 말초혈관 질환의 강한 위험성과 관련 지을 수 있다.

4. BNP / pro-BNP: 심부전을 정량적으로 평가할 수 있는 생물학적 지표로 조금만 높더라도 장기적으로 예후가 불량할 수 있으므로 주치의를 통한 적극적인 관리가 필요하다. 그러나 신부전 등의 신장질환이 있을 경우에도 증가하므로 진단에 주의를 요한다.

   Troponin-T와 Troponin-I는 심근경색의 유무판정을 위한 검사이고, CK-MB는 심근의 변화를 보는 검사이다. 심근경색의 초기진단 시에는 Troponin-T 또는 I와 CK-MB검사의 동시 실시가 중요하나, 진단 이후의 추적검사 시에는 CK-MB검사만 시행하는 것을 일반적으로 추천하고 있다.

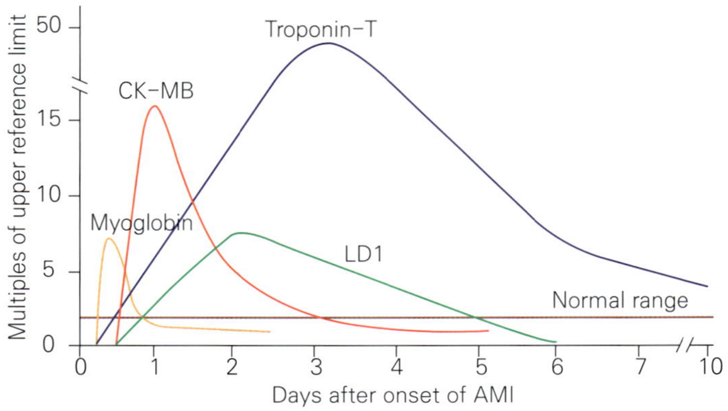

그림 16.4 **급성심근경색의 생화학적 표지자 상승피크와 지속시간**

5. ST2: ST2는 심장재형성(cardiac remodeling) 및 심근조직의 섬유화 정도의 평가에 활용될 수 있는 표지자이다. 심근경색, 급성관상동맥증후군, 심부전의 정도에 따라 반응하여 나타나며 만성 심장질환의 예후평가에 유용하게 활용될 수 있다. ST2는 NTproBNP처럼 신장기능에 영향을 받지 않을 뿐 아니라 급성대상성 심부전(ADHF) 환자의 1년 사망위험율을 가장 잘 반영하는 것으로 알려져 있다.

6. 혈청 미오글로빈 검사(Serum myoglobin test): 심장발작 후 심장 근육의 손상 정도를 측정하기 위해 사용하는 검사로 심근에 괴사가 일어나기 시작하면 가장 먼저 미오글로빈의 혈중 농도가 상승한다.

16.3.3 혈액 지방 프로필(Blood fat profile)

지질 판넬이라고 부르기도 하는데 이 검사는 혈액에서 지방과 지방 유사물질들을 측정하는 것이다. 만일 이것들이 비정상적으로 높으면 심장질환과 관련이 있을 수 있다.

1. 총콜레스테롤(Total cholesterol): 높은 총콜레스테롤치는 심장질환과 관련이 있다.

2. LDL 콜레스테롤(LDL cholesterol): 저밀도 리포단백 혹은 나쁜 콜레스테롤이라고도 하며 죽상동맥경화증과 관련이 깊다. 죽상동맥경화증(atherosclerosis)이란 대동맥같은 탄력성이 있는 동맥의 내층에 지방과 콜레스테롤로 이루어진 죽종이 생기는 병태를 말한다. 죽종이 생긴 동맥은 죽종이 혈관의 내부로 돌출하게 되어서 혈관의 내경이 작아지게 되고 이로 인해 혈액의 흐름을 방해하게 되어 심근경색, 협심증 등이 발생하게 된다.

3. HDL 콜레스테롤(HDL cholesterol): 고밀도 리포단백 혹은 좋은 콜레스테롤이라 불리며 심혈관질환을 예방하고 보호하는 역할을 한다.

4. 중성지방(Triglycerides): 중성지방이 높으면 심장질환과의 관련성을 높게 평가하여야 한다.

5. 초저밀도 리포단백(VLDL, very low density lipoprotein): 혈액 내에서 지방을 운반하는 또 다른 운반자로 죽상동맥경화증과 관련이 있다.

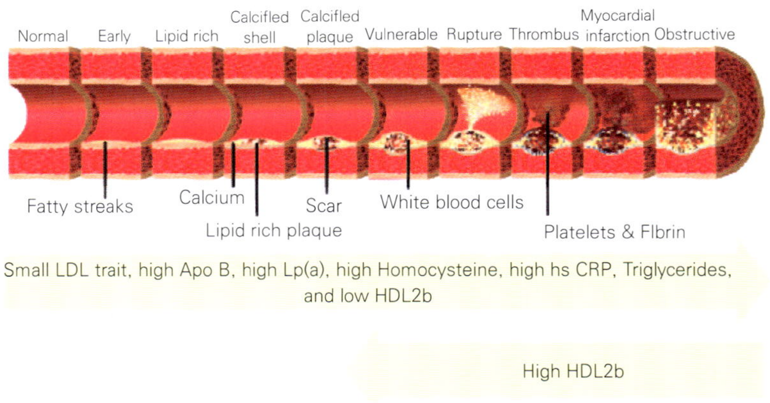

그림 16.5 **심혈관 질환의 진행과정과 관련 검사결과의 증감**

16.3.4 심혈관 검사 평가에 도움이 되는 혈액검사

1. 항스트렙토리신-O검사(Antistreptolysin-O test): 스트렙토리신은 연쇄상구균에 의해 만들어지는 단백질이다. 연쇄상구균 감염 때문에 체내 면역반응이 증가하면 스트렙토리신에 대한 항체가 증가한다. 따라서 스트렙토리신에 대한 높은 항체값(이 항체를 항스트렙토리신 항체라고 부름)은 연쇄상구균에 의해 발생할 수 있는 심내막염 혹은 류마티스성 발열 같은 질환을 의심할 수 있다.

2. 동맥혈 가스분석(Arterial blood gases): 이 검사를 위한 채혈은 팔의 중간 부위에 있는 정맥(산소가 적은 혈액) 대신에 손목 부위의 동맥(산소가 풍부한 혈액)에서 채혈하여 검사를 실시한다. 이 검사를 통하여 혈액내의 산소량과 이산화탄소량을 평가할 수 있는데, 이 데이터는 혈액의 산·염기 평형의 조절과 밀접한 관계가 있다.

3. 혈액칼슘 검사(Blood calcium test): 혈액 칼슘치를 측정하면 많은 심혈관 문제의 진단을 내리는데 도움이 된다. 칼슘은 적정한 혈액응고를 위해서도 중요하다. 그리고 비정상치는 신장질환이나 갑상샘 질환의 신호일 수 있다.

4. BNP 혈액검사(BNP blood test): BNP 검사는 최근 개발된 검사이다. 'B-형 나트리유레틱 펩티드(*B-type natriuretic peptide*)'라 불리는 호르몬으로 심부전이 발생할 때 나타난다.

5. C-반응성 단백 검사(C-reactive protein test, CRP test): CRP는 염증의 결과로 신체에서 만들어지는 물질로 염증 표지자로 활용되고 있다. CRP 값은 심장발작이나 뇌졸증을 앓고 있는 환자의 위험성에 대해 중요한 정보를 제공할 수 있다.

6. 이산화탄소 농도(Carbon dioxide content, CO_2): CO_2값은 일반적으로 호흡에 문제가 있는 환자들의 조사 및 진단 도구로써 사용된다. 이 검사는 만성폐쇄성 호흡질환 (chronic obstructive pulmonary disease, COPD) 같은 상태를 진단하는데 도움을 줄 수 있다.

7. 일반혈액검사(Complete blood count, CBC): 이 검사는 매우 일반적인 검사로 혈구의 형태와 존재여부, 상태, 수(상대적 비율) 등에 관한 중요한 정보를 제공할

수 있다. 백혈구 수가 증가한 것은 심장마비, 감염 혹은 류미티스성 관절염 같은 염증 질환의 지표가 될 수 있다. 흡연 그리고 심장 이상이나 결함 혹은 기형 같은 선천성 심장질환과 탈수, 신장질환에 의해 적혈구수, 적혈구백분율 혹은 혈색소 농도가 높게 측정될 수 있는데 이것은 체내 산소의 부족을 의미한다. 혈색소 혹은 적혈구 백분율이 낮으면 빈혈을 의심할 수 있는데 빈혈은 항응고제 치료를 받고 있는 심장질환 환자들에서는 출혈과 관련된 합병증을 예측할 수 있다.

8. 전해질 판넬(Electrolyte panel): 이 검사는 혈액내의 나트륨, 칼륨, 염소, 이산화탄소의 양을 측정하는 것으로 심장이나 심혈관계의 기능이 잘 유지되고 있는지를 평가할 수 있다.

9. 적혈구 침강속도(Erythrocyte sedimentation rate, ESR): 적혈구가 혈장으로부터 분리되어 일정시간 안에 테스트 튜브의 바닥 쪽으로 가라앉는 비율을 측정하는 검사이다. 높은 측정값은 심장발작, 류마티스열, 거대세포 동맥염, 심한 빈혈, 암 재발, 이 외에 다른 상태에서 나타날 수 있다. 낮은 측정값은 심부전, 낫세포빈혈증, 그 외에 다른 질환과 관련이 있다.

10. INR/프로트롬빈 검사(INR/prothrombin test): 혈액이 응고되는데 얼마나 오래 걸리는지를 평가하는 응고검사의 한 형태이다. 프로트롬빈은 응고를 형성하기 위하여 트롬빈으로 전환되는 단백질이다. 와파린 같은 항응고제 치료를 받고 있는 사람은 이 검사를 정기적으로 실시하여야 한다.

16.4 췌장기능검사

16.4.1 췌장의 기능

췌장 기능검사에 대해 설명하기 전에 췌장의 기능에 대해 간략하게 설명하면, 췌장은 위의 뒤편 등쪽에 위치하고 있다. 형태는 건강한 성인에서는 길이 15cm 정도로 바나나 형태와 비슷하며 가로로 놓여 있다. 앞쪽 부분이 크고 십이지장의 C자형으로 구부러진 부분에 끼어 있으며, 앞쪽에서 꼬리 쪽으로 갈수록 가늘어지고 끝은 비장과 접해 있다. 무게는 건강한 성인에서 70~100g으로 작은 장기이지만 생명 유지를 위해 중요한 기능을 하고 있다.

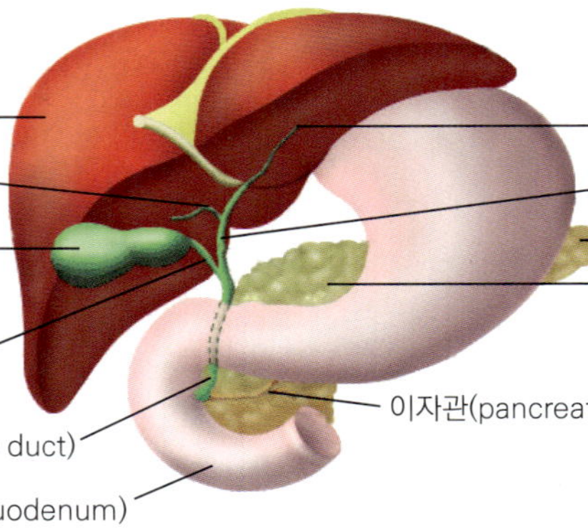

그림 16.6 **간(liver), 담낭(gallbladder), 십이지장(duodenum) 그리고 췌장(pancreas)**

췌장의 세포는 '외분비 세포'과 '내분비 세포' 2종류가 있으며 그 작용도 다르다. 외분비 세포는 영양소를 소화하고 흡수하기 위해 단백질 , 지방질 , 당질의 각 영양소를 소화하는 효소를 만들어 십이지장으로 보내는 역할을 한다. 이런 효소를 포함한 췌장 분비물을 '췌장액'이라고 부르는데, 췌장 내부에 있는 가는 췌관을 통해 십이지장 유두라고 불리는 출구를 통해 십이지장으로 운반되며, 음식을 소화시킨다. 췌관의 출구 부근은 담관과 만난다 . 또 하나인 '내분비 세포'는 흡수한 영양소를 에너지화하거나 또는 축적할 때에 필요한 호르몬을 만들고 분비한다. 주요 호르몬은 혈액 중의 당분을 조절하는 인슐린이나 글루카곤(glucagon) 등이다.

16.4.2 혈중 인슐린 농도 및 C - 펩티드 농도 측정

1. 혈중 인슐린 농도 및 C - 펩티드 농도 측정

혈중 인슐린, C - peptide 농도 측정은 당뇨병을 관리하기 위해 혈당치와 동시에 측정할 수 있는 검사이다. 췌장에서 만들어진, 인슐린이 되기 전 물질인 pro-insulin은 인슐린과 C - 펩티드로 분리되어 혈액 중으로 방출된다. 혈액 중의 인슐린이나 C-펩티드의 양은 췌장에서 분비되는 인슐린의 양이나 혹은 인슐린이 효과가 있는지 여부를 판단하는 데에 참고로 이용된다.

당뇨병으로 인슐린 주사를 맞고 있거나 인슐린에 의한 항체가 있는 경우에는 C - 펩티드를 측정한다.

건강한 사람은 식사를 한 후에 혈당치가 오르면 그와 동시에 인슐린이 분비되어 혈중의 인슐린 농도도 높아진다. 반대로 혈당치가 내려가면 인슐린 농도도 내려간다.

16.4.3 인슐린 분비기능 검사

사람은 살아가는데 필요한 에너지를 음식으로부터 얻고 있는데, 그 중에서도 주로 밥이나 빵, 면류 등 당질로부터 에너지를 섭취하고 있다. 당질은 체내에서 분해되어 포도당이 되고 혈액에 의해 운반된다. 췌장으로부터 분비되는 호르몬인 '인슐린'은 포도당이 근육조직에서 에너지로 사용되는 것을 돕거나 남은 포도당을 지방조직에 축적시키는 기능을 한다. 따라서 혈액 중의 인슐린의 농도를 측정하면 췌장으로부터 분비되는 인슐린의 양이나 인슐린의 효과를 평가할 수 있다. 이 검사결과는 당뇨병으로 인슐린 주사를 맞는 사람의 췌장기능을 확인하거나, 그 외의 췌장 질환, 간 질환, 갑상선 기능항진증, 뇌종양, 부신피질 기능 저하증 평가 등에 사용된다.

16.4.4 혈청 아밀라아제 검사(Serum amylase)

입으로 섭취한 음식을 체내에서 영양분으로 흡수하려면 췌장으로부터 분비되는 다양한 효소가 있어야 한다. 만약 췌장에 어떠한 장해가 발생했을 경우, 췌장에서 만들어지는 효소가 혈액 중으로 빠져 나와 혈액 중의 효소의 양이 증가하거나 그 반대로 효소가 만들어지지 않아 양이 줄어들게 된다. 따라서 혈중이나 뇨 중의 효소를 측정하는 검사를 실시함으로써 췌장의 병태나 기능 등을 조사할 수 있다.

췌장 소화효소 중 전분이나 글리코겐 등 당질을 분해하는 아밀라아제가 있는데, 아밀라아제는 침샘에서도 분비되고 췌장에서 분비되는데 둘 다 혈중이나 뇨 중에 일정량 존재한다. 두 개 아밀라아제의 기능은 같지만 분자구조 등이 다르기 때문에, 혈중이나 혹은 뇨 중으로 배출된 아밀라아제의 분자구조를 분석(isozyme 구별)하여 췌장형 아밀라아제(P형)와 침샘형 아밀라아제(S형)로 구별할 수 있다. 만약 췌관이나 췌장에 문제가 있으면 혈액 중으로 유입되어 혈청 아밀라아제(P형)가 높은 수치를 나타내며, 반대로 췌장의 기능이 저하되는 경우에는 낮아진다. 이와 같이 아밀라아제 검사는 혈중과 뇨중의 아밀라아제 양을 분석하는 것으로 어느 형이 이상치를 나타내는지를 조사한다.

이하선염(유행성 이하선염) 등이 발병하고 있는 경우에는 침샘형 아밀라아제(S형)가 혈중에 증가한다.

16.4.5 종양 표지자(tumor marker)

종양표지자 검사란, 악성 종양(암)이 체내에 발생하면 혈중에 증가하는 물질을 측정하는 혈액검사이다. 그러나 이 검사만으로 암이라고 확정 진단할 수 없기 때문에 CT,

초음파 검사 등 각종 화상진단과 조합하여 진단에 이용하고, 최종적으로는 조직검사를 통하여 확진된다.

췌장암과 관련된 종양마커는 CA19 - 9/CEA로 췌장암을 시작으로 담낭이나 담관암, 위암, 대장암 등의 소화기계의 암이 발생하면 혈중에 CA19-9이나 CEA라고 불리는 물질이 증가한다.

16.4.6 기타

위에서 설명한 검사 외에도 '췌장 리파아제', '혈중 에라스타제 1,' '혈중 트립신', '췌장 분비성 트립신 억제인자' 등의 검사가 있는데, 췌장질환 진단 시 참고로 사용된다.

16.5 비단백질소 화합물 검사

혈청 중의 단백질 이외의 질소 화합물을 '비단백 질소, non protein nitrogen' 라고 하는데 수많은 미량 성분 중에서 생명 활동에 빼놓을 수 없는 성분인 요소질소(BUN), 크레아티닌, 크레아틴, 요산을 설명하도록 한다. 이것들은 모두 대사결과 만들어진 노폐물로 주로 신장을 통해 배설된다. 이러한 화학물질의 혈중 농도나 요 중 배설량을 측정하면 우리 몸에 필요한 물질의 대사상태와 이상 여부를 판단할 수 있다.

16.5.1 혈액 요소 질소(Blood urea nitrogen, BUN)

요소질소는 체내에서 단백질이 사용된 뒤 만들어지는 물질로 간에서 합성되어 주로 신장으로 배설된다. 그 때문에 신장에 문제가 발생하면 신장을 통한 배설이 차단되어 혈액 중의 요소질소의 농도가 높아진다. 따라서 혈중 요소질소 측정은 신장의 기능, 특히 노폐물을 여과하는 기능에 장해가 있는지를 알아보는 지표가 된다.

의심되는 질병으로는 상승의 경우, 신장기능 장해, 탈수증, 요로 불완전 폐색, 소화관 출혈, 갑상선 기능항진증 등이 있고, 저하의 경우는, 간부전, 다뇨, 임신 등을 의심할 수 있다.

참고치 : 8~22 mg/dL

16.5.2 크레아티닌(Creatinine, Cr)

크레아티닌이란 단백질이 근육에서 에너지로 사용된 후 크레아틴으로부터 생성되는 물질이다. 신장을 거쳐 뇨로 배설되는데 신장에 장해가 있으면 배설되지 못하고 혈액 중에 정체되어 혈중 농도가 높아진다. '요소 질소' 와 마찬가지로 신장의 기능을 보는 중요한 검사이다.

의심되는 질병으로는 상승의 경우, 급성 신장염, 만성 신장염, 신부전, 전립선 비대, 신장 결석, 신우신염, 심부전, 탈수, 화상 등이 있고, 저하의 경우에는, 요붕증, 근디스트로피, 다발성 근염 등이 있다.

참고치 : Male 0.7~1.3 mg/dL, Female 0.5~1.0 mg/dL

16.5.3 크레아틴(Creatine)

생체 내에서 생성된 크레아틴은 혈중에 들어가 그 98%는 골격근에 일부는 신경에 존재하게 된다. 크레아틴은 신장의 사구체 여과기구를 통과하지만, 요세관에서 거의 모두 재흡수 되기 때문에 정상인 사람의 뇨 중에는 거의 배설되지 않는다. 즉, 혈중이나 뇨중에 크레아틴이 증가하면 신경이나 근육 질환을 의심할 수 있다.

의심되는 질병으로는 상승의 경우, 신경계 질환으로서 진행성 근디스트로피, 근긴장성 디스트로피, 다발성 근염, 폴리오 등이 있고, 그 외에도 갑상선 기능항진증, 당뇨병, 만성 염증, 발열, 악성 종양 등을 의심할 수 있다. 저하의 경우는, 갑상선 기능저하증, 간장해 등을 의심할 수 있다.

참고치 : Male 0.17~0.50 mg/dL, Female 0.35~0.93 mg/dL

16.5.4 요산(Uric acid)

세포의 핵 안에 있는 단백질의 일종인 퓨린체는 간이나 골수, 근육 안에서 분해되어 요산으로 변화되고, 신장을 통해 뇨로 배설된다. 요산은 퓨린체를 많이 포함한 음식(고기, 알코올류로는 맥주, 적색 와인 등)을 너무 많이 섭취했을 경우에도 상승한다.

음식 이외에 요산치의 이상은 퓨린체의 대사이상과 신장에서의 배설이상에 의한 경우가 있다. 상승 시 의심되는 질병은, 통풍, 요로 결석, 고요산혈증, 신장 장해 등이 있고, 저하의 경우는 중증 간장해, 요세관 장해 등을 생각할 수 있다. 특히 근래에 환자가 증가하고 있는 통풍은 혈중의 요산이 증가하여 요산의 결정이 발가락의 관절에 침착하여 염증을 일으켜 심한 고통을 주는 질환이다.

참고치 : Male 2.6~7.5 mg/dL, Female 2.0~5.7 mg/dL

16.6 혈장단백 검사

혈액으로 혈장 총단백이나 혈장단백을 검사하면 질병에 관한 좀 더 자세한 정보를 얻을 수 있는데, 본 장에서는 혈장단백 측정과 관련한 검사들과 혈장단백분획에 대하여 알아보도록 하겠다.

16.6.1 혈중 단백측정

혈장에는 다양한 단백질이 포함되어 있고 각각이 몸의 기능을 유지하는데 중요한 역할을 수행하고 있다. 그러나 어떠한 원인에 의해 단백질의 일부가 증가하거나 줄어들면 몸에 자각 증상이나 질병이 나타날 수 있는데 이를 통해 장기의 상태를 파악할 수 있다.

일반적으로 간단한 검사부터 진행하는데, 그 첫 번째가 혈청 총단백 검사로 이상이 발견되면 그 다음 알부민/글로부린비를 평가한다. 그리고 좀더 정밀한 검사를 위해 혈장 단백분획 측정을 실시한다.

1. 총단백(total protein, TP)

단백의 대부분이 간에서 만들어지기 때문에 혈청 중의 총단백량으로부터 간의 기능을 대략적으로 평가할 수 있다. 그러나 총단백만 측정하면 알부민이나 글로부린의 변화를 간과할 수 있으므로 알부민과 글로부린을 함께 측정하는 것이 일반적이다.

참고치 : 6.7~8.3 g/dL(Biuret법)

이상을 나타내는 질병

상승 : 간경변증, 다발성 골수종 등

저하 : 흡수불량 증후군, 단백누출성 위장증, 네프로제 증후군 등

2. 알부민/글로부린 비(A/G비)

A/G비는 혈청단백의 이상을 알아내는 간편한 방법이다. 알부민이 감소하고 글로부린이 증가하였을 경우 총단백이 참고치 내에 있더라도 A/G비는 낮아져 이상을 나타낼 수 있다.

참고치 : 1.3~2.0 g/dL

이상을 나타내는 질병

저하 : 네프로제 증후군, 중증 간질환, 만성 염증 등

16.6.2 혈장단백 분획

혈장 중에 포함되어 있는 단백질을 좀 더 세밀하게 나누는 방법에는 여러 가지가 있지만 가장 일반적으로 사용되는 검사방법은 단백질의 전기적 성질(+ 혹은 - 의 전하를 띤 성질)을 이용한 '전기 영동법'이다. 그 외에 에탄올 분획법, 면역학적 방법 등이 사용되고 있다.

혈장 단백질을 전기 영동법을 이용하여 분류하면 알부민(albumin), 글로부린(globulin), 피브리노겐(fibrinogen) 3개의 분획으로 크게 나누어 진다. 이와 같이 분류하는 것을 '혈장단백 분획'이라고 한다. 또한 글로부린은 α_1, α_2, β, γ로 세분화되는데. 각 분획의 변동 패턴을 조사하면 병의 진단 등에 도움이 되는 정보를 얻을 수 있다.

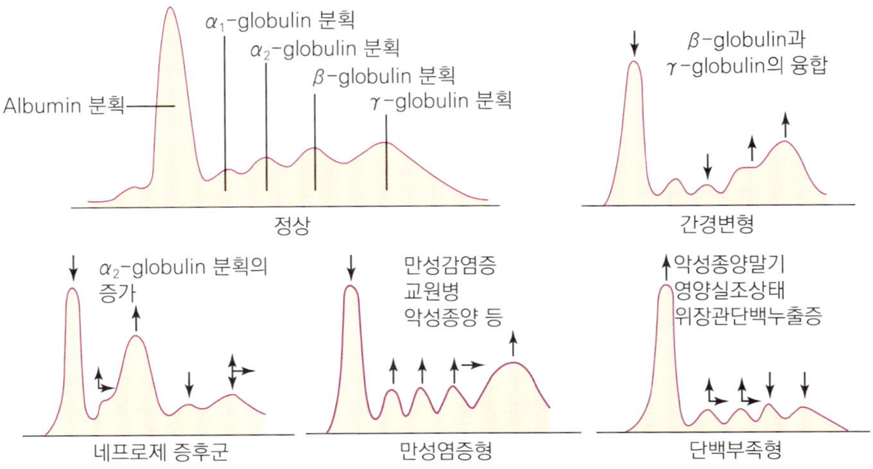

그림 16.7 **혈청단백질 분획, 정상 및 질병에 따른 분획의 변화**

1. 알부민(albumin)

알부민은 간에서 만들어지는 단백질로 혈장단백의 55%를 차지하고 있다. 주요 역할은 혈중의 수분 조절(삼투압 : 혈중 수분 비율의 유지)로 혈액 중의 알부민이 감소되면 수분이 혈관 밖으로 이동한다. 또 알부민에는 다양한 생체물질 등이 붙어있어 생체물질의 운반자 역할을 하고 있다. 게다가 알부민을 이루고 있는 아미노산은 여러 단백질의 재료로서 사용되기 때문에 알부민은 아미노산의 저장고로서의 역할도 하고 있다.

혈청 알부민은 영양섭취 불량 혹은 흡수기전이 나쁠 때, 간의 기능저하, 신장이나 소화관으로부터의 이탈, 염증으로 파괴된 단백질을 보충하기 위해서 대량으로 사용되었을 시에 감소하므로 전신의 상태를 파악할 목적으로 검사할 수 있다.

참고치 : 62~71%

이상을 나타내는 질병

저하 : 네프로제 증후군, 중증 간질환, 영양 실조, 단백누출성 위장증, 염증 등

2. α-글로부린(α-globulin)

α-글로부린은 고비중 리포단백(HDL), 비타민A, 헤모글로빈 등을 운반하는 역할을 한다.

참고치 : α_1 분획 : 2.8~4.1%, α_2 분획 : 5.9~9.0%

이상을 나타내는 질병

상승 : 네프로제 증후군, 급성 염증 등

3. β-글로부린(β-globulin)

β-글로부린은 철분이나 β리포단백(LDL, VLDL), 비타민, 호르몬 등을 운반하는 역할을 한다. 알부민과 마찬가지로 다양한 이상 패턴에서 저하한다.

참고치 : 6.1~10.7%

이상을 나타내는 질병

상승 : 간경변, 철결핍성 빈혈, 폐색성 황달 등

저하 : 간 질환, 급성·만성 염증 등

4. γ-글로부린(γ-globulin)

글로부린 중에서 가장 많은 부분이 γ분획이고, 그 대부분은 면역 글로부린이다.

참고치 : 9.0~18.3%

이상을 나타내는 질병

상승 : 림프액 조직의 종양성 병변, 만성 간염, 간경변, 다발성 골수종 등

저하 : 면역부전 증후군 등

면역 글로부린이란?

면역글로부린(Immunoglobulin, Ig)이란, 우리 몸에서 병원미생물(병원체)인 항원을 공격하기 위해서 만드는 단백질(항체)이다. 그러나 가끔 자신의 세포를 침입자로 착각하여 그에 대한 항체를 만들기도 한다. 면역 글로부린(항체)은 만성적인 간 질환이나 감염증, 자가면역성 질환, 악성 종양 등에서 증가한다. 반대로 면역의 기능이 저하되어 감염되기 쉬운 상태의 사람에게서는 면역글로부린이 적게 생산된다. 면역 글로부린에는 IgG, IgA, IgM, IgD, IgE의 5 종류가 있는데, 어떤 것이 증가 혹은 감소하느냐에 따라, 질병의 진단 등에 도움이 되는 정보를 얻을 수 있다.

16.7 콜레스테롤과 지질 검사

16.7.1 지질의 역할

체내에는 여러 가지 지질이 있는데 대표적인 것에는 인지질, 콜레스테롤, 중성지방 그리고 유리 지방산이 있다. 이것들은 주로 세포막 등의 몸을 만드는 재료, 호르몬의 원료, 그리고 필요한 에너지원 등으로 사용된다.

지질은 음식에 포함된 성분이 장에서 흡수되어 주로 간 내에 축적되거나 지방세포로 합성된다. 그리고 단백질과 함께「리포 프로테인 lipoprotein」이라고 하는 작은 알갱이를 형성하여 혈액과 함께 흘러 다니다가 필요한 장소로 이동하여 몸의 다양한 세포에 이용되거나 축적된다. 리포 프로테인은 몇 종류로 나눌 수 있는데, TV 등 미디어 매체를 통하여 자주 언급되는 것이 LDL(저비중 리포단백 low density lipoprotein)과 HDL(고비중 리포단백 high density lipoprotein)이다.

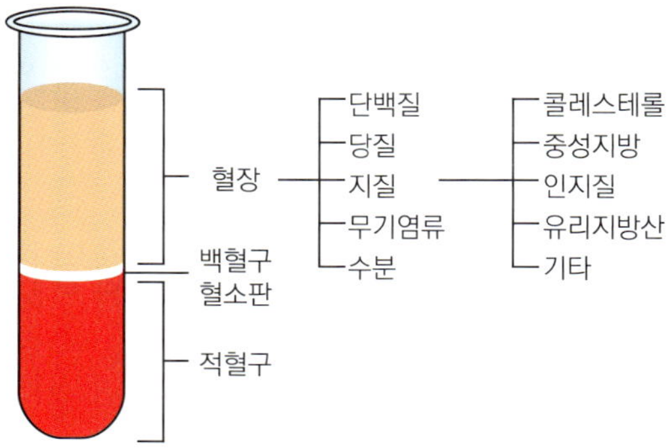

그림 16.8 **혈액 성분과 지질**

혈액(혈청) 중의 지질이 많은 상태를 고지혈증이라고 한다. 고지혈증이 계속되면 혈관(동맥) 벽에 콜레스테롤이 축적되고 동맥경화를 일으킨다. 동맥경화가 일어나게 되면 혈관벽에 여러 물질들이 침착되어 다양한 장기로의 혈액 순환을 방해하는데 동맥경화에 의해 발생하는 대표적인 질병에는 협심증이나 심근경색이 있다.

16.7.2 지질검사의 종류

여기서는 구체적으로 각종 지질검사의 참고치와 질병의 적용에 대해 설명하도록 하겠다.

1. 콜레스테롤(cholesterol)

혈액(혈청) 중에 포함되어 있는 콜레스테롤의 양을 총콜레스테롤이라고 부르는데, 콜레스테롤은 콜레스테롤 내에 포함되어 있는 리포 프로테인의 종류에 따라 구별된다. LDL은 음식으로 흡수되었거나 간에서 합성된 콜레스테롤을 지방세포 등의 말초 조직(세포)으로 옮기는 lipoprotein의 대표격이라 할 수 있다. 또 HDL은 말초조직에서 불필요하게 된 콜레스테롤을 간으로 돌려 보내는 lipoprotein 이다. 일반적으로 LDL 콜레스테롤이 너무 많으면 말초에 운반된 콜레스테롤이 많아져 동맥 경화가 생기기 때문에 LDL 콜레스테롤은 「나쁜 콜레스테롤」로 불린다. 반대로 HDL은 말초조직으로부터 여분의 콜레스테롤을 간으로 운반하여 동맥 경화를 억제하는 작용을 하기 때문에 HDL 콜레스테롤은 「좋은 콜레스테롤」이라고 불린다.

1) 총콜레스테롤(T-Cho)

참고치 : 130~220 mg/dL

이상을 나타내는 질병

상승 : 고지혈증(가족성 고리포프로테인혈증), 당뇨병, 갑상선 기능저하증, 네프로제 증후군, 비만 등

감소 : 저지혈증(β-리포프로테인 결손증, 가족성 저리포프로테인혈증), 갑상선 기능항진증, 간경변 등

2) LDL 콜레스테롤(LDL-C)

참고치 : 70~140 mg/dL

이상을 나타내는 질병

상승 : 동맥경화증

3) HDL 콜레스테롤(HDL-C)

참고치 : 42~75 mg/dL

이상을 나타내는 질병

상승 : 가족성 고 HDL 혈증, 장수 증후군 등

감소 : 동맥경화증, 네프로제 증후군, 간경변, 당뇨병 등

2. 중성지방(triglyceride, TG)

중성지방은 에너지원으로서 지방조직에 축적될 수 있는 지질이다. 혈액(혈청) 중의 수치는 식사나 음주 등의 영향에 의해 크게 변동하기 때문에 검사 전날 저녁 식사 후부터는 반드시 금식해야만 한다.

참고치 : 30~150 mg/dL(성인, 공복 시)

이상을 나타내는 질병

상승 : 가족성 고리포프로테인 혈증, 동맥경화증, 네프로제 증후군, 갑상선 기능 저하증 등

감소 : β-리포프로테인 결손증, 갑상선 기능항진증, 간경변 등

3. 인지질(phospholipid)

인지질은, 몸을 만드는 세포막을 구성하는 구성 성분의 하나로, 세포 내에서 소수성 지질을 녹기 쉽게 하는 기능이 있다. 총콜레스테롤과 인지질은 밀접한 관계가 있지만 이 검사결과 만으로 건강에 문제가 되는 경우는 매우 드물다.

참고치 : 150~250 mg/dL

이상을 나타내는 질병

상승 : 간 질환 등

4. 유리 지방산(free fatty acids, 비에스테르형 지방산)

통상, 몸의 기능을 유지하기 위한 에너지원은 음식으로부터 흡수된다. 그러나 어떤 이유로 체외로부터 에너지가 공급되지 않으면 지방세포에 축적되어 있던 중성지방이 분해되는데 이때 생성된 유리 지방산이 혈액을 통해서 전신에 운반되고 에너지로 사용된다. 검사치는 금식, 운동, 스트레스, 건강상태 등에 의해서 변화 할 수 있다.

참고치 : 176~586 μEq/L(효소법)

이상을 나타내는 질병

상승 : 당뇨병, 심근경색, 갑상선 기능 항진증, 네프로제 증후군, 비만 등

감소 : 갑상선 기능저하증, 하수체 기능부전증 등

16.8 전해질검사

인간 체중의 약 60%는 수분(체액)으로 구성되어 있다. 이것은 세포의 안쪽을 채우고 있는 액체('세포내액 intracellular fluid'이라고 하며 체중의 약 40%를 차지함)와 세포 밖을 채우고 있는 액체('세포외액 extracellular'이라고 함)으로 구분한다. 혈액 내 액체성분인 혈장 등도 세포외액이다. 세포외액은 체중의 약 20%를 차지하며 당류나 단백질 등 다양한 물질이 용해되어 있는데, 그 중 물에 녹아 전기를 띠는 원자 또는 원자군을 전해질이라고 한다. 대표적으로 나트륨, 염소, 칼륨, 칼슘, 인, 마그네슘 등이 있다.

전해질은 체액의 양이나 체액의 산성도 등을 일정하게 유지하는 조절기능을 하고 있고, 인간이 생존하기 위해 필요한 체내의 환경을 적정하게 유지하는 역할을 하고 있다.

전해질의 양은 신장이나 호르몬 분비에 의해서 일정하게 유지되므로 거의 변화하지 않지만 질병이나 장애가 발생하면 그 균형이 무너지는 경우가 있다. 따라서 혈액 중의 전해질 농도 측정은 체내 균형의 이상을 평가하는데 유용하게 사용된다.

1. Sodium(Na, Natrium)

나트륨은 세포외액에 대부분이 포함되어 있다. 나트륨은 혈장의 삼투압을 조절하는 주요한 전해질 중 하나이다. 그 때문에 혈청의 나트륨 농도의 이상은 혈장 삼투압의 이상이라고 생각할 수 있다. 삼투압 이상이 발생하면 부종이나 탈수 등의 증상이 나타난다.

혈청 나트륨 농도의 이상은 저나트륨혈증과 고나트륨혈증으로 나눌 수 있다. 저나트륨혈증의 원인은 설사, 구토, 신장 질환, 간 질환, 심장 질환, 내분비 질환, 대사 질환 등이 있고, 고나트륨혈증의 원인은 발열, 고온에 의한 발한 과다, 요붕증, 화상 등이 있다.

참고치 : 134~147 mEq/L

2. Potassium(K, Kalium)

칼륨은 세포내액에 많이 포함되어 있으며, 심장이나 신경, 근육 등의 흥분성 세포 기능에 영향을 미치고 있다. 칼륨 농도의 이상은 저칼륨혈증과 고칼륨혈증으로 대별된다.

저칼륨혈증의 원인으로는 설사, 위액의 구토, 이뇨제의 투여, 칼륨 섭취 부족, 고혈압, 신장기능 장해 등이 있고, 고칼륨혈증의 원인으로는 칼륨의 과잉 섭취, 강압제의 투여, 신부전, 신장기능 장해 등을 생각할 수 있다.

참고치 : 3.6~5.0 mEq/L

3. Chloride(Cl, 염소)

염소는 대부분이 세포외액에 포함되어 있다. 나트륨과 마찬가지로 혈장의 삼투압을 조절하는 중요한 전해질이다. 염소농도의 이상은 저염소혈증과 고염소혈증으로 구분한다.

저염소혈증의 원인은 설사, 위액의 구토, 이뇨제 투여 등이며, 고염소혈증의 원인은 부신 기능부전, 설사 등을 의심할 수 있다.

참고치 : 98~108 mEq/L

4. Calcium(Ca, 칼슘)

칼슘은 90%이상이 뼈 속에 존재하고 있으며, 필요에 따라 뼈에서 혈중으로 용출되어 장관에서 흡수된다. 칼슘은 우리 몸에서 뼈나 치아의 형성, 신경이나 근육의 흥분, 호르몬의 생성·분비 등 중요한 역할을 하고 있다. 혈중 칼슘농도의 이상은 저칼슘혈증과 고칼슘혈증으로 대별된다.

저칼슘혈증의 원인으로는 부갑상선 기능저하증, 만성 신부전, 간장 질환 등이 있고, 고칼슘혈증의 원인으로는 부갑상선 기능항진증, 갑상선 기능항진증, 부신 기능부전, 악성 종양 등을 의심할 수 있다.

참고치 : 8.2~10.4 mg/dL

5. Phosphorus(P, 인)

인은 85%가 칼슘과 같이 뼈 속에 존재하는데 칼슘과 마찬가지로 필요에 따라 뼈에서 혈액 중으로 배출되고, 장관에서도 흡수된다. 인은 유기인과 무기인으로 나눌 수 있는데 임상검사에서는 무기인(inorganic phosphorus)을 측정한다. 뼈나 치아의 형성, 세포내의 에너지 전달 등 중요한 기능을 하고 있고, 인의 대사이상은 모든 장기에 영향을 미친다. 무기인과 관련한 질환은 크게 저인혈증과 고인혈증으로 나누는데 저인혈증의 원인은 설사, 구토, 섭취부족, 부갑상선 기능항진증, 골연화증, 구루병, 인슐린 과잉 등이 있고, 고인혈증의 원인은 과잉섭취, 신부전, 부갑상선 기능 저하증 등을 생각할 수 있다.

참고치 : 2-5~5.5 mg/dL

6. Magnesium(Mg, 마그네슘)

마그네슘은 효소의 활성화, 신경이나 근육 흥분에 영향, 에너지 대사 등의 기능을 하고 있다. 저마그네슘혈증과 고마그네슘혈증으로 나눌 수 있는데, 저마그네슘혈증의 원인으로는 알코올 중독에 의한 결핍, 설사, 장관으로부터의 흡수 불량 등이 있고, 고마그네슘혈증의 경우는 신장기능 장해, 과잉 섭취 등을 고려할 수 있다.

참고치 : 1.4~ 2.1 mEq/L

16.9 비타민검사

비타민은 인간이 생존하기 위해 필요한 생체의 생리기능을 조절하는 윤활유와 같은 기능을 수행한다. 그러나 대부분이 인간의 체내에서 합성되지 않기 때문에 음식으로부터 섭취하지 않으면 안된다. 여기에서는 검사실에서 시행되고 있는 주요 비타민검사와 이들 결핍 시 나타나는 증상과 질병들을 알아보도록 한다.

1. 비타민 B_{12}와 엽산(folic acid, vitamin B_9)

비타민 B_{12}와 엽산은 조혈이나 신경기능의 보존과 유지에 빠질 수 없는 중요한 물질이다. 혈액 중의 비타민 B_{12}나 엽산의 농도가 감소하는 원인으로는 악성 빈혈인 경우가 많고 그 밖에 위절제 수술 후나 간 장해 등에서도 발생한다.

2. 비타민 A

비타민 A는 피부·점막의 성장이나 시각기능에 작용한다. 비타민 A가 결핍되면 야맹증, 결막·각막 건조증, 피부 각화를 일으킨다.

3. 비타민 B_1, B_2, B_6

비타민 B_1은 당질대사나 신경기능에 관련된 효소의 조효소로써 기능을 수행한다. 결핍 시에는 각기병이나 다발성 신경염 등이 발생한다.

비타민 B_2는 당질, 지방질, 단백질 대사의 매개체 역할을 하는 효소들을 도와 점막의 보호나 간기능을 증강하는 역할을 하는 조효소이다. 결핍증에는 구각염, 설염, 지방과다 분비성 습진, 결막염 등이 있다.

비타민 B_6는 단백질과 아미노산의 대사에 중요한 기능을 하는 조효소이다. 결핍증에는 경련 발작, 말초 신경염, 피부염 등이 있다.

4. 비타민 D

비타민 D는 지용성 비타민으로 비타민 D_2(Ergocalciferol)과 비타민 D_3(Cholecalciferol)로 나뉜다. 비타민 D_2는 식물에, 비타민 D_3는 동물에 많이 포함되어 있어, 인간은 비타민 D_3가 중요한 역할을 담당하고 있다.

Vitamin D는 태양광(300nm 부근의 자외선)에 의해 피부에서 합성되거나 음식물을 통해 섭취된 비타민 D는 간에서 25-OH vitamin D로, 신장에서는 1,25$(OH)_2$

vitamin D로 대사된다. Vitamin 대사물질 중 혈청농도가 가장 큰 것은 25-OH vitamin D로 이 농도는 체내 vitamin D 농도를 잘 반영한다. 반면에 활성형인 1,25$(OH)_2$ vitamin D의 농도는 25-OH vitamin D의 1/1000 정도로 vitamin D의 보유상태보다 생체의 Ca이나 P의 대사변화를 반영하여 변동하는 경우가 많다. 또한 비타민 D는 면역반응 등에도 관여하는 것으로 연구되어 있다.

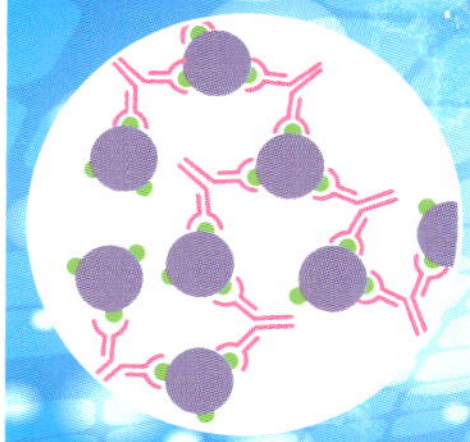

Chapter 17 면역혈청학검사

학습목표

면역혈청학적 검사는 항원·항체 반응에 근거한 검사기술을 사용하는 진단검사의 한 분야로 진단검사의 효과성을 가장 잘 나타내고 있는 분야이다. 본 장에서는 면역혈청학적 검사에서 가장 많이 수행되는 바이러스성 간염과 이외의 감염증에 대한 면역혈청학적 검사를 학습한다. 또한 현대에 들어 질환빈도가 급격히 증가한 자가면역질환 및 알레르기 검사에 대해 학습한다.

17.1 간염검사

우리나라에서 감염율이 가장 높은 바이러스성 간염(肝炎)은 B형 간염으로 1980년대 초에는 인구의 약 8%가 감염되어 있는 것으로 조사되어 있다. 그러나 이후 B형 간염 예방접종이 감염율을 크게 낮추어 2008년에는 HBsAg 양성율이 2%대로 크게 낮아진 상황이다. 그러나 B형 간염은 간암 등 매우 심각한 질환을 일으킬 수 있고 부주의한 관리 및 조치로 쉽게 전염될 수 있기 때문에 주의가 필요하고 엄격한 관리가 필요한 바이러스 질환이다.

간염을 일으키는 원인은 매우 다양한데 이 중 가장 많은 요인은 바이러스성 간염이다. 그 외에 극증간염, 자가면역성 간염 등이 알려져 있다. 간염은 치료한 뒤의 경과가 다양하고, 예후가 양호한 A형 간염부터, 사망 위험성이 높은 극증간염까지 다양하게 발생할 수 있으며, 거기에다가 간염과 간암의 관계성도 매우 높아 주목 받는 질환이다.

이전에는 간염에 특효적인 치료약이 없었지만 최근에는 특효적인 치료약들이 개발되고 있어 감염을 앓고 있는 사람들에게 희망을 주고 있다.

17.1.1 간염의 종류 및 증상

- 종류

간염의 종류는 아래와 같이 다양하다. 80년대에는 non-A, non-B virus라고 명명하던 간염 바이러스들이 이 후 동정되기 시작하여 현재는 A형에서 G형 간염 바이러스까지 동정되었다.

표 17.1 **간염의 종류**

바이러스성 간염	A형 간염, B형 간염, C형 간염, D형 간염, E형 간염, G형 간염
그 외 바이러스성 간염	극증간염, 자가면역성 간염

표 17.2 **바이러스성 간염의 종류와 감염경로**

구분	감염경로	바이러스 형
전염성 간염	경구감염, 주로 수인성감염	A형, E형
혈청형 간염	주로 혈액을 통해 감염	B형, C형, D형, G형

간염은 급성 간염과 만성 간염으로도 분류한다. 급성 간염이란, 간세포에 급성 염증이 일어나는 간염으로 대부분의 원인이 바이러스이고 다양한 증상을 보인다. 한편, 만성간염은 간세포에 6개월 이상 계속 염증이 일어나는 간염으로 급성간염으로 이행할 수도 있다.

- 증상

바이러스성 간염으로써 급성으로 진행되는 간염은 초기에는 인플루엔자 감기 같은 증상으로 시작되는 경우가 많다. 구체적인 증상으로서는 전신 권태감, 발열, 근육통, 구토, 복통, 식욕저하 등을 볼 수 있다. 그리고 황달이 나타나 안구 결막이나 피부에 황색이 침착되고 가려워진다. 많게는 수개월이 지나야 증상이 개선된다. 간기능을 예측하는 혈액검사에서 검사결과가 정상화되지 않고 만성간염으로 진행되는 사람도 있다.

17.1.2 바이러스성 간염

바이러스성 간염에는 7 종류의 주요 간염이 있지만 우리 나라에서 주로 볼 수 있는 간염 바이러스는 A형, B형, C형이다.

1. A형 간염(유행성 간염 혹은 전염성 간염이라고도 함)

원인 : A형 간염 바이러스(hepatitis A virus, HAV)에 의한 간염이다. 음료수나 생식 등으로 감염되어 집단발생 하는 일이 흔하다. 동남아시아를 여행하고 돌아온 사람들이 감염되는 경우도 있고, 겨울과 봄(1~5월) 사이에 호발한다. 2000년대에 들어서면서 다시 감염율이 증가하고 있어서 주의를 요하고 있다. 1980년대 술잔을 돌려 먹으면 간염에 걸린다고 홍보를 하던 간염바이러스가 바로 A형 간염 바이러스이다. 과거 우리나라의 위생환경이 열악하여 재래식 화장실과 우물물 등을 이용하던 시절에 호발하였던 수인성 전염병 원인 바이러스이기도 하다.

증상 : 바이러스에 감염되고 나서 2~6주일 후에 발병한다. 전형적인 증상으로는 발열, 전신 권태감, 구역질, 구토, 복통, 식욕저하가 있다. 때가되면 근육통, 관절통, 두통 등의 증상도 볼 수 있고, 발증 후 몇 일에서 수십 일 사이에 황달이 출현한다. 합병증으로는 보기 드물게 급성 신부전, 용혈성 빈혈, 재생 불량성 빈혈, 저혈당, 발작 등을 볼 수 있다.

예후 : 만성화되거나 재발 혹은 극증간염에 걸리는 것은 극히 드물고 예후는 대부분 잘 완치된다.

치료 : 특효 약은 없고 안정이 제일 중요하다. 식사는 고단백으로 균형을 맞춘 식사를 권한다.

예방 : A형 간염은 예방백신이 있어 예방이 가능하다. 따라서 동남아시아 등 유행지역을 여행할 때는 사전에 예방 백신을 맞는 것이 필요하다. 단기간의 예방(유효기간 : 3개월간)에는 감마(면역) 글로블린이 사용되고 있다.

2. B형 간염(혈청형 간염)

원인 : B형 간염 바이러스(hepatitis B virus, HBV)에 의한 간염을 말한다. 가장 많은 감염 경로는 수혈, 모자감염, 성접촉 등이지만, 원인이 명확하지 않은 예도

있다. 모자감염은 출산 전후에 태아가 산모의 혈액이나 체액에 다량 노출되기 때문에 이 시기에 감염 위험성이 높으며, 임신 중 태반을 통하여 감염되는 경우는 거의 없다. 왜냐하면 B형 간염 바이러스는 태반을 통과하지 못하기 때문이다. 수혈에 의한 감염 예는 수혈용 혈액의 간염에 대한 검사의 질이 향상되고 있어 상당히 감소하고 있다. 최근에는 핵산을 이용한 검사를 시행하고 있어 수혈용 혈액의 안전도가 매우 향상 되었다.

증상 : 바이러스에 감염되고 나서 1~6개월 후에 발병한다. A형 간염과 같은 증상을 보일 수도 있지만, A형 간염보다 무증상인 예가 많다. 보기 드물게 신장에 장해(혈뇨, 단백뇨의 출현)가 발생하기도 한다.

예후 : 성인이 되어 발병한 사람의 예후는 비교적 양호하다고 알려져 있다. 그러나 모자감염이 된 아이는 만성으로 진행되어 간경변, 간암으로 진전하는 경우가 있어 주의가 요망된다. 적은 경우지만 B형 간염이 극증간염으로 진행되는 경우도 있다.

치료 : 특효약은 없고 인터페론이 주로 사용되지만 안정이 제일 중요하다.

예방 : B형 간염은 예방접종을 할 수 있어 예방이 가능하다. B형 간염 바이러스를 가지고 있는 모친으로부터 태어난 아이, B형 간염 바이러스를 가지고 있는 사람의 가족, 의료 종사자 등은 백신접종을 하는 것이 바람직하다. 모자감염 된 아이에게 출생 직후부터 백신요법을 시작하면 발병 방지효과를 볼 수 있다.

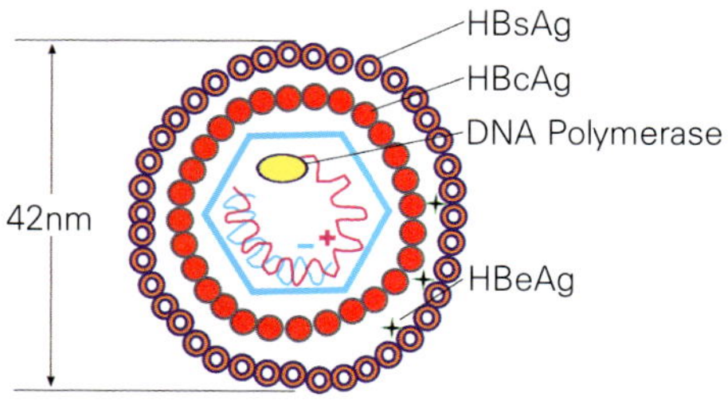

그림 17.1 **B형 간염바이러스의 구조.**

B형 간염바이러스는 표면항원(HBs Ag), 중심항원(HBc Ag), 피막항원(Hbe Ag) 그리고 DNA와 DNA 중합효소로 구성되어 있다. 이 중 간독성을 유발하는 항원은 표면항원이다. 따라서, HBs Ab가 형성되어야 면역을 획득하였다고 할 수 있다.

3. C형 간염

C형 간염을 방치하면 간암이 비교적 높은 빈도로 발생한다고 알려져 있다.

원인 : C형 간염 바이러스(hepatitis C virus, HCV)에 의해 발생한다. 가장 많은 감염 경로는 수혈이며 문신, 의료사고에 의해 감염되는 경우이다. 또한 원인이 명확하지 않은 예도 있다. 수혈에 의한 신규 감염 사례는 수혈용 혈액의 간염 검사 질이 향상되어 줄어들고 있다. 최근에는 핵산을 이용한 검사를 시행하고 있어 수혈용 혈액의 안전도가 매우 향상되었다.

증상 : 대부분이 무증상이다. 보기 드물게 신장에 장해(혈뇨·단백뇨의 출현)가 발생하기도 한다.

예후 : 만성화 되는 것이 특징이고, 감염 후 수십 년이 지나 급속히 악화되어 간경변이나 간암으로 진전하는 예도 적지 않다.

치료 : 치료약으로는 인터페론이 있지만, 모든 감염 예에 유효하지 않고, 인터페론으로 완치되는 사람은 약 30% 정도이다. 인터페론 요법이 들지 않는 사람에게는 glycyrrhizin제재나 ursodesoxycholic acid(UDCA)가 사용되고 있다. 인터페론 요법은 중대한 부작용이 있어 주치의에게 적응성의 유무나 부작용 등을 충분히 들은 후 시작하여야 한다.

일상생활의 주의사항으로는 금주, 밸런스를 맞춘 식생활, 과로 방지, 식후의 휴식 등이 필요하다.

4. 기타 바이러스성 간염

간염 바이러스 이외의 바이러스도 간염을 일으키는 경우가 있다. 사실 모든 바이러스라고 해도 과언이 아니지만 간염 바이러스 외의 대표적으로 간염을 일으킬 수 있는 바이러스로는 엡스테인 바 바이러스(Epstein Barr virus), 거대세포바이러스(cytomegalovirus), 포진 바이러스(herpes virus), 아데노바이러스(adenovirus) 등이 있다.

17.1.3 이 외의 간염

이 외의 간염으로는 극증간염과 자가면역성 간염이 있지만 모두 보기 드문 간염이다.

1. 극증간염

극증간염은 바이러스성 간염의 경과 중(발병 8주간 이내)에 중증화하여 급격하게 고도의 간기능 장해가 발생하며 의식장해 등의 뇌장해가 일어나는 병이다. 급성 간염의 1~2%가 극증간염으로 진행된다고 알려져 있다. 또한 아급성 간염은 간염 발병 후 2~3주 후에 점차 고도의 간기능 장해와 의식장해 등의 뇌장해가 일어나는 병이다.

원인 : 극증간염의 원인이 되는 바이러스성 간염은 B형 간염이 가장 많다. 그 외에 D형 간염, 임산부의 E형 간염, 고령자의 A형 간염 등이 있다. 왜 급격하게 악화되는지는 아직 정확히 알려져 있지 않다.

증상 : 심한 황달 등 간염 증상을 현저하게 보인 뒤에 출혈 경향, 의식장해, 부종, 복수, 신부전 등을 볼 수 있다.

치료 : 스테로이드제, 혈장교환, 교환수혈, 투석, 기타 대증요법을 실시한다. 최근에는 간이식이 시도되고 있다.

예후 : 예후가 극히 나빠질 경우 구명율은 30%정도 밖에 안 된다고 알려져 있다.

2. 자가면역성 간염

중년 이상의 여성에게 많이 발생하며 만성으로 진행되는 간염이다. 원인으로는 자가면역과 관계가 있다고 알려져 있다. 합병증으로는 만성 관절류머티즘, 만성 갑상선염 등이 있다.

진단을 하기 위해서는 혈액검사와 간의 일부를 현미경으로 관찰하는 조직진단(생검)이 필수적이다.

치료에는 스테로이드제 등 면역 억제제를 이용하고 있다.

17.1.4 바이러스성 간염의 검사

바이러스성 간염의 검사에 가장 일반적으로 사용되고 있는 검사법으로는 항원·항체를 이용한 면역학적 검사로 아래와 같은 검사들이 이용되고 있다. 현재는 진단 정확도를 향상시키기 위해 핵산검사가 활용되고 있다.

- 면역크로마토그래피 방법을 이용한 신속검사 (Rapid test)
- 효소를 이용한 면역학적 검사 (Enzyme Immunoassay)
- 화학발광을 이용한 면역학적 검사 (Chemiluminescence Immunoassay)
- 방사능 동위원소를 이용한 면역학적 검사 (Radio Immunoassay)
- 핵산검출을 이용한 nucleic acid test(NAT)

17.2 감염증의 면역혈청학적 검사

17.2.1 면역혈청학적 검사

우리 인체는 외부로부터 침입한 바이러스나 세균 등을 적으로 인식하고 방어할 수 있는 시스템을 갖고 있다. 체내에 침입한 바이러스나 세균이 이물질(foreign body)로 인식되면, 우리 몸에서는 이물질에 저항하는 '항체(antibody)'를 만들어 이물질과 결합하여 약화시키거나 사멸시켜 우리의 몸을 지키게 된다. 이 작용을 면역반응이라고 하며, '항체'와 대응하는 바이러스나 세균 등의 원인 물질을 '항원(antigen)'이라고 부른다.

면역 혈청학적 검사는 채취한 혈청(혈액이 응고했을 때의 상층액, '혈청'이라고 함)에 인위적으로 항원이나 항체를 첨가하여 그것과 결합하는 항체나 항원이 있는지, 즉 항원과 항체가 반응하여 결합하였는지를 조사함으로써 감염증이나 자가면역질환 등을 알 수 있게 된다.

17.2.2 다양한 면역혈청학 검사

현재 면역학적 검사로는 바이러스나 세균 등에 의한 '감염증', 과잉 면역반응에 의해 우리 몸에 장해를 일으키는 '알레르기 질환', 본래 이물질을 공격해야 할 방어작용이 잘못되어 자기 자신을 공격하는 '자가면역 질환' 등을 진단할 수 있다.

검사방법은 채취한 혈액의 혈청에 인공적으로 만든 항원이나 항체를 첨가하고 이것과 대응하여 결합되는 항체나 항원의 유무를 검사함으로써 질병을 동정할 수 있다.

여기에서는 주로 바이러스에 의한 감염증 즉, B형 간염, C형 간염 등 바이러스성 간염과 에이즈 등을 소개 한다.

1. 간염 바이러스 표지자

바이러스성 간염의 진단에 있어서 간염 바이러스 표지자를 검사하는 것은 매우 중요하다. 이 검사를 통해 감염된 바이러스의 종류나 병태, 치료방법이나 예후를 알 수 있기 때문이다.

1) HA 항체 (Hepatitis A Ab)

HA 항체는 A형 간염 바이러스(hepatitis A virus, HAV)의 감염 여부를 확인하는 검사이다. HA항체 중에서도 IgM형 항체는, A형 간염의 증상이 발현된 직후부터 나타나 3~6개월 정도 후에 소실된다. 따라서, A형 간염의 확정 진단에 이용된다. 한편, IgG형 항체는 한 번 양성(+)이 되면, 평생 소실되지 않기 때문에, 과거의 감염 여부를 알 수 있다. 따라서, IgG가 양성일 경우 재감염되거나 발병했다고 정확하게 판정할 수 없다.

2) HBs 항원과 HBs 항체 (HBs Ag, HBs Ab)

HBs 항원과 HBs 항체 검사는 혈청 중에 B형 간염 바이러스 감염 및 면역 여부를 조사하는 검사이다.

B형 간염 바이러스 입자는 삼중 구조로 되어 있는데, 제일 외측으로부터 HBs 항원(hepatitis B surface antigen), HBe 항원(hepatitis B envelop antigen), HBc 항원(hepatitis B core antigen)이라고 불리는 물질이 있어 각각에 대응하는 항체가 생성된다. 그 중 간세포에 독성을 나타내는 HBs 항원과 면역획득 여부를 판별할 수 있는 HBs 항체(hepatitis B surface antibody)를 검사하는 것이다.

【검사결과의 해석】

- HBs 항원이 혈청 중에 존재하여 양성(+)이 나타났을 경우 B형 간염 바이러스 감염자라고 볼 수 있다.
- HBs 항원이 양성, HBs 항체가 음성인 경우: 바이러스에 감염되어 있지만 항체가 생성되지 않은 상태이다. 급성 B형 간염, 만성 B형 간염 환자이거나, 간염이 발병하지 않은 상태의 무증상 보균자이다.
- HBs 항원과 HBs 항체가 함께 양성인 경우: 바이러스에 감염된 후 면역이 형성되어 가는 상태이다. 이와 같이 항원과 항체가 함께 양성을 나타내는 경우는 매우 적다. 곧 항원이 사라질 것으로 보면 되고 걱정할 필요는 없다.

· HBs 항원이 음성이고, HBs 항체가 양성인 경우: 과거에 바이러스에 감염되었던 적이 있는 사람이거나 간염 예방주사를 접종한 사람이다. B형 간염에 면역능을 가진 사람으로 B형 간염에 감염되지 않는다.

3) HBe 항원·HBe 항체

혈액 중 B형 간염 바이러스의 증식이 활발히 진행되고 있는지를 알아보는 검사이다.

【검사결과의 해석】

· HBe 항원이나 HBe 항체가 양성(+)인 경우는 B형 간염 바이러스에 감염되어 있고 그 감염력의 강도를 알 수 있다.
· HBe 항원이 양성인 경우: 바이러스가 활발히 증식하여 발병하고 있는 상태를 나타낸다. 또한 감염력이 강하다고 볼 수 있다.
· HBe 항체가 양성인 경우: 바이러스의 증식력의 저하나 혈액 중의 바이러스량 감소를 나타낸다. 따라서 B형 간염의 활성도가 줄어든 것을 의미한다.

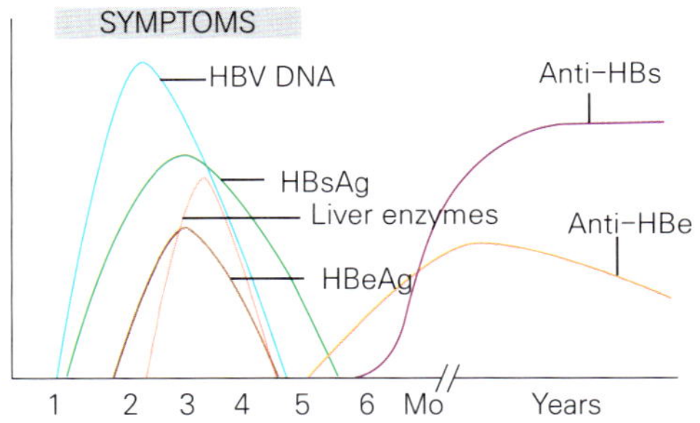

그림 17.2 **급성감염 시 B형 간염 표지자들의 출현 패턴과 증상이 나타나는 시기**

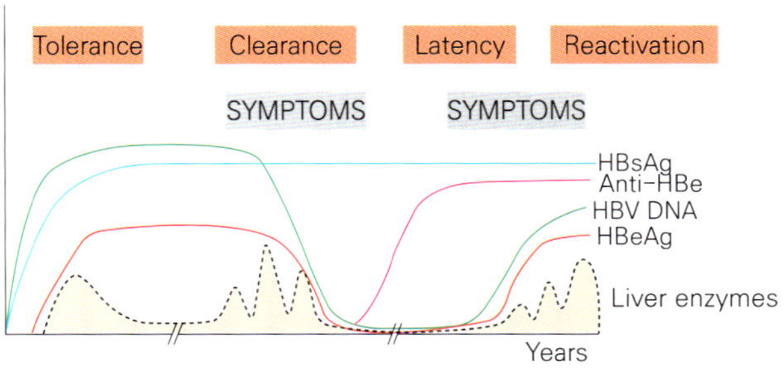

그림 17.3 **만성감염 시 B형 간염 표지자들의 패턴**

4) HCV 항체(Hepatitis C virus Ab)

C형 간염 바이러스가 체내에 침입하면 항체가 생기기 때문에 그 항체의 유무를 조사하면 C형 간염 바이러스에 감염되었는지를 알 수 있다.

【검사결과의 해석】

HCV 항체가 양성(+)인 경우는 C형 간염 바이러스의 보균자로 판정되지만, 그 중에는 자연 치유된 후의 흔적일 수도 있다. 그 때문에 바이러스의 유전자인 HCV-RNA로 바이러스의 양이나 형태 등을 추가적으로 자세하게 검사하여야 한다.

2. HIV 항체(AIDS 항체)

혈액 중의 HIV 항체의 유무에 의해 에이즈바이러스(HIV, 인간 면역결핍 바이러스)가 체내에 침입했는지, 에이즈(후천성 면역결핍증) 감염자인지를 알아보는 검사이다.

에이즈는 면역시스템 중에서도 중요한 기능을 하는 림프구(helper-T세포)를 파괴하여 세균이나 바이러스에 대한 면역반응이 정상적으로 작동하지 못하게 만드는 병이다. 그 때문에, 건강하면 발병하지 않는 카리니 폐렴(Pneumocystis carinii pneumonia)이나 악성 피부암(카포지육종, kaposis sarcoma) 등이 발병되어 끝내 죽음에 이르게 되는 무서운 병이다.

또, 에이즈는 감염되고 나서 발병하기까지 긴 잠복기가 계속되는데 7~8년인 경우도 보고된 바 있다. 또한 감염되었지만 발병하지 않은 보균자는 건강한 사람과 변함없는 생활을 할 수 있기 때문에 에이즈 감염이라는 것을 모르고 2차 감염, 3차 감염을 일으켜 AIDS를 확산시키기도 한다. 그 때문에 HIV 항체 검사는 대단히 중요하다.

HIV 항체 검사에는 효소면역 측정법(ELISA법), 간접형광 항체법(IF법), 웨스턴·블롯법(Western Blot법)이 있다. 각각의 민감도나 검사에 필요한 시간이 다르지만, 대부분 민감도가 좋은 ELISA법으로 스크리닝 검사를 실시하고 있다. 그러나 최근 혈액수혈 감염 등으로 인해 핵산검사가 시행되고 있는데 검출할 수 있는 시기가 (효소면역 측정법은 22일) 11일로 앞당겨졌다.

【검사결과의 해석】

처음에는 ELISA법을 실시하지만 감도가 매우 높기 때문에 에이즈 항체 이외의 다른 항체에 대해서도 반응하여 위양성 결과가 나올 수 있다. 따라서 양성(+)으로 판정되었을 경우에는 한번 더 ELISA법으로 검사를 실시한다. 2번째의 검사에서도 양성인 경우에는 보다 정밀한 간접형광법이나 western blot법으로 재검사를 실시하고, 음성으로 판명되면 에이즈 바이러스 음성으로 판정한다.

재검사인 간접형광법이나 western blot법에서 양성이 나왔을 경우에는 에이즈 바이러스 감염자로 판정된다. 그 다음은 림프구 CD4 측정(에이즈 바이러스에 의해서 파괴됨)이나 에이즈 바이러스의 RNA 양을 측정하는 등 추가검사를 실시하여 치료의 개시시기를 결정하거나 효과적인 약제 선택 등을 하게 된다.

3. 풍진바이러스 항체(Rubella Ab, German measles)

풍진 바이러스에 감염되면 발열과 발진이 생기지만, 증상이 가벼워 '3일 홍역'이라고 불리고 있는 병이다. 대부분은 유아기에 걸리고 한번 걸리면 면역(항체)이 생긴다. 그러나 임신 3개월 이내의 여성이 감염되면 유산이나 선천성 기형아를 출산할 가능성이 있다. 풍진은 증상이 가볍기 때문에 본인이 감염되었는지 모르는 경우도 있어 항체의 유무를 검사할 필요가 있다.

【검사결과의 해석】

풍진에 걸렸던 적이 없거나, 예방접종을 받지 않은 경우에는 항체가 없기 때문에 음성(-)으로 판정된다. 특히 출산을 희망하는 여성은, 임신 전에 백신 예방주사를 맞는 것이 좋다.

4. 매독 검사(Syphilis test)

매독은 *Treponema pallidum*이라고 불리는 병원성 미생물의 감염에 의해서 발병하는 대표적인 성병이다. 주된 감염경로는 성접촉이지만, 모자 간염이나 수혈에 의해서 감염되는 경우도 있다. 효과적인 치료제가 개발되고부터는 환자수가 격감하였지만 현재에도 잠재적인 감염자는 많을 것으로 알려져 있다.

검사법은 병원 미생물을 검출하는 것이 아니라, 혈청 중에 매독균(항원)에 의한 항체가 생성되었는지를 조사하는 것이다.

검사법은 2단계로 나누어 감염자를 진단한다. 우선 RPR, VDRL이라고 하는 검사로 스크리닝 검사를 실시하는데 이것은 소에서 채취한 cardiolipin이라고 하는 지방질이다. 매독항원과 매우 유사한 구조를 가지고 있어 이것을 가짜 항원으로 이용하여 매독항체와 반응하는지를 검사한다. 여기서 양성이 나오면 그 다음으로 매독균을 항원으로 하는 TPHA 시험이나 FTA - ABS시험을 실시하여 감염여부를 판정한다.

【검사결과의 해석】

제1단계인 RPR, VDRL에서 양성(+)으로 판정되었을 경우에는 다음 검사를 실시한다. 다만 매독에 감염되지 않았어도 교원병이나 급성 바이러스성 간염, 수두, 임신했을 때에도 양성이 나타나는 경우가 있다. 이것을 '위양성 '이라고 한다. 그리고 제2단계 검사를 실시하여, 음성으로 판정되었을 경우에는 매독 감염 음성으로 판정된다.

제2단계에서도 양성이라고 확정되면 매독 감염자로 간주한다. 매독은 감염 후 1~2개월 이내이면 페니실린으로 완치가 가능하다. 그러나 진행되면 될수록 많은 양의 페니실린 주사 등이 필요하여 완쾌가 어려워진다. 따라서 의심이 갈 때에는 곧바로 검사를 받아 치료를 시작하는 것이 중요하다.

5. 클라미디어 검사(Chlamydia test)

최근 젊은이들을 중심으로 급증하고 있는 성 감염증의 하나가 chlamydia 감염이다. Chlamydia trachomatis라고 하는 병원 미생물이 원인으로, 검사는 남성의 요도나 여성의 질 분비물을 이용하여 효소 면역검사로 항원을 직접 검출한다.

【검사결과의 해석】

Chlamydia infection이라고 생각되면 항생제 치료를 시작한다. 이 병은 자궁경부염이나 골반내 감염증을 일으킬 뿐만 아니라, 불임의 원인이 되므로 완치시키는 것이 중요하다.

6. ASO검사(Anti streptolysin-O test)

편도염이나 인두염, 중이염, 성홍열 등을 일으키는 병원균으로 용혈성 연쇄상구균이 있는데, ASO 검사는 여러 종류의 연쇄상구균 중 연쇄상구균 group A에 감염되었는지를 알아보는 검사이다.

연쇄상구균은 적혈구를 용혈시키는 스트렙토 라이신이라고 하는 독소를 생성하기 때문에, 연쇄상구균에 감염되면 체내에는 항 스트렙토라이신-O(anti streptolysin-O)라고 하는 항체가 생긴다. 이 검사는 과거 적혈구와 연쇄상구균을 섞어 적혈구가 용혈되는 정도를 판별하여 항체의 값을 측정하였지만, 현재는 항원을 붙인 latex를 이용하여 간단히 검사를 시행할 수 있다.

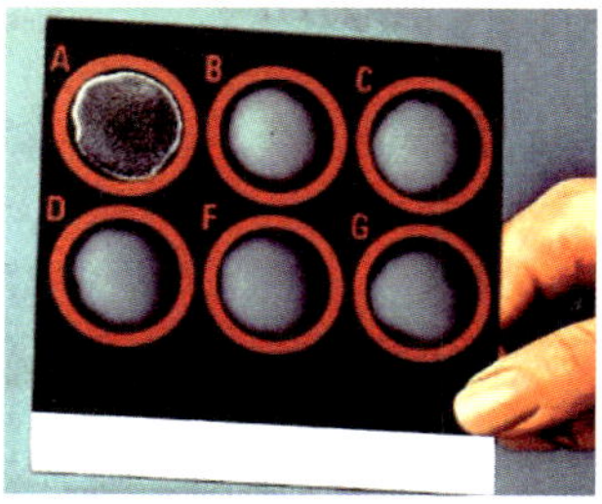

그림 17.4 **라텍스를 이용한 ASO 검사.**

A 원에 항원·항체 결합으로 인한 응집이 관찰되며, 나머지는 모두 음성이다.

【검사결과의 해석】

200 Todd Unit 이상의 경우에는 연쇄상구균 group A의 감염을 의심할 수 있어 항생제 치료를 시작한다. 또 연쇄상구균 group A에 의한 감염 후에는 류머티스성 열이나 급성사구체신염이 발병하기도 하므로 주의가 필요하다.

면역혈청학적 검사는 위에서 언급한 검사 외에도 RA, CRP, 약물검사 등 다양한 검사들이 있으며, 면역화학적 측정방법(immunochemical method)이 개발된 이래 많은 검사들이 자동분석장치에 의해 측정되고 있다.

17.3 자가면역질환 검사

17.3.1 면역학적 반응과 자가면역 질환

우리 인체는 외부로부터 침입한 바이러스나 세균 등을 적으로 인식하고 방어할 수 있는 힘을 갖고 있다는 내용을 앞에서 학습하였다. 바이러스나 세균 같이 유해한 이물질을 '항원'이라고 하는데 우리 몸에서는 항원에 대항하는 '항체'를 만들어 항원을 약화시키거나 사멸시켜 우리 몸을 지키게 된다. 위와 같은 작용을 '면역(immunity)'이라고 말한다.

면역학적 검사는 인체 내부에서 면역반응이 어떻게 진행되고 있는지, 그리고 그 항원이 무엇인지를 알아내는 검사로, 질환의 진단이나 치료법의 선택에 유용하게 활용되고 있다. 예를 들자면, 바이러스나 세균 등에 의한 '감염증'이나 과잉면역반응에 의해 우리 몸에 장해를 일으키는 '알레르기 질환' 또는 본래 이물질을 공격해야 할 작용이 잘못되어 자기 자신을 공격하는 '자가면역 질환' 등을 진단할 수 있다. 검사방법은 채취한 혈액의 혈청에 인위적으로 만든 항원이나 항체를 첨가하고 이것과 대응하여 결합되는 항체나 항원을 검사하는 것이다.

17.3.2 자가면역질환의 검사 및 종류

1. 류마티스성 인자 (Rheumatoid factor, RF)

원칙적으로 우리 몸은 자신의 신체 구성물질에 대해서는 항체를 만들지 않는다. 이를 면역관용이라고 하는데, 만약 이것이 깨지는 경우 우리 신체를 공격하는 소위 자가항체라는 것이 생기게 된다. 쉽게 표현하자면 아군이 자기편을 식별 못하고 아군을 공격하는 꼴이다. 즉, 류마티스성 인자는 우리 몸의 면역 글로불린에 대한 잘못된 방어작용에 의해 만들어진 자가 항체이다.

혈청 중의 류마티스성 인자(rheumatoid factor)의 유무를 조사하면 만성 류머티스성 관절염의 진단에 유용하게 이용되는데 대표적인 검사가 RA 검사(rheumatoid arthritis test)이다. RA검사는 면역 글로불린을 포함한 시약을 혈청과 혼합하여 류머티스성 인자의 존재 유무를 관찰하는 것으로 류머티스성 관절염을 판명할 수 있다. 그러나 RA 검사가 양성일지라도 반드시 만성 류머티스성 관절염이라고 진단할 수는 없다. 만성 류머티스성 관절염 환자에서 약 80% 그리고 간경변 환자에서도 약 50%가 양성을 나타내기 때문에 확실한 진단을 위해서는 RA 검사뿐만 아니라, 그 외에 전신적인 임상증상 등을 관찰하는 등 주의가 필요하다.

2. 면역복합체 (Immune complex, IC)

체내에 세균이나 바이러스 등의 이물질(항원)이 침입하면 그 항원에 저항하기 위해서 항체가 만들어지는데, 이러한 항체와 항원이 결합된 물질을 면역복합체라고 한다. 이것에 의해 보체(항원의 공격에 대해서 방어작용을 하는 물질)가 활성화 되면 조직이나 혈관벽에 문제를 일으키게 된다. 검사방법으로는 혈청 중의 면역복합체 수치 측정이나, 조직에 침착하고 있는 상태를 관찰하기 위하여 신장 생검, 피부 생검 등을 실시한다. 면역 복합체가 양성일 경우에는 전신성 홍반성 낭창증(SLE), 만성 류머티스성 관절염, 세균이나 바이러스 감염, 자가면역성 간염, 백혈병, 사구체신염 등의 질환을 의심할 수 있다.

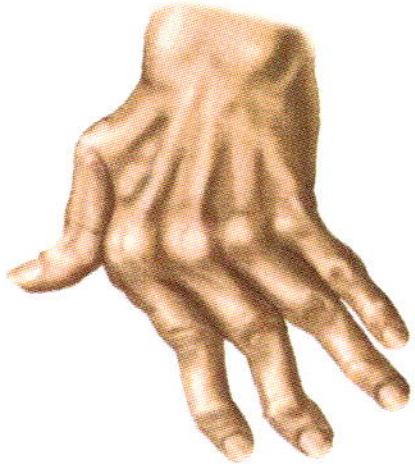

그림 17.5 **류머티스성 관절염 (rheumatoid arthritis)**

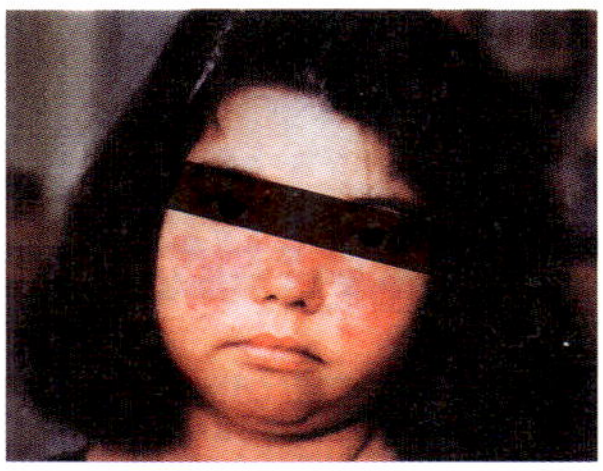

그림 17.6 **Systemic lupus 환자.**
전형적인 양쪽 볼의 나비모양 발진을 볼 수 있다.

3. 항핵항체 (Anti-nuclear antibody, ANA)

몸을 구성하는 세포는 핵과 세포질 내에 다양한 요소로 이루어져 있다. 그런데 자가면역 질환을 가지고 있을 경우에는 그 핵이나 세포질까지도 항원으로 인식하여 항체를 형성하는 경우가 있다. 항핵항체는 세포핵 안에 있는 항원물질에 대한 항체군의 총칭이다.

항핵항체는 교원병 중에서도 전신성 홍반성 낭창증에 대해서 양성율이 높은 것이 특징이다. 그 외에 항핵항체가 양성일 경우에는 교원병(진행성 전신성 경화증, 다발성 근염, 쇼그렌 증후군, Sjogren's syndrome)이나 만성 류마티스성 관절염 등의 질환을 의심할 수 있다.

4. 항DNA 항체 (Anti-DNA antibody)

항핵항체 가운데, 전신성 홍반성 낭창증의 진단 시에 기준이 되는 것이 '항DNA 항체'이다. '항DNA 항체'란, 세포의 핵 안에 있는 유전 정보를 주관하는 유전자(DNA)를 이물질로 인식하여 항체를 생성된 항체를 말한다. 항DNA 항체가 양성일 경우에는 전신성 홍반성 낭창증을 의심할 수 있다.

5. 항혈소판 항체 (Antiplatelet antibody)

혈소판의 표면에는 적혈구나 백혈구와의 공통 항원이나 혈소판 고유의 항원이 있는데 이들에게 결합하는 항체를 항혈소판 항체라고 한다. 이 항체가 나타나 혈소판과 결합하면 혈소판은 파괴되어 그 수가 감소한다.

전혈 수혈이나 혈소판 수혈을 자주 실시했을 경우에 항혈소판 항체가 양성이면 특발성 혈소판 감소성 자반병, 전신성 홍반성 낭창증 등의 질환을 의심 할 수 있다.

6. 항평활근 항체 (Antismooth muscle antibody)

자신의 간세포(肝細胞)를 항원으로 인식하여 항체가 생성되면, 모든 평활근과 반응하게 된다. 항평활근 항체가 양성일 경우에는 자가면역성 간염이나 만성 활동성 간염, 루포이드 간염(lupoid heapatitis, 자가 면역성 간염) 등의 질환을 의심할 수 있다.

7. 항미토콘드리아 항체 (Antimitochodrial antibody)

세포를 구성하는 미토콘드리아를 항원으로 하는 항체로, 항미토콘드리아 항체가 양성일 경우에는 원발성 담즙성 간경변 등의 질환을 의심할 수 있다. 원발성 담즙성 간경변이란 자가면역에 이상이 생겨 간 내에 담즙이 정체되는 질환이다.

17.4 알레르기 검사

17.4.1 알레르기의 정의 및 유형

인체에는 외부에서 침입한 이물질(항원)을 인식하고 이것을 제거하려고 하는 기능(면역반응)이 있다는 것을 앞에서 학습하였다. 이물질을 항원으로 인식하고 이에 대항하는 무기(항체 , 림프구)를 만들어 이후 다시 한번 동일한 이물질이 침입해 왔을 때, 이에 대항하여 싸우는 기능을 획득면역(특이적 면역)이라고 한다. 본래 획득면역은 몸에 있어서 유익한 반응이지만, 때로는 몸을 손상시키는 방향으로 작용하는 경우도 있다. 이것을 알레르기라고 하며 이 때의 항원을 알레르기 물질이라고 한다.

알레르기 반응은 다양하게 나타나는데 알레르기는 크게 4가지(I형~IV형)로 나눌 수 있다. 단순히 '알레르기' 라고 하는 것은 일반적으로는 I형이나 IV형을 가리키기 때문에 여기에서는 I형과 IV형에 중점을 두고 설명하도록 한다.

표 17.3 알레르기의 유형

형	주 반응 면역물질	반응이 일어나는 장소	질환의 예
I형(즉시형)	IgE	피부, 폐, 장 등	아토피 피부염, 심마진(두드러기), 천식, 화분증, 알레르기성 비염, 장관 알레르기, 과민성 쇼크 등
II형(즉시형)	IgG	적혈구, 백혈구, 갑상선 등	용혈성 빈혈, 재생불량성 빈혈, 혈소판 감소증, 하시모토씨 병, 바세도우씨 병 등
III형(즉시형)	면역복합체	혈관 , 피부 , 관절 , 신장 등	막성사구체 신염 , 약물 알레르기 등
IV형(즉시형)	T 림프구	피부, 폐, 중추신경계 등	투베르쿨린 반응, 접촉성 피부염, 알레르기성 뇌염 등

1. I형 알레르기

I형 알레르기는 IgE로 인해 발생하는 알레르기이다. 알레르기에 관여하고 있는 세포 표면에 붙어있는 IgE에 항원(이물질)이 접착하면 화학 전달물질(히스타민, 세로토닌)이 방출되고, 그 결과 가려움, 부종, 발적 등의 알레르기 증상이 나타난다. 코 점막에서 일어나면 알레르기성 비염, 기도의 안쪽에서 일어나면 기관지 천식발작, 소화관에서 일어나면 구토나 설사가 일어난다. 짧은 시간에 강한 알레르기가 발생했을 경우에는 기도의 수축과 혈압 저하가 일어나서 쇼크 상태에 빠지고 생명에 지장을 줄 수도 있다(과민성 쇼크).

I형 알레르기는 가장 일반적인 알레르기로 좁은 의미의 알레르기는 I형 알레르기를 말한다. I형 알레르기 반응은 항원이 침입하고 나서 즉시 일어나는 것이 일반적이지만(즉시형 반응), 때에 따라 늦게 나타날 수도 있다(지연형 반응).

2. II형 알레르기

II형 알레르기는 IgG와 보체가 관여하는 알레르기이다. 보체란 항체와 결합되어졌을 때에 세균과 같이 표적이 되는 세포를 파괴하는 힘을 발휘하는 혈액에 포함되어 있는 단백질이다. 항체가 붙어있는 세포에 보체가 결합되면 세포 자체를 파괴하여 장해를 일으킨다. II형 알레르기의 대표적인 반응은 다른 혈액형의 혈액을 수혈 받았을 경우에 일어나는 용혈반응이다.

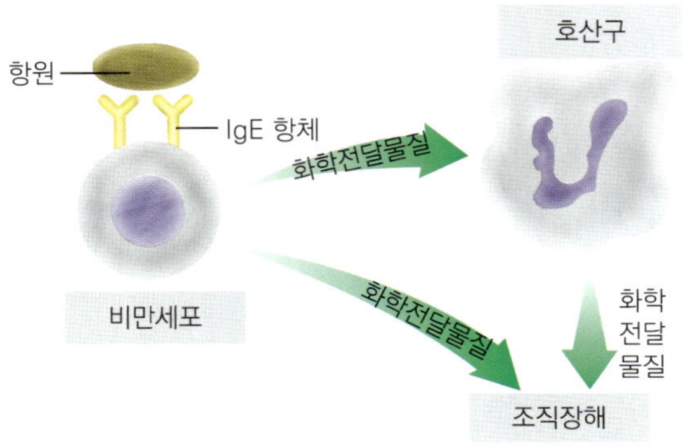

그림 17.7 I형 알레르기 발생기전

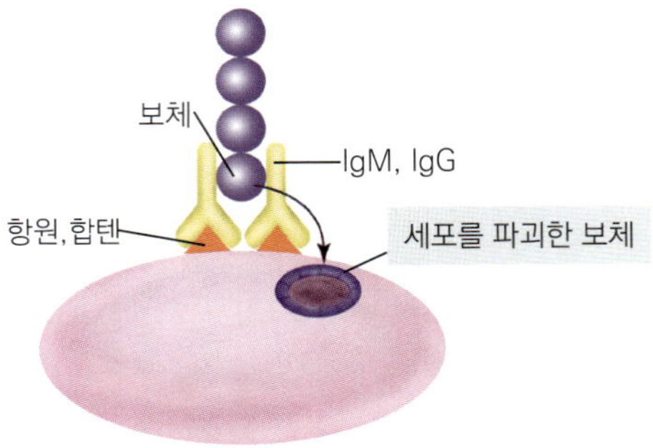

그림 17.8 II형 알레르기의 발생기전

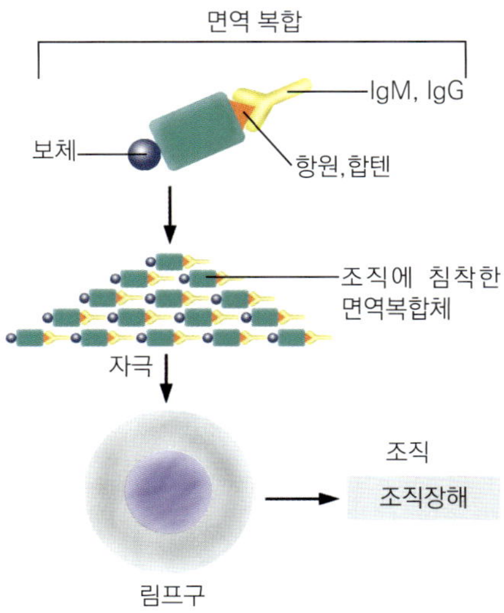

그림 17.9 III형 알레르기의 발생기전

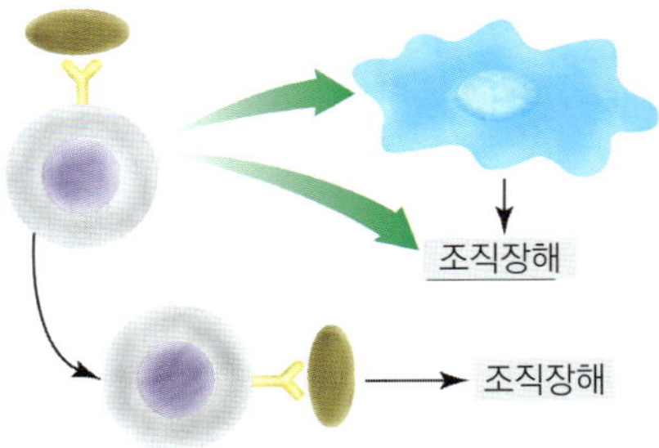

그림 17.10 IV형 알레르기의 구조

3. III형 알레르기

III형 알레르기는 면역 복합체가 주원인이다. 조직에 침착한 면역 복합체가 화학전달물질을 방출하거나 보체를 자극하여 조직을 공격하게 만든다. 그 결과, 발열, 발진, 관절염, 신장염, 혈관염 등이 발생한다.

4. IV형 알레르기

IV형 알레르기는 림프구가 관여하는 알레르기이다. 림프구(helper-T 림프구)는 항원과 결합하면 화학전달물질을 방출하여 표적이 되는 세포를 탐식하는 탐식세포(macrophage)를 불러온다. Macrophage는 탐식을 실시함과 동시에 다양한 화학 전달물질을 방출하여 염증을 일으킨다. 또 killer-T 림프구는 항원성을 갖는 세포에 결합하여 이를 파괴한다.

17.4.2 알레르기검사

알레르기의 진단이나 치료를 위해서는 진성 알레르기 반응여부를 확인하는 과정이 필요하다. 먼저 일상생활에서의 증상 발현 형태 등의 세세한 관찰과 가족 중에 알레르기 진단을 받은 사람이 있는지 등에 대해서 문진을 하고 알레르기가 의심되면 검사를 실시한다.

알레르기로 확인되면 치료나 예방을 위해서 알레르기 물질을 동정하는 것이 중요하다. 알레르기를 일으키는 원인물질(알레르기 물질)을 확정하는 것이 쉽지는 않지만 혈액검사로 많은 정보를 얻을 수 있다.

1. 혈액에 의한 검사

1) 혈청 IgE 측정 (RIST법, radioimmunosorbent test)

I형 알레르기의 원인인 IgE 항체의 양을 측정하고 알레르기 발현 가능성을 조사하는 검사이다.

기준치

양성 : 100~200 IU/mL

2) 특이적 IgE 측정 (RAST법, 방사성알레르기흡착실험)

I형 알레르기의 원인인 다양한 IgE 항체에 의해 실제로 증상을 유발한다고 의심되는 종류의 IgE 항체의 양을 조사한다.

3) 림프구 유약화 시험

주로 IV 형 알레르기의 혈액검사로, 특히 약물 알레르기의 진단에 이용된다. 의심되는 알레르기 물질에 결합한 혈액 중의 T림프구의 양을 간접적으로 측정한다. 림프구가 알레르기 물질과 만나면 세포 분열을 일으키는데, 이 반응을 이용하여 특정 알레르기 반응을 측정한다.

기준치

의양성(疑陽性) : 160~200%

양성 : 200% 이상

(위 기준은 검사실에 따라 다를 수 있음)

2. 피부를 이용하는 검사

1) 소파시험 (Scratch test)

I형 알레르기 검사이다. 주사바늘 등으로 등이나 팔의 안쪽에 얕은 상처를 내어 알레르기의 원인으로 예상되는 물질을 포함한 액(알레르기 물질액)을 적하한다. 또는 알레르기 물질액을 적하하고 나서 상처를 내기도 한다. 15~20 분 후에 발적과 팽진의 크기를 측정한다. 같은 방법으로 굵은 바늘을 이용하는 단자시험(Prick test) 이라는 것도 있다. Prick법은 환자의 등이나 팔의 앞면에 시행하는데 검사 알레르기 시약을 3~5cm 간격으로 한 방울씩 떨어뜨린 후 아주 가는 주사바늘이나 특수침으로 피부표면을 가볍게 찔러서 검사를 수행한다. 양성 대조액(히스타민용액)과 음성 대조액(생리식염수)을 함께 시행하게 되며 15~20분 뒤에 검사시약을 솜으로 가볍게 닦고 팽진과 발적의 크기를 자로 측정한다.

기준치

양성 : 반응이 50% 글리세린 식염용액의 2배 이상, 혹은 팽창 직경이 5mm이상, 발적 직경이 15 mm이상 (위양성 반응이 높기 때문에 최근에는 잘 사용하지 않는다.)

2) 피내반응시험

I형 알레르기(즉시형) 외에 III형(지발형), IV형(지연형) 검사로 시행한다. 등이나 팔의 안쪽에 알레르기 물질액을 주사해 반응을 관찰한다.

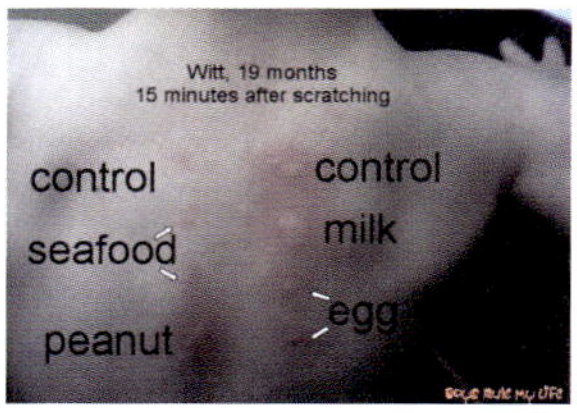

그림 17.11 소파시험 (Scratch test)의 예

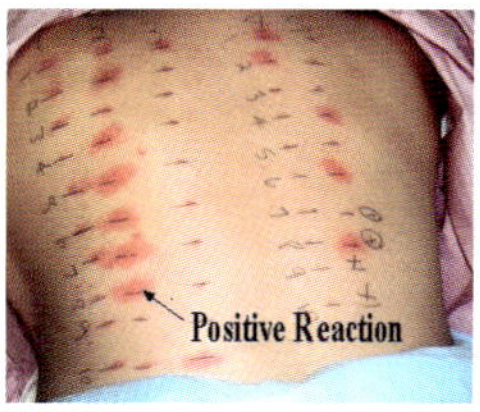

그림 17.12 알레르기 피내반응시험 (skin test)

표 17.4 피내반응시험 기준치

반응	팽창직경	발적직경
음성 -	0~5 mm	0~9 mm
의양성 ±	6~8 mm	10~19 mm
양성 +	9~15 mm	20~39 mm
강양성 ++	16 mm 이상	40 mm 이상

3) 첩포시험(패치테스트)

IV형 알레르기 검사로 의심되는 알레르기 물질의 엑기스나 물질 그 자체를 피부에 일정시간(통상 48시간) 직접 첩포한 후 1시간 후와 다음 날의 반응을 관찰한다.

기준치

양성 : 발적, 팽창, 가려움 등을 확인할 수 있는 경우

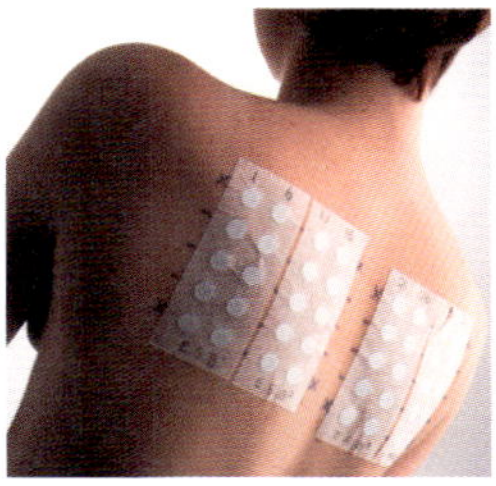

그림 17.13 알레르기 첩포시험(patch test)의 예

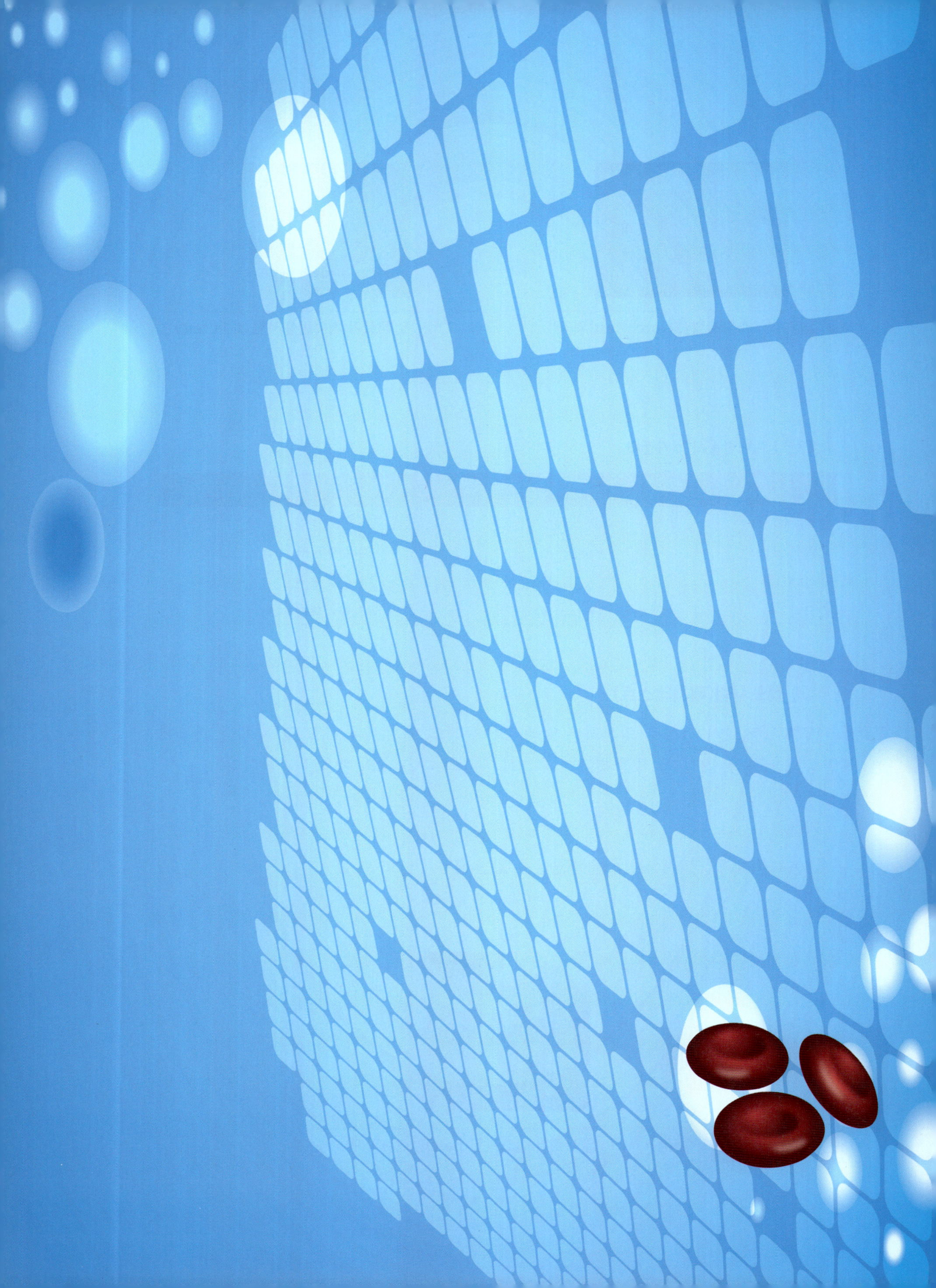

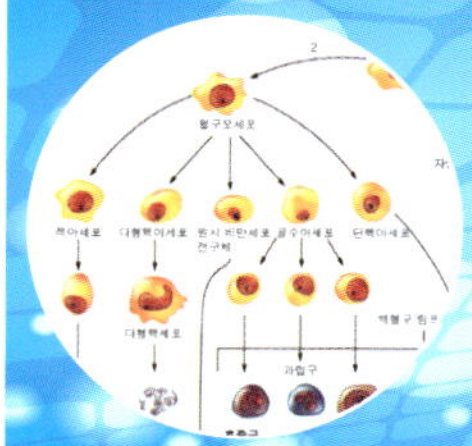

Chapter 18 혈액학검사

학습목표

진단검사에서 가장 일반적으로 실시되고 있는 검사 중 하나가 혈액검사이다. 먼저 혈액학적 검사를 설명하기에 앞서 앞에서 배운 '혈액'에 관해 간략하게 알아보고, 일반혈액검사의 종류와 검사방법을 이해하도록 한다.

18.1 혈액이란?

1. 혈액의 역할

우리 몸을 구성하는 세포는 산소나 영양소를 필요로 한다. 혈액은 이 중요한 산소나 영양소를 전신 세포에 운반하며 또한, 몸의 각 부분에서 생성된 노폐물이나 이산화탄소를 운반하는 작용도 하고 있다. 또한 몸 상태를 정상상태로 지속시키기 위해 호르몬이나 수분을 운반·유지하고 체온을 유지하는 기능을 하고 있다.

한편, 외부에서 침입한 세균이나 바이러스 등의 병원체로부터 몸을 지키는 역할도 하며 혈관이 손상되었을 때 출혈을 멈추게 하는 기능도 갖고 있다.

혈액의 양은 체중의 약 1/13(6~8%)로 체중이 50kg인 사람에게는 약 4 리터의 혈액이 흐르고 있다.

2. 혈액의 구성성분

혈액을 응고되지 않게 하여(항응고제 처리) 가만히 놓아두면 엷은 황색의 투명한 액체와 진한 적색의 침전으로 나누어 지는데 액체 부분을 '혈장'이라 하고 침전 부분을

'혈구'라 한다. 혈장에는 수분, 단백질, 당, 지방, 무기 성분(소디움, 칼륨 등) 등이 포함되어 있다.

3. 혈구의 종류

혈구에는 적혈구, 백혈구, 혈소판의 3 종류가 있다. 혈구는 뼈 속에 있는 간세포(stem cell)라 불리는 세포로부터 만들어진다. 간세포는 골수 내에서 성숙하여 각기 다른 기능을 하는 3 종류의 혈구로 분화된다.

적혈구는 혈구 성분의 대부분을 차지하고 있고, 그 내부에는 혈색소라고 하는 헤모글로빈을 다량으로 포함하고 있는데, 이 헤모글로빈은 산소나 이산화탄소를 운반하는 중요한 역할을 하고 있다. 헤모글로빈이 붉은 색을 나타내고 있기 때문에 적혈구가 붉고 따라서 혈액이 붉게 보이는 것이다. 적혈구의 수명은 약 100~120일 정도로 수명을 다하면 간이나 비장에서 파괴된다.

백혈구는 적혈구보다 크고 특정한 색을 갖고 있지 않다. 외부로부터 침입해 온 세균이나 바이러스 등의 병원체를 죽이는 기능을 수행하며 수명은 약 2주 정도이지만 그 중에는 수명을 다하지 못하고 도중에 병원체를 공격하고 병원체와 함께 죽는 백혈구도 있다.

혈소판은 적혈구보다 훨씬 작고 혈관이 손상된 곳에 붙어서 피를 멈추게 하는(지혈) 기능을 담당하는 혈구이다. 혈소판의 수명은 짧아 몇 일 내지 1주일 정도만 기능을 수행한다.

4. ABO 혈액형

「당신의 혈액형이 무엇입니까?」라고 물었을 때 사람들은 「A형」, 「B형」 또는 「O형」이라고 대답할 것이다. 이렇게 혈액형을 나누는 방법을 ABO식 혈액형이라고 부른다.

수혈을 할 때에는 수혈을 받는 사람과 같은 혈액형의 혈액이 사용된다. 다른 혈액형의 혈액을 수혈하면 혈액끼리 반응하여 적혈구가 굳어지거나 파괴되어 버리기 때문이다.

혈액형에는 ABO식 혈액형 외에 Rh식 혈액형이 있는데, 한국인의 혈액형은 A형이 약 34%, B형이 약 27%, AB형이 약 11%, O형이 약 28%이다. 또 Rh식에서는 음성인 사람이 0.1% 정도로 대부분의 사람이 Rh 양성이다.

혈액형은 ABO식 이외에도 많은 종류가 발견되고 있지만, 일반적으로 수혈 등을 실시할 때에는 ABO식과 Rh식의 혈액형을 검사한다.

18.2 일반혈액검사(complete blood count)

1. 백혈구 수

백혈구에는 림프구, 과립구, 단구 등이 있고, 다양한 기능을 분담하고 있다. 가장 중요한 기능은 몸 안에 침입한 세균이나 바이러스 등의 병원체와 싸우는 것이다. 이 때문에 백혈구수의 증가는 몸에 세균이나 바이러스 등의 병원체가 침입했을 때, 즉, 감염증을 일으켰을 때에 가장 현저하게 관찰된다.

백혈구 수는 혈액 1 입방 밀리미터 중에 포함되는 백혈구의 수로 나타낸다.

참고치 : 4,000~10,000/μl,

이상을 나타내는 질병

상승 : 감염증(폐렴, 편도선염, 맹장염, 신우염, 담낭염 등), 백혈병, 심근경색, 화상, 부상, 출혈(뇌내 출혈, 소화관 출혈, 관절 내출혈) 등

감소 : 혈액 질환(재생 불량성 빈혈, 백혈병 등) 등

2. 백혈구 감별 백분율 (WBC differential count %)

백혈구는 과립구와 비과립구로 나눌 수 있는데 과립구는 세포질에 많은 과립들을 가지고 있는 백혈구로 호중구, 호산구, 호염기구가 있다. 비과립구는 림프구와 단구가 있다. 이 다섯가지 종류의 백혈구를 감별하는 것은 아래와 같은 질환이나 감염증을 진단하는데 사용될 수 있다.

호중구는 중성염료에 염색되며, 세균성 감염, 맹장염, 골수성 백혈병인 경우 증가한다. 호산구는 산성염료인 에오진(eosin)에 강하게 염색되는 세포로 알레르기성 질환, 기생충 감염 등에서 증가한다. 호염기구는 염기성 염료에 염색되는 세포로 백일해, 결핵, 홍역, 간염 등에서 증가한다.

림프구는 핵이 원형이고, 염색질이 뚜렷하며, 핵인은 없고, 세포질에 과립이 없는 세포로 바이러스성 감염, 전염성 단핵구증, 림프구성 백혈병인 경우 증가한다. 단구는 크기가 큰 편이고, 핵의 모양은 원형에서부터 함몰되고, 주름진 모양 등 다양하며 과립이 없다. 주로 여러 감염증에서 증가한다.

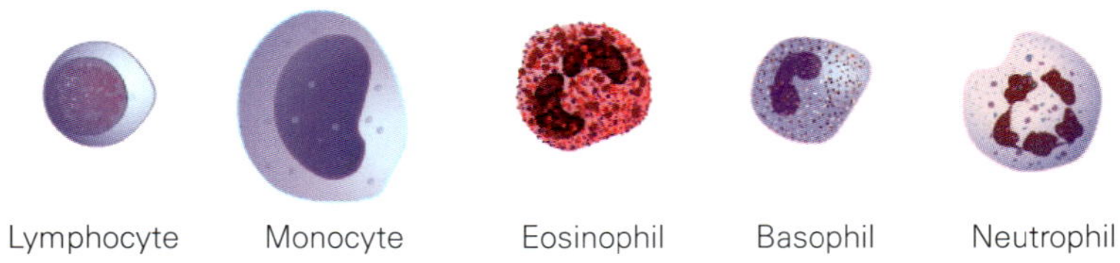

그림 18.1 백혈구의 종류

림프구(lymphocyte), 단구(monocyte), 호산구(eosinophil), 호염기구(basophil) 그리고 호중구(neutrophil)

표 18.1 백혈구 백분율 검사 참고치

Cell type	%
호중구	19~80
단핵구	0~10
호산구	0~5
림프구	15~44
호염기구	0~2

3. 적혈구수

적혈구는 내부에 헤모글로빈이라고 불리는 붉은 색을 띤 물질을 가지고 있다. 헤모글로빈은 산소와 쉽게 결합하기 때문에 산소 운반에 이용된다. 적혈구는 혈액의 흐름을 타고 우리 몸 각 부위에 가서 산소와 이산화탄소를 교환한다. 다시 말하면 적혈구는 몸의 구석구석까지 산소를 운반하고 각 부위에서 대사결과 만들어진 이산화탄소를 회수해 오는 역할을 한다. 따라서 적혈구가 감소하면 몸에 여러 가지 이상이 나타날 수 있다.

적혈구 수란 혈액 1 입방밀리미터(mm3 혹은 μL) 중에 포함되는 적혈구의 수를 나타낸다.

참고치

성인 남성 : 400만~550만개/μL

성인 여성 : 350만~450만개/μL

이상을 나타내는 질병

상승 : 다혈증, 적혈구 증다증 등

감소 : 빈혈 등

4. 혈색소량 (hemoglobin, Hgb)

헤모글로빈은 적혈구에 포함되어 있는 철 원자를 갖고 있는 단백질이다. 혈액이 붉게 보이는 것도 헤모글로빈이 포함되어 있기 때문이다. 이 때문에 헤모글로빈을 혈색소(피의 색)라고 부른다. 적혈구가 산소나 이산화탄소를 운반할 수 있는 것은 이 헤모글로빈에 산소나 이산화탄소가 결합하기 때문이다. 헤모글로빈의 양이 적으면 산소의 운반에 문제가 생기고 몸에 다양한 이상이 나타날 수 있다.

헤모글로빈양은 혈액 1dL중에 포함되는 헤모글로빈 중량으로 표현된다.

참고치

성인 남성 : 13 ~18 g/dL

성인 여성 : 12~16 g/dL

이상을 나타내는 질병

상승 : 다혈증, 적혈구 증다증 등

감소 : 빈혈 등

5. 적혈구 용적률 (hematocrit, Hct)

적혈구 용적률이란 혈액 중에서 적혈구가 차지하는 비율을 의미한다. 용적 비율로서 나타내기 때문에 퍼센트(%)가 이용된다. 적혈구 용적률치가 낮은 것은 적혈구 양이 적은 것을 의미한다. 적혈구는 산소와 이산화탄소를 운반하기 때문에 적혈구 용적률치가 낮으면 다양한 이상이 나타날 수 있다.

참고치

성인 남성 : 40~50%

성인 여성 : 35~45%

이상을 나타내는 질병

상승 : 다혈증, 적혈구 증다증 등

감소 : 빈혈 등

6. 평균 적혈구 용적 (Mean corpuscular volume, MCV)

MCV는 적혈구들의 평균 용적을 나타내는 것으로, 적혈구 크기의 변화와 관련한 질환의 진단에 도움이 된다.

$$MCV(\mu^3) = Ht(\%) / RBC(10^6 / mm^3) \times 10$$

참고치

Male : 83~102 fL

Female : 79~108 fL

7. 평균 적혈구 혈색소 농도 (Mean corpuscular hemoglobin concentration, MCHC)

MCHC는 개개의 적혈구의 용적에 대한 혈색소량의 비를 %로 나타낸 것으로 혈색소 농도의 고저 즉, 저색소성, 고색소성의 정도를 평가하는데 사용된다.

$$MCHC(\%) = Hb(g / dL) / Ht(\%) \times 100$$

참고치

Male : 31.6~36.6 %

Female : 19.7~36.6 %

8. 평균 혈색소량 (Mean corpuscular hemoglobin, MCH)

MCH는 적혈구 한 개당의 평균 혈색소량, 즉 혈색소 함유량을 나타낸 것으로, 통상 혈구의 저색소성과 고색소성의 정도를 평가하는데 사용된다.

$$MCH(pg) = Hb(g / dL) / RBC(10^6 / mm^3) \times 10$$

참고치

Male : 28.0 ~ 34.6 pg

Female : 26.3 ~ 34.3 pg

9. 적혈구분포계수 (red cell distribution width, RDW)

RDW-CV(%)는 적혈구 분포곡선(histogram)의 평균혈구용적(mean cell volume)에 대한 표준편차의 비례값 즉 변이계수(CV)로 연산되는 항목으로 적혈구 size 분포의 상이성(heterogenecity)을 평가하는데 사용된다. 즉, 적혈구 크기의 분포를 이용하여 대소부동증과 같은 적혈구 질환을 알아낼 수 있다.

$$RDW(\%) = SD / MCV \times 100$$

참고치: 10-15%

10. 혈소판 수

혈소판은 혈관이 손상되었을 때에 그 부위로 모여들어 혈관의 상처를 막고 출혈을 멈추는 기능을 수행한다. 이 때문에 혈소판 수가 감소하거나 증가하면 혈액이 멈추기 어려워지거나 혈액이 쉽게 굳어지는 등 여러 가지 장해가 발생한다.

참고치 : 15만~40만/μl

이상을 나타내는 질병

상승 : 만성 골수성 백혈병 등

감소 : 혈소판 감소성 자반병, 급성 백혈병, 전신성 홍반성 낭창증(SLE), 용혈성 요독 증후군, 파종성 혈관내 응고증후군(DIC) 등

18.3 혈액학 검사방법

1. 매뉴얼 방법

Hemocytometer(Neubauer)를 이용하여 혈구수를 계수하는 방법으로 자동분석기가 개발되기 이전에 사용되던 방법이다. 현재는 거의 사용하지 않지만, 혈액 이외의 체액에서 세포수를 계수하거나 정자수 계수 등에 이용되고 있다(그림 18.2).

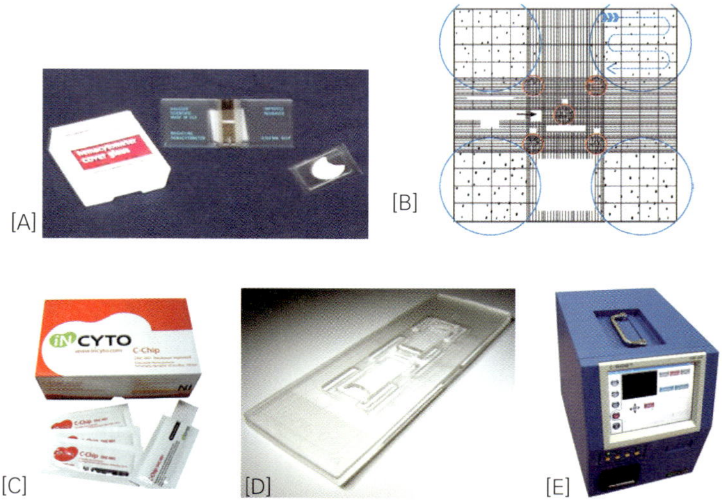

그림 18.2 Neubauer hemocytometer 모양(A); 현미경으로 본 hemocytometer 내부 모양, 적색 원 부분은 적혈구수 계산구획이고, 파란색 원 부분은 백혈구수 계산구획이다(B); 우리나라 기업(iN CYTO)에서 만든 일회용 hemocytometer c-chip(C); c-chip 실물(D); c-chip을 이용하여 혈구, 세포, yeast, 세균 등을 자동계수하는 reader(E)

2. 자동분석기를 이용한 방법

현재 혈구계수는 모두 자동분석기를 이용하여 실시되고 있는데 분석원리를 간략히 설명하자면, 혈색소를 측정하기 위해 적혈구를 용혈시킨 후 큐벳에서 분광광도계법으로 분석하고, 세포의 계수 및 분류는 빛의 산란과 전기저항법 그리고 세포염색에 의해 분석된 정보를 이용하여 산출하도록 되어 있다.

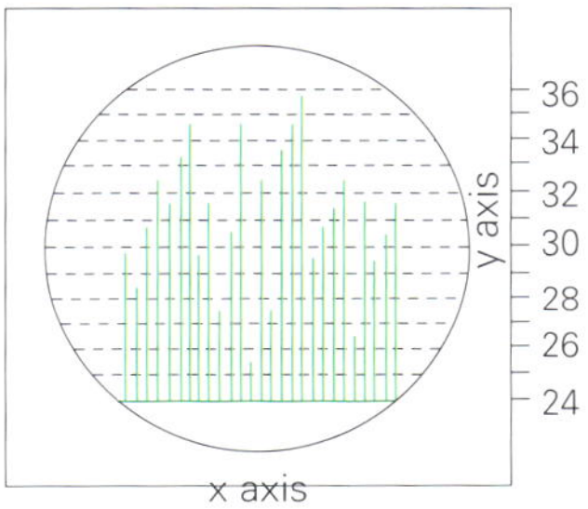

그림 18.3 전기저항을 이용하여 보여지는 혈구의 크기.

피크 하나 하나는 세포의 수를 나타낸다.

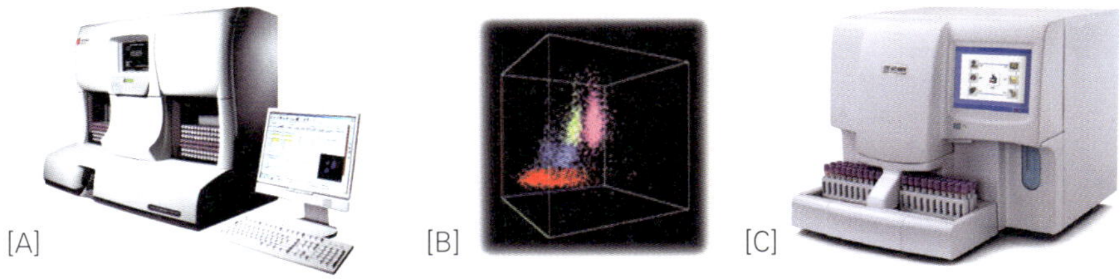

그림 18.4 혈구수 및 혈색소, 백혈구 백분율, 망상적혈구 등을 자동으로 측정하는 분석기들.

BECKMAN/COULTER LH-750 Hematology Analyzer(좌), 3차원 공간 속 백혈구의 종류별 위치(중앙), 중국제 Mindray BC-5500 Auto Hematology Analyzer(우)

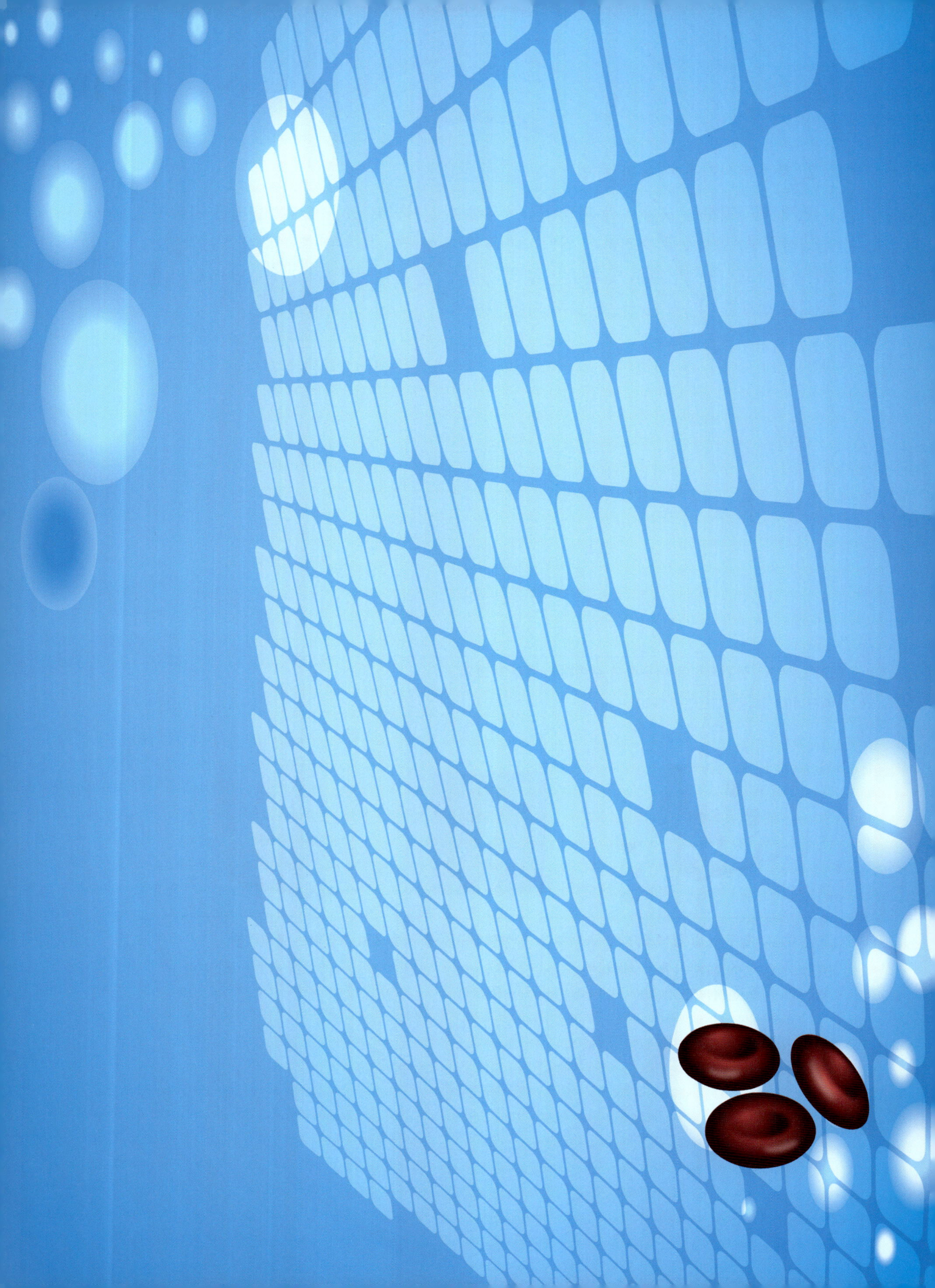

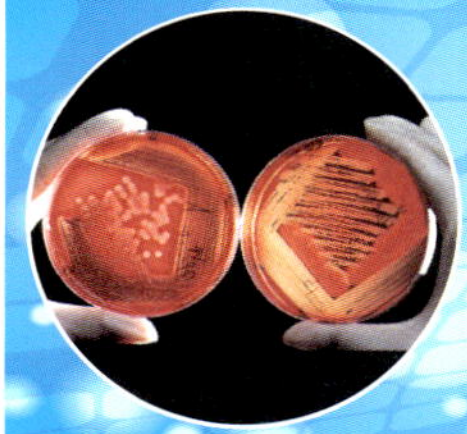

Chapter 19 미생물검사

학습목표

미생물 감염은 매우 흔하게 발생하는 질환이다. 본 장에서는 미생물감염 중 세균감염의 의료적 문제점을 알아보고 세균검사법을 중심으로 학습한다. 또한 전통적인 세균검사법과 핵산을 이용한 검사법 그리고 새롭게 도입되고 있는 MALDI-TOF 검사법을 이해하도록 한다.

우리 주위에는 육안으로는 볼 수 없는 여러 가지 미생물이 있다. 또, 인간의 피부나 입, 코의 안쪽, 소화관 등에도 많은 미생물이 있다. 세균 중 일부는 우리 체내에 침입하여 병을 일으키는데 미생물이 원인이 되어 일으키는 질병을 총칭하여 감염증이라고 부른다.

감염증의 원인이 되는 미생물에는 크기의 순서에 따라 원생동물, 곰팡이(진균류라고 부름), 세균, 리케치아, 클라미디아, 바이러스 등이 있다.

표 19.1. **미생물의 크기(micrometre: 100만분의 1 metre)**

미생물	크기
원생동물	수~수십 micrometre
곰팡이	수 micrometre
세균	1 micrometre
리케치아	1.3 micrometre
클라미디아	0.2 micrometre
바이러스	0.01~0.2 micrometre

세균은 1개의 세포로 되어있고 생물학적으로는 원시생물이다. 분열에 의해서 증식하여 자신과 동일한 것을 만드는데, 크기가 잘 알려진 대장균이 0.5×2마이크론 정도이다. 세균은 하나 하나가 낱개로 흩어져 존재하거나 포도송이와 같이 서로 뭉쳐 있기도 하고 줄지어 있기도 하는 등 여러 특징을 나타낸다. 또 세균의 형상도 여러 가지인데 구형, 간상, 나선 모양 등이 있다. 모든 세균이 질병을 일으키는 것은 아니고 감염증을 일으키는 세균은 약 1,000종류라고 알려져 있다.

세균은 사람에게 질병을 일으키는 원인이 되지만 장의 유산균과 같이 나쁜 세균이 활동을 못하도록 방어역할을 하거나 증식을 억제하는 등 인체를 보호하는 경우도 있다.

19.1 세균 감염증

세균 감염증은 오래 전부터 유행하던 균에 의해서 발생하기도 하지만, 새로운 균에 의해서도 발생한다. 앞에서 서술한 것처럼 우리 주위에는 많은 세균이 있다. 한번 나쁜 세균이 널리 퍼지면 그 세균에 의한 질병이 대유행하게 된다. 콜레라나 페스트의 대유행은 역사적으로도 중요한 사건이다. 그리고 O-157 감염증도 근래의 대사건이라고 말할 수 있다.

과거, 감염증은 사람의 목숨을 빼앗기도 하는 두려움의 대상이었지만 페니실린의 발견에 의해 인류는 세균 감염증을 극복하는 방법을 알게 되었다. 그러나 세균도 이에 대항하여 살아남는 방법을 획득하게 됨으로써 사람들과 더욱 치열하게 생존 경쟁을 벌이게 되었다. 그 결과 페니실린에 저항하는 균(내성균)이 발생하여 감염증 치료를 어렵게 하더니 최근에는 매우 강력한 항생제인 메치실린에 대해서도 내성을 가진 슈퍼 박테리아가 발생하게 되었다. 이 때문에 새로운 항생제의 개발 필요성이 대두되었지만 새로운 신약의 발명은 쉽지 않은 것 같다.

세균 감염증은 세균이 장해를 일으키는 부위에 따라 즉, 세균이 감염된 부위에 따라 질병 이름이 붙여지는데, 대표적인 것으로 폐렴, 기관지염, 요로 감염증, 중이염, 부비강염 등이 있다.

마이클 잭슨 MRSA 감염

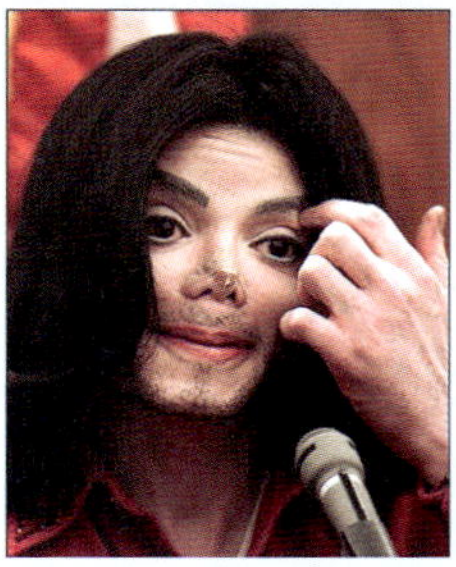

세계를 주름잡았던 팝의 황제 마이클 잭슨이 코 성형수술을 받는 과정에서 극도로 심각한 슈퍼 박테리아에 감염됐다고 영국 타블로이드 신문 '더 선'이 2009년 2월 12일 보도했다. 마이클 잭슨이 감염된 MRSA는 메티실린 내성 황색포도상구균을 말하는데 기존의 항생제가 통하지 않는 심각한 슈퍼 박테리아로 알려졌다. 마이클 잭슨은 이 감염으로 인해 극심한 고통을 받고 있으며, 심각할 경우 이 슈퍼 박테리아가 그의 살을 파먹을 수도 있다고 전해지고 있다. 로스앤젤레스 베벌리힐스에 있는 병원에서 집중치료를 받고 있는 마이클 잭슨은 이번 주 내에 벌써 두 번 가량 병원을 방문한 것으로 보인다. 손과 얼굴에 붉은색과 보라색 반점이 난 마이클 잭슨은 외부로 나올 때 큰 선글라스에 마스크를 착용했다. 머리에 의료용 캡을 쓴 모습이 발견되기도 했다.
신문의 보도에 따르면 마이클 잭슨의 얼굴은 창백하지만 뺨은 붉은데다 과도하게 부풀어 있다. 지난 50번째 생일 때 마이클 잭슨은 파자마를 걸치고 슬리퍼를 신은 채 휠체어를 밀고 나타나기도 했다. 신문은 한 목격자의 말을 빌려 그의 손 피부가 벗겨져 마치 뱀과 같다고 전하기도 했다. 마이클 잭슨은 같은 해 약물 과다복용으로 사망하여 국제적인 이슈가 되었으며 많은 팬들을 안타깝게 하였다.

19.2 미생물검사

세균 감염증이 의심되는 경우에는 그 감염증을 일으키고 있는 원인 세균을 찾아내야 한다. 따라서, 세균에 감염된 또는 감염가능성이 있는 부위에서 검체를 채취한다. 검체는 혈액, 뇨, 분변, 객담, 기관지 세척액, 고름, 인체의 다양한 분비물이 될 수 있다.

세균 검사는 다른 임상병리 검사와는 달리 시간이 많이 걸리는데 긴 경우에는 3~4일 이상이 걸릴 수도 있으며, 전통적인 배양법을 사용하는 경우에 결핵균 검사와 같이 8주 이상이 걸리는 경우도 있다.

1. 배양 검사

배양 검사는 세균의 존재가 의심되는 검체를 채취한 후 충분한 영양분이 들어 있는 한천배지에 검체를 접종하여 수행한다. 한천배지에서 배양된 세균을 여러 가지 시험을 통해 어떠한 종류인지 분석한다.

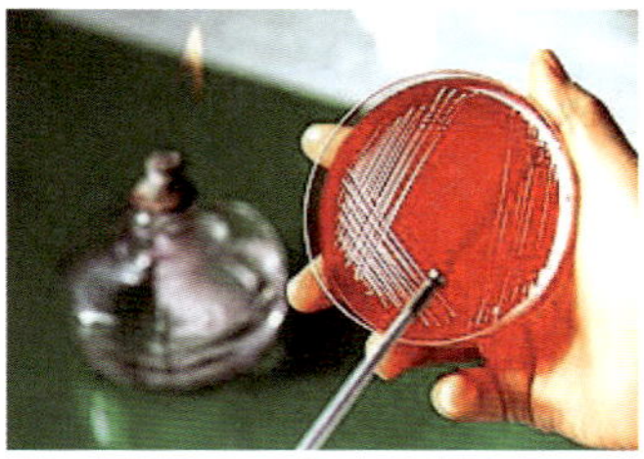

그림 19.1 **배지에서의 원인균 분리배양을 위한 colony(집락) 채취**

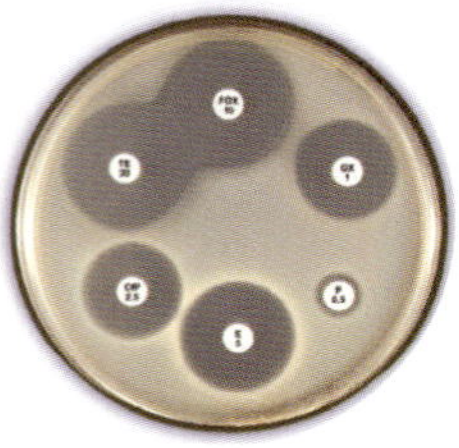

그림 19.2 **항생제 디스크를 이용한 감수성 검사**

2. 세균 종류의 결정

세균 종류의 결정은 그 형태나 크기, colony(세균이 증가하여 만든 집락)의 형태나 색 등에 의해 결정된다. 또 특별한 염색법에 의해 염색 유무(양성, 음성), 발육조건, 생화학적 상태에 관한 시험 등 다양한 방법을 조합하여 결정된다.

3. 항생제 감수성(약의 효과에 관한) 검사

감염증의 치료는 질병을 일으키는 세균에 대해 효과가 있는 항생제를 사용함으로써 시작된다. 이 때문에 어느 항생제가 유효한지를 찾아내기 위해서 항생제 감수성 검사를 실시한다.

아래 사진에서 볼 수 있듯이 4시 방향의 항생제디스크 주위에는 세균이 자라고 있지만 나머지 항생제 주위에는 세균이 자라지 못해 투명한 구획이 생긴 것을 볼 수 있다. 감수성이 클수록(효과가 있는 만큼) 구획이 크게 확장된다.

4. 자동분석기에 의한 검사

아직도 많은 미생물검사가 매뉴얼로 이루어지고 있지만, 검사량의 증가와 검사신뢰도 향상 측면에서 자동분석기의 효과성이 증명되어 여러 미생물업무 분야에 자동화 시스템을 사용하고 있다. 현재 미생물 배양과 동정 그리고 항생제 감수성 검사까지 완전 자동화가 이루어져 있다.

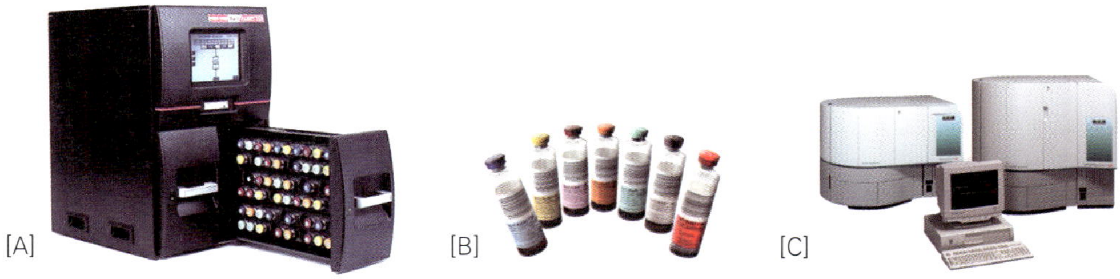

그림 19.3 **미생물 자동분석시스템 미생물 배양시스템 BacT/ALERT 3D[A]와 사용되는 배지[B], 세균의 생화학적 특성을 이용하여 동정하는 자동시스템 Siemens사의 MicroScan**

5. 핵산을 이용한 검사

미생물의 핵산을 이용한 검사는 분자생물학적 검사분야 중 가장 유용하게 활용되고 있는 분야로 앞으로도 검사량 증가가 예상되는 분야이다. 분자생물학적 여러 검사기술 중 가장 많이 사용되고 있는 방법이 중합효소연쇄반응(polymerase chain reaction, PCR)이라는 기술이다. 매우 적은 양의 핵산(DNA 혹은 RNA)만 있으면 이를 증폭하여 수 시간 내에 미생물을 동정할 수 있다. 기존의 배양을 통한 생화학적 검사 기술보다 정확하고 진단민감도가 우수하기 때문에 임상병리사나 의사들로부터 높은 호응을 얻고 있다.

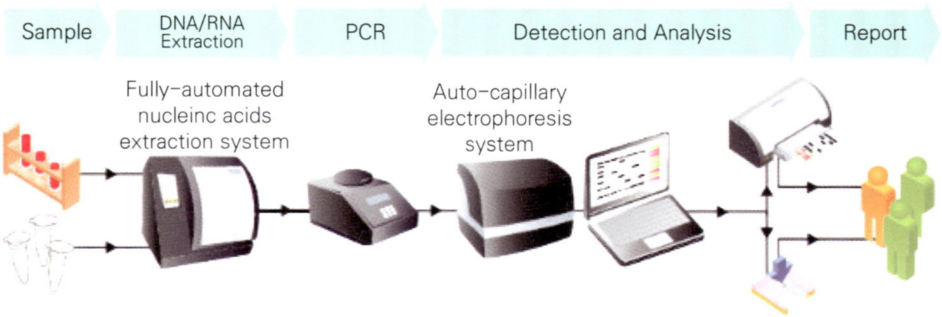

그림 19.4 **분자진단 기업인 씨젠(seegene)사의 PCR 자동검출 Seeplex system.**

검체로부터 핵산을 전자동으로 추출한 후 PCR을 시행하며, 증폭이 끝난 후 전기영동(electrophoresis)을 통해 분석하고자 하는 핵산의 존재여부를 확인한다.

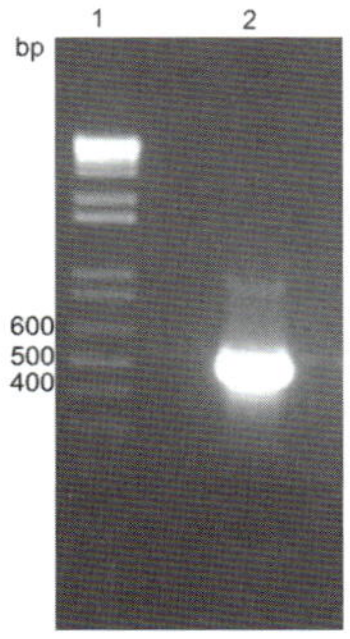

그림 19.5 PCR을 통하여 증폭된 핵산을 전기영동을 통하여 밴드의 위치를 확인하며 검출하고자 하는 미생물이 맞는지 검정한다.

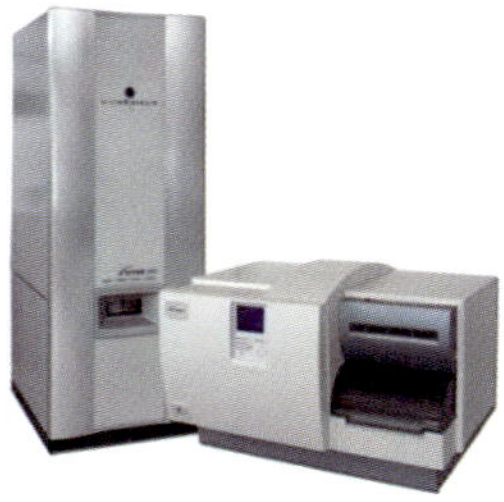

그림 19.6 MALDI-TOF Mass Spectrometry technology을 이용한 bioMérieux사의 VITEK MS 미생물동정기. 세균과 진균을 동정할 수 있다.

6. MALDI-TOF MS를 이용한 검사

MALDI-TOF(Matrix-assisted laser desorption/ionization time-of-flight mass spectrometer, 매트릭스 보조레이저 탈착/이온화 비행시간형 질량분석기)는 분자량이 비교적 큰 시료와 매트릭스가 혼합된 결정체에 레이저를 조사하여 이온화시킨 후, 전하를 띤 이온들을 비행시간형 질량분석기에 통과시켜 검출기까지의 도달시간을 측정하여 분자량을 분석하는 장치이다.

미생물의 단백질은 세포, 조직, 개체 및 종간의 차이를 나타내는 독특한 특이성을 지니고 있다 즉 개체 간에도 단백질 성분과 구조의 차이가 나타날 수 있고, 단백질은 대부분이 생물종간의 차이를 보이는 종간 단백질 특이성이 있어 미생물의 단백질들에 대한 전반적인 분석은 세균동정에 유용하게 활용될 수 있다.

MALDI-TOF MS를 이용한 미생물 동정은 현재 사용하는 동정방법과 비교했을 때 결과 신뢰도가 더 높은 것으로 평가되고 있다. 또한 MALDI-TOF MS는 검사방법이 간편하고, 전통적인 방법보다 빠른 시간 내 동정결과를 얻을 수 있는 신속한 검사방법으로 전통적인 미생물 검사방법의 대안으로 대두되고 있다.

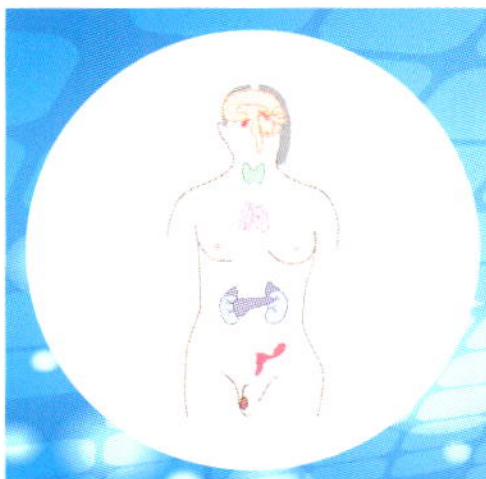

Chapter 20 내분비 및 호르몬검사

학습목표

호르몬은 생체의 여러 활동을 관장하고 있어 호르몬의 상태나 그와 관련된 사항을 검사하면 신체의 상태를 확인할 수 있다. 본 장에서는 내분비계 기능의 상태를 알기 위해 혈액이나 요 중의 호르몬이나 그 대사산물을 측정하는 내분비검사의 종류 및 검사의의를 학습하도록 한다.

20.1 내분비 검사

인체에는 신체발달과 건강을 유지하기 위한 다양한 기능이 작용하고 있다. 그 중 하나가 내분비 시스템인데, 이는 내분비샘에서 분비되는 호르몬을 이용하여 신체의 기능을 조절하는 시스템이다. 예를 들면 여성호르몬(에스트로겐, 프로게스테론)은 여성스러운 체형을 만들거나, 배란에서 월경에 이르는 여성 특유의 성주기를 만든다. 인슐린 역시 중요한 호르몬으로 인슐린 분비나 작용의 문제로 인해 당뇨병이 유발된다.

호르몬은 혈액 중에 분비되거나 혈액을 통하지 않고 국소적으로도 작용하기도 한다. 내분비계의 이상에 의해 발생하는 질병의 원인으로는 호르몬분비 그 자체의 이상 외에도, 호르몬을 생산하는 장기의 이상이나 특정 호르몬 생성을 조절하는 관련 호르몬의 이상, 호르몬이 표적으로 하는 장기의 이상 등이 있다.

내분비계 기능의 상태를 알기 위해 혈액이나 요 중의 호르몬이나 그 대사산물을 측정하는 검사가 내분비 검사이다.

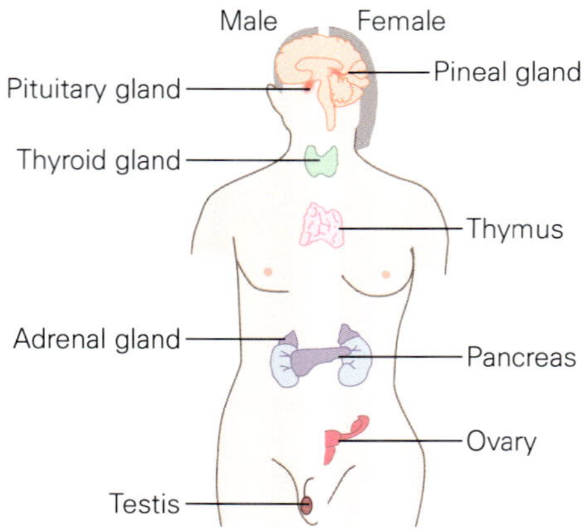

그림 20.1 **내분비샘의 위치.**

뇌하수체(pituitary gland), 갑상샘(thyroid gland), 흉선(thymus), 부신(adrenal gland), 췌장(pancreas), 난소(ovary), 정소(testis)

20.2 호르몬 검사의 종류

1. 뇌하수체 호르몬

1) 성장 호르몬 (Growth hormone)

뇌하수체 전엽에서 분비되는 호르몬으로, 정상적인 발육이나 당 또는 단백질 등의 대사 작용에 필수 호르몬이다.

참고치 : 나이에 따라 다양

Male : 〈 5 ng / mL

Female : 〈 10 ng / mL

2) 부신피질 자극 호르몬 (Adrenocorticotropic hormone, ACTH)

뇌하수체 전엽에서 분비되는 호르몬으로, 부신피질 호르몬인 코티졸의 분비를 촉진하는 작용을 한다. 간 내부에서 글리코겐을 합성하거나 지방의 대사, 혈압의 유지, 스트레스의 방어 작용 등, 인체의 다양한 기능에 영향을 미친다. 이 검사는 혈청 중의 ACTH 농도와 코티졸 농도를 동시에 측정하여 진단한다.

혈청 ACTH가 상승하면서 혈청 코티졸 농도도 상승하고 있을 때에는 하수체 종양에 의한 쿠싱병(Cushing's disease, 중심성 비만, 고혈압, 당뇨병 등의 증상이 나타남)을, 혈청 코티졸이 저하되고 있을 때에는 애디슨병(피로감, 권태감, 구토, 설사, 저혈당 등의 증상이 나타남)을 생각할 수 있다.

또, 혈청 ACTH가 감소하면서 혈청 코티졸 농도도 저하되고 있을 때에는 하수체 전엽 기능저하증이나 부신피질 호르몬(ACTH) 단독 결손증을, 혈청 코티졸이 상승하고 있을 때에는 부신피질 선종에 의한 쿠싱증후군(주로 쿠싱질환의 증상이 나타남)을 의심할 수 있다.

참고치 : ≤ 60 pg/mL

2. 갑상선 호르몬

1) 갑상선 자극 호르몬 (Thyroid-stimulating hormone, TSH)

갑상선 호르몬은 에너지 대사를 조절하고 정상적인 발달을 촉진하는 중요한 호르몬이다. 갑상선 호르몬은 뇌하수체의 갑상선자극 호르몬(TSH)에 의해 자극을 받아 분비되므로 혈중의 갑상선 호르몬의 농도는 갑상선자극호르몬(TSH)의 분비량에 의해 좌우된다.

갑상선자극호르몬(TSH) 농도가 높고 혈중의 갑상선호르몬 농도가 낮은 경우에는 갑상선 기능저하증(저체온, 빈혈, 변비, 부종 등의 증상이 나타남)이나 만성 갑상선염(저체온, 체중증가, 피로감, 변비 등의 증상이 나타남)을 생각할 수 있다. 갑상선자극호르몬(TSH)의 농도가 낮고 혈중의 갑상선 호르몬(T3, T4) 농도가 높은 경우에는 바세도우씨병(Basedow's disease, 그레이브스병Graves' disease 이라고도 불리며 안구 돌출을 보임)등의 갑상선 기능 항진증(발한, 체중감소, 부정맥, 손의 흔들림 등의 증상이 나타남)을 의심할 수 있다.

참고치 : 0.4-4.2 μU/mL

2) T3 (Triiodothyronine, T3)와 T4 (Thyroxine)

갑상선 호르몬에는, 사이록신(thyroxine, T4)과 트리요오드사이로닌(triiodothyronine, T3) 2 종류가 있다. 모두 에너지 대사를 조절하고 정상적인 발달을 촉진하는 중요한 호르몬이다. 검사 시에는 T4나 T3 중 어느 것이든 하나만 측정하며 뇌하수체의 갑상선

자극호르몬(TSH)에 의해서 자극을 받아 분비되는 성질이 있기 때문에 갑상선 자극호르몬(TSH)의 수치가 필요하다.

T4와 T3가 높고 TSH 치가 낮은 경우에는 갑상선 기능항진증 등을 생각할 수 있고, T4와T3이 낮고 갑상선 자극호르몬(TSH) 치가 높은 경우에는 갑상선 기능저하증이나 만성 갑상선염 등을 의심할 수 있다.

참고치

T3 : 45-137 ng/dL

T4 : 5-12 μg/dL (어린이와 임산부에서 높고 나이에 따라 다양함)

3) Free T4, Free T3 (FT4, FT3)

FT4, FT3는 바세도우씨 병(Basedow's disease)과 관련된 갑상선 호르몬이다. 갑상선이 부어 오르는 등, 갑상선 질환이 의심되는 사람인 경우, 채혈을 실시하여 혈액 중의 유리형 사이록신(free thyroxine, FT4), 유리형 트리요오드사이로닌(free tri-iodothyronine, FT3) 이라고 하는 2 종류의 호르몬을 측정한다.

이 호르몬이 기준치보다 높으면 바세도우씨병 등의 갑상선 기능항진증을 의심할 수 있고, 낮으면 하시모토씨 병(Hashimoto's disease)이나 점액수종 같은 갑상선 기능저하증을 의심할 수 있다.

참고치

Free T4 : 0.7-1.7 ng/dL

Free T3 : 2.4-4.2 pg/mL

3. 부신수질 호르몬

1) 카테콜라민 (Catecholamine)

카테콜라민이란 부신수질에서 분비되는 아드레날린 (adrenaline 혹은 epinephrine), 노르아드레날린 (noradrenaline 혹은 norepinephrine) 등의 호르몬 총칭이다. 아드레날린은 정신적으로 흥분되어 있을 때에 분비되는 호르몬으로 알려져 있고, 카테콜라민은 교감신경의 긴장이 상승하면 분비되는데 심장이나 혈관의 수축, 혈압 상승 등의 작용을 한다.

상승 시 의심되는 질환으로는, 갈색 세포종(발작성의 두통이나 발한, 당뇨병의 합병증 등이 나타남) 외에, 심부전이나 협심증, 심근경색, 만성 신부전, 고혈압, 당뇨병, 갑상선 기능저하증, 십이지장 궤양 등을 생각할 수 있다.

참고치

	Plasma (EDTA)	Urine
Dopamine	〈 30 pg/mL	65-400 μg/24 h
Epinephrine	〈 140 pg/mL	0-20 μg/24 h
Norepinephrine	〈 1700 pg/mL	15-80 μg/24 h

4. 부신피질 호르몬

1) 알도스테론 (Aldosterone)

부신피질은 구상층, 삭상층, 망상층 3개의 층으로 나누어지고, 알도스테론은 구상층에서 분비되는 대표적인 부신피질 호르몬으로 나트륨을 보관 유지하는 기능이 있다. 분비는 레닌·안지오텐신에 의하여 조절되기 때문에 혈장 레닌 활성치의 높낮이에 의해 영향을 받는다 .

의심되는 질환으로는 원발성 알도스테론증(고혈압이나 다뇨의 증상이 나타남) 등을 생각할 수 있기 때문에 고혈압 진단의 기준이 되기도 한다.

참고치 : 1.0-7.5 U/L (30°C)

2) 코티졸 (Cortisol)

부신피질의 삭상층에서 분비되는 부신피질 호르몬이 코티졸이고, 생체의 항상성이나 스트레스 방어기능을 수행한다.

의심되는 질환으로 증가의 경우에는 쿠싱 증후군 등을, 감소의 경우에는 애디슨병을 의심한다.

참고치

Plasma (Heparin, EDTA, Oxalate)	
8 A.M.	5-23 μg/dL
4 P.M.	3-16 μg/dL
10 P.M.	8 A.M. 값의 〈 50%
Free, urine	〈 50 μg/24 h

5. 성선·태반 관련 호르몬

1) 에스트라디올 (Estradiol, E2)

정소나 난소, 태반 등에서 만들어지는 난포 호르몬 '에스트로겐' 중의 하나로 에스트로겐 중 생물학적 활성이 가장 강하다. 에스트라디올은 하수체 전엽에서 분비되는 난포자극 호르몬의 영향을 받아 분비되는데 여성에서는 월경주기에 따라 그 양이 변동하고, 특히 임신 중에 태반에서 대량으로 합성된다.

임신하고 있지 않은 여성의 분비량을 측정하여 무월경증의 분류 및 치료효과 관찰에 활용되고, 체외수정을 실시할 경우에는 배란유발 시 배란시키는 시기를 정하는데 이용한다. 그 밖에 난소종양, 난소암 등의 진단에도 이용된다.

참고치

Male : 10-50 pg/mL

Female : menstrual cycle에 따라 다양

2) 에스트리올 (Estriol, E3)

정소나 난소, 태반 등에서 만들어지는 난포 호르몬 '에스트로겐'이 간에서 대사된 물질이 에스트리올이다. 여성은 남성과 비교하면 조금 높은 수치를 보인다. 또 임신 중인 여성은 임신하고 있지 않는 시기의 약 1,000배 높은 수치를 나타내는데 이는 태아의 부신 피질로부터 생산된 호르몬이 간을 거쳐 모체의 태반에 보내지며, 여기에 임산부의 변화한 에스트리올 분비량이 더해져 검출되기 때문이다.

따라서, 에스트리올의 분비량을 측정하면, 태아나 태반의 기능을 측정할 수 있다. 낮은 수치의 경우에는 태아나 태반에 문제가 있다고 생각되는데, 예를 들면 태아의 사망, 무뇌아, 임신 중독증에 의한 태반 기능부전, 신기능 부전 등을 의심할 수 있다.

참고치 : 임신주기에 따라 다양

3) 프로게스테론 (Progesterone, P4)

프로게스테론은 난소나 태반으로부터 분비되는 호르몬이다. 월경이 있는 여성에서는 배란 후 난포가 황체가 될 때에 합성되는 것으로 '황체 호르몬'이라고도 불린다. 프로게스테론의 분비가 저하하는 경우에는, 배란 장애의 일종인 황체 기능부전을 의심할 수 있다.

참고치

Female : Follicular phase (난포기) 15-70 ng/dL

Luteal phase (황체기) 200-2500 ng/dL

임산부 : 임신기간에 따라 다양

4) 혈중 테스토스테론 (Testosterone, T)

테스토스테론은 남성·여성의 신체에 2차 성징이 나타날 때 필요한 호르몬이다. 테스토스테론은 주로 정소로부터 분비되어, 수염을 자라게 하고 목소리가 굵어지는 등의 남성의 2차 성징을 촉진시킨다. 따라서 사춘기 이후에 분비가 증가한다. 남성이 남성다워지는 것은 이 호르몬의 작용 때문인데 테스토스테론의 분비가 부족한 경우에는, 성적 불능이나 남성 불임의 원인으로 보여지는 조정기능(造精機能) 장해 등을 의심할 수 있다.

참고치

Male : 280-1100 ng/dL

6. 당대사 관련

당대사 관련 검사에는, 당뇨병의 유무나 병의 형태 등의 진단에 이용되는 인슐린(immunoreactive insulin, IRI), C-펩티드 검사, 혈당검사, HbA1c 검사 등이 있다. 자세한 사항은 16장 당뇨검사와 17장 생화학검사 중 췌장기능검사를 참조한다.

7. 췌장 외분비기능 검사 (Pancreatic exocrine secretion)

1) 세크레틴 테스트 (Secretin test)

몸에 필요한 영양분을 얻기 위해 섭취한 음식은 위를 따라 십이지장으로 이송된다. 위에 도달한 음식은 위산에 의해서 강한 산성이 되고, 이러한 산의 자극에 의해 십이지장의 점막에서 세크레틴이라고 하는 호르몬이 분비되는데 혈액을 통해 췌장으로 보내지며, 세크레틴의 작용에 의하여 췌장에서 췌액이 분비된다. 이 췌액이 십이지장이나 소장에서 음식을 소화시키는 역할을 한다.

세크레틴 테스트는 만성염증 진단을 위해서 췌액을 채취해 그 기능을 조사하는 검사이다. 췌액의 채취를 위해서 췌액분비 자극호르몬인 세크레틴이 투여되므로 세크레틴 테스트라고 불린다. 검사는 위 내시경 방법으로 췌액을 채취하는 관을 삼키게 한 후, X선 투시 하에서 췌액과 위액을 채취한다.

8. 그 외의 호르몬 검사

1) 가스트린 (Gastrin)

섭취한 음식이 위에 도달하면, 위의 출구와 가까운 곳에 있는 세포(G세포)로부터 가스트린이라고 하는 소화관 호르몬이 분비된다. 이 가스트린의 자극에 의해서 위산이 분비되어 위의 출구가 닫히고 연동운동이 활발해져 음식물이 소화되며, 소화된 것은 십이지장으로 보내진다. 위산이 과잉으로 많이 분비되면, 위산이 G세포에 작용해 가스트린의 분비를 억제하도록 작용한다. 이와 같이 가스트린과 위산은 서로에게 영향을 주면서 균형을 유지하고 있다. 혈중 가스트린 농도를 측정하였을 때, 증가로 나타나고, 위산도 많은 경우에는 췌장이나 십이지장에 가스트린을 분비하는 부위의 종양 발생을 의심할 수 있다. 가스트린이 증가를 나타내지만 위산이 적은 경우에는 위축성 위염이나 위궤양, 악성 빈혈 등을 생각할 수 있다. 또한 가스트린 농도가 감소한 경우에도 악성 빈혈이나 위염 등을 의심할 수 있다.

참고치 : 〈 100 pg/mL

2) 인슐린 (당뇨검사)

인슐린은 혈액 중에 흡수된 영양분인 포도당을 체내의 세포가 잘 이용할 수 있도록 도와주는 호르몬으로 췌장에서 분비된다. 만약 인슐린이 부족하거나 세포에서 이 호르몬에 대한 감도가 떨어지면 혈중에 포도당이 축적되어 과잉상태가 되는데 이를 '당뇨병'이라 한다. 현재 당뇨병은 고혈압과 마찬가지로 대사성 질환의 대표적인 질환으로써 '국민병'이라고 해도 과언이 아닐 정도로 많은 사람들이 앓고 있는 중요한 병 중의 하나이다.

일반적으로는 이 인슐린을 직접 측정하지 않고 혈액 중에 포도당이 과잉으로 축적되었는지를 검사하는데, 이것이 바로 '혈당검사'이다. 혈당검사는 집에서도 간단한 장비를 이용하여 검사할 수 있다.

통상 공복 시에 채혈하여 측정하고 기준치를 벗어날 경우에는 반드시 의사와의 상담을 통해 정밀검사를 실시하여야 하며, 의사의 지시에 따라 치료 및 생활습관을 바꾸어야만 한다.

당뇨병은 방치하면 실명이나 심장, 신장병의 원인이 되는 무서운 질병이다. 초기에는 자각 증상이 없으므로 혈당검사가 유일한 조기발견 수단이다. 따라서 주기적으로 혈당검사를 실시하는 것이 매우 중요하다.

참고치 : 2-25 μU/mL

3) 임신반응 검사

뇨 중의 HCG(human chorionic gonadotrophin)이라고 하는 호르몬의 유무를 조사하여 임신을 확인하는 검사이다. 융모는 임신이 성립되었을 때 발생되는 태반의 일부이기 때문에 융모성 호르몬이 검출되면 임신이 확인되는 것이다.

이러한 임신 검사키트들은 약국에서도 쉽게 구입할 수 있어 자가 측정이 가능하므로 일반인들도 이에 대한 정보를 많이 알고 있다. 하지만 위와 같은 검사키트는 '참고'로만 사용하는 것이므로, 최종적인 임신 확인은 산부인과에서 내진을 포함한 종합적인 진찰을 거쳐 판단하여야 한다.

4) prolactin (PRL)

Prolactin이라는 호르몬은 본래 출산 후 자궁을 수축시키고 모유의 분비를 촉진하는 호르몬으로 뇌하수체에서 분비된다. 그러나 이것이 산후가 아닌 불필요한 시기에 과잉 분비되면 여러 가지 부작용이 발생한다.

불임이거나, 임신이 아닌데 월경이 멈추거나 모유가 나오고 혹은 출산 후에 젖이 장기간 과잉으로 발생하여 다음 임신을 할 수 없는 경우에 이 호르몬의 이상(과잉)을 의심할 수 있다. 또한 이 호르몬의 과잉은 뇌하수체와도 관련이 있으므로 뇌하수체 관련 검사도 필요하다.

참고치 :

Male : 2.5-15.0 ng/mL

Frmale : 2.5-19.0 ng/mL

5) 혈장 레닌 (rennin)

레닌은 신장으로부터 분비되는 호르몬으로 고혈압과 밀접하게 관련되어 있다. 따라서 이것을 측정하면 일부 고혈압의 원인을 밝혀 낼 수 있다. 여기에는 신장 혈관성 고혈압, 갈색 세포종, 원발성 알도스테론증 등 '2차성 고혈압'이라고 불리는 것들이 포함되는데 전체 고혈압의 약 10% 정도를 차지하고 있다. 이 검사를 통해 혈압 상승의 원인을 알게 되면 일반적인 고혈압(일차성=본태성 고혈압)과는 다른 방법으로 치료하게 된다.

참고치 : 1.9-3.7 ng/mL/hour

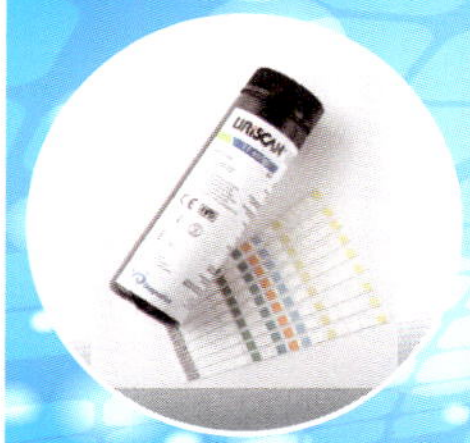

Chapter 21 요검사

학습목표

요의 물리적 검사와 화학적 검사의 종류를 알아보고 화학적 검사에 활용되고 있는 검사아이템들의 임상적 의의를 학습한다. 요침사 매뉴얼 관찰 및 요침사를 자동으로 동정하고 정량하는 분석기들에 대해 알아본다.

21.1 요의 역할

요의 역할은 크게 두 가지로 나누어 설명할 수 있다. 하나는 체내수분량(약 60%) 조절을 위해 요를 통해 여분의 수분을 몸 밖으로 배출하는 것이고, 다른 하나는 사람이 살아가기 위해 체내에서 사용된 다양한 물질의 노폐물을 몸 밖으로 배출하는 것이다.

1. 요의 생성

심장으로부터 흘러나와 신장에 도달한 혈액 안에는 요의 기초가 되는 성분, 즉 수분이나 노폐물, 나트륨이나 칼륨 등의 전해질, 단백질, 포도당 등이 포함되어 있다. 그리고 그 혈액으로부터 여분의 수분이나 성분을 신장에서 여과한 것이 요가 되는데, 이 요에는 우리 몸 상태를 알려주는 다양한 정보가 있다.

요검사 시 주의사항

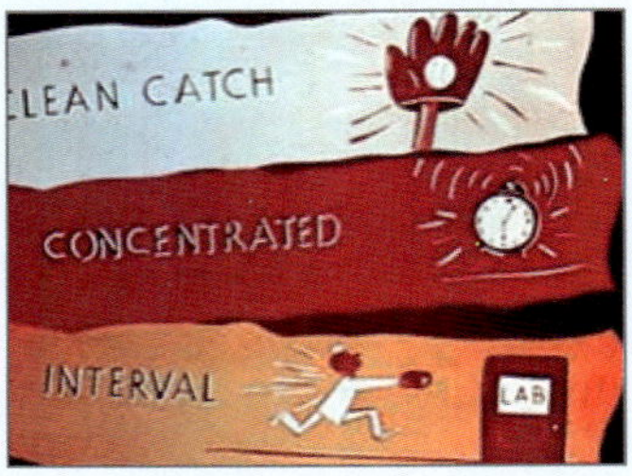

1. 요분석을 위하여 중요하게 지켜야 할 조건. 요는 오염 없이 깨끗하게 받아야 하고, 농축된(오랫동안 소변을 보지 않은 상태) 요를 받아야 하며, 요 채취 후에는 신속히 검사실로 전달하여야 한다.
2. 여성의 경우, 질 분비물이 요에 섞일 가능성이 있기 때문에 통상 첫 요와 마지막 요를 버리고 중간 요를 채취하는 것이 좋다. 생리 중에는 혈액이 섞일 수 있기 때문에 생리 중인 환자는 의사나 임상병리사에게 알려 주는 것이 정확한 진단에 도움이 된다. 또한 복용 중인 약이 있는 경우에도 의사나 임상병리사에게 알려 주는 것이 중요하다. 요검사 전에는 비타민 C가 함유되어 있는 영양제 등의 복용을 삼가하도록 교육하며 식사나 운동량에 대해서도 의사에게 알려 주도록 교육한다.

2. 일일 요량과 횟수

건강한 사람의 요량은 음료수나 음식물 섭취량 또 발한 량에 의해서 변화한다. 따라서 겨울에는 땀을 별로 흘리지 않기 때문에 그 양이 많고 여름에는 땀을 흘리므로 양이 적어진다. 몸에 이상이 생기면 요의 양이나 횟수, 냄새나 색으로도 나타나므로 요검사를 실시하여 이상 유무를 확인하는 것이 필요하다.

21.2 요검사의 종류

요에는 체내에서 일어난 다양한 과정들을 반영하는 여러 가지 물질, 예를 들면 전해질, 단백질, 포도당, 혈액 등이 포함되어 있으므로 그 양이나 상태를 조사하면 장기의 작용 상태나 질병의 발생 여부를 알 수 있다. 뇨 검사는 아침 첫뇨를 이용하는 것이 이상적이다. 왜냐하면 수면 중에는 수분을 배설하지 않기 때문에 요의 성분이 농축되어 있어 이상 유무를 검출하기가 쉬워지기 때문이다. 그러나 환자들이 건강진단이나 외래진료를 하는 경우 요를 병원까지 가지고 갈 수 없기 때문에 검사실에서는 수시뇨를 채취하는 것이 일반적이며 아래와 같은 검사아이템이 실시된다.

1. 요의 물리적인 검사

1) 요 냄새

요에는 체내의 여러 가지 성분이 용해되어 있다. 따라서 요를 검사하면 몸의 여러 기능이나 상태를 알 수 있다. 요는 검사 당시의 몸 상태에 따라서 냄새나 색이 달라진다.

예를 들어 건강한 사람의 요는 약간 시큼한 냄새가 나고, 요를 그대로 방치하면 세균의 작용에 의해 암모니아가 만들어져 자극적인 냄새가 난다. 청소가 잘 되지 않은 화장실에서 나는 냄새가 바로 이 암모니아 냄새이다.

2) 요 color

요의 색은 일반적으로 볏짚색이지만, 요의 양이 적어지면 몸의 노폐물량이 수분량에 비해 많아져 갈색이 된다. 반대로, 요의 양이 많아지면 볏짚색이 된다. 그러나, 요의 양이 적은데 색이 진하지 않은 경우나, 선홍색, 적갈색, 유백색, 청색 등의 색이 나타날 때에는 신장 질환을 의심할 수 있다. 또 평상시 약을 복용하고 있는 사람은 그 약의 영향으로 색이 변하기도 한다. 따라서 요를 분석하는 임상병리사는 요의 냄새와 색을 주의 깊게 관찰하여야 한다.

2. 뇨의 화학적인 검사

1) pH (산도)

건강한 사람의 요는 약산성이지만 섭취한 음식물 및 음료의 종류에 따라 알칼리성이 되기도 하고 산성이 되기도 한다. 통상적으로 인체의 조절기능이 중성을 유지하도록 조절하고 있지만, 어떤 원인으로 그 조절 기능에 이상이 생기거나, 또 몸 속에 산이나 알칼리가 비정상적으로 발생하면, 조절 기능이 상실되어 요의 pH에 변화가 생긴다.

참고치 : 5.0~7.5

(pH는 7이 중성, 7 미만을 산성, 7을 넘는 경우를 알칼리성이라고 한다.)

☑ 산성으로 기울었을 경우 발열, 탈수, 신장염, 당뇨병, 통풍 등을 의심할 수 있고 알칼리성으로 기울었을 경우 요로 감염증 등을 의심할 수 있다.

2) 요단백 (Urine protein)

생명을 유지하기 위해서 필요한 삼대 영양소가 있는데 그 중 하나가 단백질이다. 그러나 신장의 기능에 문제가 발생하면 단백질이 대량으로 배설되거나 또는 노폐물이 혈액 중에 쌓이게 되는데 일반적으로 노폐물은 신장에서 요와 함께 몸 밖으로 배설된다.

참고치 : 음성(−)

- 건강한 사람이라도 소량의 단백질이 발견될 수 있고, 격렬한 운동, 정신적 스트레스, 다량의 육식, 높은 온도에서의 목욕 등에 의해서 일시적으로 양성(+)이 나올 수 있다.
- 뇨에서 단백이 나오는 경우는 신장 질환(신장염, 네프로제 증후군 등)등을 의심할 수 있다. 그리고 대부분은 중대한 질병인 경우가 많다.

3) 요당 (Urine sugar)

보통 음식은 소화된 후 당(포도당)의 형태로 흡수된다. 그리고 포도당은 전신의 세포로 운반되어 췌장으로부터 분비된 인슐린이라고 하는 호르몬에 의해 에너지로 이용된다. 그런데 어떤 원인에 의해서 인슐린의 분비가 저하되거나 작용이 나빠지게 되면 포도당이 세포 내에서 잘 이용되지 않고 혈액 중에 모이게 되는데 그 결과, 신장에서 요와 함께 배출되게 된다.

참고치 : 음성(−)

- 건강한 사람이라도 운동을 한 후나 정신적인 스트레스에 의해서 양성(+)이 되는 경우가 있다.
- 당뇨병, 비만, 간경변 등 또는 신장 질환에 의해 양성을 나타내는 경우도 있다.

4) 요잠혈 (혈뇨, Hematuria)

건강한 사람의 요 색깔은 보통 볏짚색으로 투명하다. 그런데 신장이나 요관, 요도, 방광 등에 질병이 있는 경우 출혈된 혈액(적혈구)이 요에 섞여 배설된다. 많은 양의 혈액이 섞이면, 요의 색이 선홍색이나 갈색이 되어 눈으로 봐도 알 수 있을 정도가 된다.

기준치 : 음성(−)

- 건강한 사람이라도, 눈으로 봐서는 알 수 없을 만큼의 미량의 혈액이 포함되어 있다. 또, 생리시나 격렬한 운동의 후에는 양성이 나올 수 있다.

☑ 신장 질환, 방광이나 뇨관, 요도의 염증, 결석, 종양(암) 등의 질병, 또는 혈액이 응고되기 어려운 상태 등에서 양성반응이 나올 수 있다.

5) 뇨 빌리루빈 (Urine bilirubin)

통상적으로 혈액 중의 적혈구는 수명이 다하면 췌장에서 파괴되고, 그 성분인 헤모글로빈은 빌리루빈이 되어 혈중 단백과 결합한 형태로 간으로 들어간다. 그리고 담즙과 함께 장으로 배출된다.

간이나 담도에 질병이 있는 사람은 안색이 노랗게 되는 경우가 있는데 이것은 빌리루빈이 혈액 중에 증가하여 그 결과 피부나 점막 등에 침착되기 때문이다.

참고치 : 음성(−)

☑ 간염 , 담도 질환에서 양성이 나올 수 있다.

6) 뇨 유로비리노겐 (Urine urobilinogen)

유로비리노겐은 빌리루빈이 장으로 배출된 후, 장내 세균에 의해 환원된 것이다. 유로비리노겐은 다시 소장에서 흡수되어 간으로 돌아오는데, 그 대부분은 산화되고 일부가 다시 빌리루빈이 되어 담즙과 함께 장으로 배출된다 (이것을 장간순환이라고 부른다).

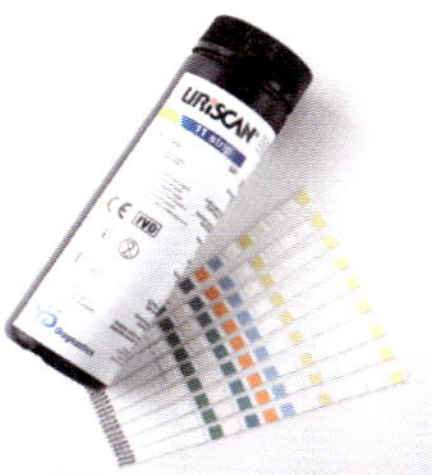

[A]

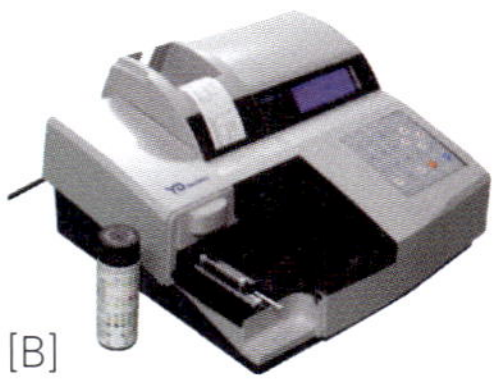

[B]

그림 21.1 **요화학 검사에 사용하는 strip.**

소변에 strip[A]을 담근 후 육안으로 색조의 변화를 관찰하여 요중 성분을 정량할 수 있으며, 요화학 자동분석기[B]를 사용하면 더욱 정확한 검사결과를 얻을 수 있다. 사진은 영동제약의 요시험지 URiSCAN과 유리스캔 II 요분석기

검사 결과 요 중의 유로비리노겐이 증가하는 것은, 위에서 기술한 과정에 어떤 문제가 있는 것을 의미한다.

참고치 : 약양성(±)

- 정상치가 약양성(±)로 표기되는 것은 간으로 돌아온 일부의 유로비리노겐이 신장에서 요와 함께 배설되기 때문이다 (이것을 대순환이라고 부른다).
- 간·담관 질환. 용혈성 빈혈, 그리고 변비, 발열 등에서도 양성이 나올 수 있다.

3. 요침사의 평가 (Urine sediment microscopy)

요에는 적혈구, 백혈구, 그 외에 다양한 세포나 미생물, 결정 등이 포함되어 있다. 이러한 성분을 현미경을 사용해 검사하면, 신장이나 요로의 상태를 평가 할 수 있다. 요침사 검경은 요검사 중에서 매우 중요한 부분이다. 최근 요침사를 자동으로 동정하고 정량할 수 있는 분석기들이 출시되어 요검사의 자동화 수준이 매우 신장되고 있다.

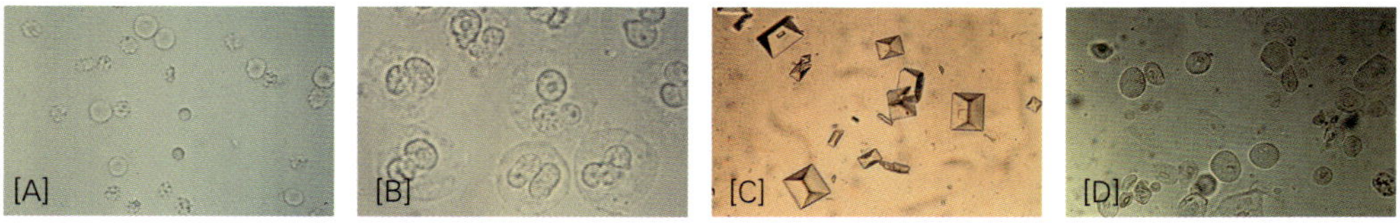

그림 21.2 현미경을 통하여 관찰된 요침사 성분들.

[A] 적혈구, [B] 백혈구, [C] 소변에서 보여지는 결정들(triple phosphates), [D] 이행상피세포

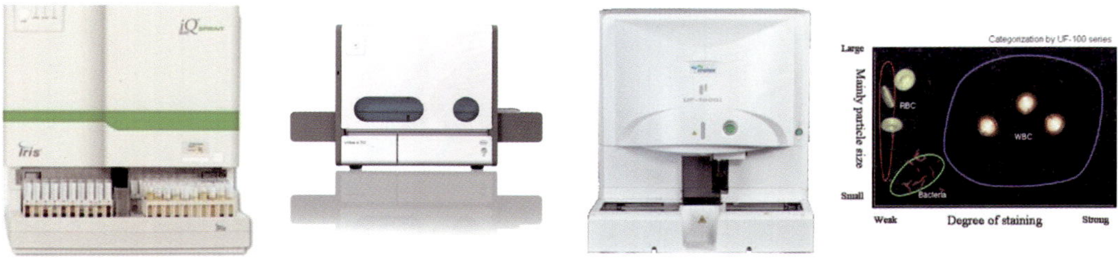

[A] [B] [C] [D]

그림 21.3 요침사 성분을 digital image로 capture하여 이미지를 자동분석하는 Beckman Coulter Iris iQ200[A]와 Roche cobas u701[B]. 그리고 유세포 분석원리를 이용하여 요침사를 자동분석하는 Sysmex UF-1000i[C], 입자의 크기와 염색정도에 따라 침사세포를 분류[D]

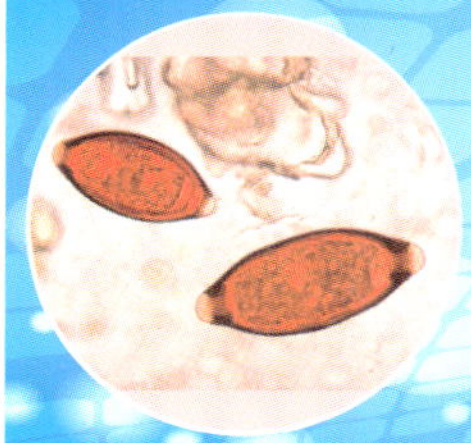

Chapter 22 분변검사

학습목표

본 장에서는 분변을 이용한 기생충 검사와 최근 검사가 활발히 진행되고 있는 대장 잠혈 반응검사에 대해 학습하도록 한다.

6~70년대 분변검사하면 생각나는 것이 학창시절에 경험한 기생충 검사를 위한 대변검사이다. 요즘은 기생충 감염율이 낮아 집단구충 사업이 시행되지 않지만 당시에는 국가적으로 구충사업을 실시하였고 그 결과 감염율을 획기적으로 감소시켰다. 그러나 최근 유기농 사용과 단체급식 증가로 인해 어린이들의 기생충 감염율이 다소 증가하고 있다.

최근에 실시하는 분변검사는 기생충 검사뿐 아니라, 분변을 이용한 대장암 검진이 폭넓게 보급되어 대장암 조기발견에도 커다란 역할을 하고 있다. 이 외에도 분변을 이용한 검사들이 증가하고 있어 분변의 검사의 의료적 효용성이 증가할 것으로 보인다.

22.1 분변의 채취 방법

요즘은 대부분 서양식 변기를 사용하기 때문에 분변 채취가 쉽지 않다. 의료기관으로부터 분변을 채취하도록 요구를 받았을 때에는 재래식 화장실과 같이 채취하기 쉬운 변기에 대변을 보는 것이 중요하다. (그러나 최근에는 물위에 일정시간 뜨도록 만들어진 종이 위에 변을 본 후 간단하게 검사용 변을 채취하는 기구들이 개발되어 용이하게 분변 검체를 채취할 수 있다. 이 기구 내에는 대부분 분변 채취용 브러쉬가 들어 있다.

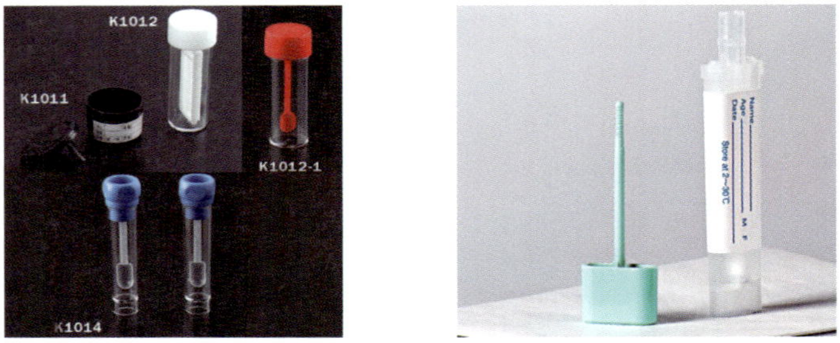

그림 22.1 **일반 분변 수송용기, stool containers(좌)와 대장암 검사를 위한 분변잠혈검사용 채변 브러쉬 키트(우).**

브러쉬를 이용하여 분변을 채취할 경우에는 혈액이 묻어 있지 않는 부분 3-4 군데를 선택하여 분변을 채취하고 사용지시서에 설명된 대로 마무리를 잘하여야 한다.)

채취한 분변이 병원에 보내지기까지 시간이 많이 경과하면 발효되거나 부패하기 때문에 병원에 가기 직전에 채취하는 것이 이상적이라 할 수 있다. 분변의 채취는 분변채취 용기에 붙은 스푼이나 또는 나무 젓가락을 이용하고 분변 용기의 반 정도를 채운다.

채취한 분변을 넣은 용기는, 뚜껑을 확실히 닫고 비닐 봉투 등에 넣어 밀봉하여 가능한 한 신속히 병원으로 수송한다.

22.2 분변의 외형

건강한 사람이라도 식사 등 여러 가지 영향에 의해 분변의 모양은 매일 달라질 수 있다.

1. 형태와 경도

분변은 경도(딱딱함)에 따라 딱딱한 고형변, 부드러운 변, 진흙모양의 변, 물이 많은 설사변 등으로 분류된다. 진흙모양의 변이나 설사변이 자주 있거나 장기간 계속되고, 복통 등의 소화기 증상을 수반되는 경우에는 의사의 진료를 받아야 한다.

2. 양

배변양은 섭취한 식사의 종류나 양 등에 의해 변하는데 일반적으로 동물성 식사(고기)를 많이 섭취하면 식물성 식사(채소)를 했을 때보다 분변의 양이 적어진다.

3. 색

분변의 색도 섭취한 식사의 종류나 양, 복용약 등에 의해서 변한다. 일반적으로 동물성 식사(고기 요리)를 많이 하면 흑갈색 변을, 다량의 엽록소를 함유한 음식(야채 요리)을 섭취하면 녹색변을 볼 수 있다. 규산 알루미늄 (위염 치료약의 일종)등 알루미늄 겔을 복용하면 은백색 변이 보일 수 있고 철분제제를 복용하면 흑색변이 되는 경우가 있다 .

위암, 위, 십이지장 궤양에 의해 비교적 대량의 출혈이 발생하면 타르상의 암적색 분변을 볼 수 있다.

대장 하부, 직장, 항문 등에 암이나 염증이 있어 출혈하면 선홍색 혈액이 분변과 함께 배설된다(혈변). 한번이라도 혈액이 보이는 변을 보았다면 병원에서 진료를 받는 것이 좋다.

유아를 중심으로 가을부터 초겨울에 분변이 하얀색을 띠는 설사변을 수반하는 감기가 유행하는 경우가 있는데 이것은 로타바이러스(Rotavirus)라고 하는 바이러스에 의해 발생하는 것이다. 백색변 설사증이라고도 불린다.

4. 냄새

분변의 냄새도 다양한 원인에 의해 변화한다. 부패냄새가 현저한 분변이나 시큼한 냄새의 분변이 계속 된다면 의사에게 진찰을 받아야 한다.

22.3 병과 분변 검사

분변 검사는 혈액 혼입의 유무, 기생충란의 유무 등을 중심으로 진행한다. 특수검사로는 지방의 양을 측정하는 경우도 있다.

1. 대장암과 분변 검사

대장암에 걸리면 암발생 부위에서 자주 출혈이 발생한다. 출혈 혈액은 분변에 섞이게 되는데 혈액이 분변 중에 혼입되어 있으면 대장암을 의심하게 된다. 이러한 현상을 대장암 검진에 이용하는 검사가 '분변 잠혈검사(fecal occult blood test, FOBT)'이다.

그러나 분변 중의 혈액 유무 검사는 먹은 고기나 생선에 포함되어 있는 극소량의 혈액에 의해서도 반응한다. 최근에는 고기나 생선의 혈액에는 반응하지 않고 사람의 혈액에만 반응하는 면역학적 검사방법이 개발되어 분변에 사람의 혈액이 혼입되어 있는지를 판정하는 정확도가 현저하게 향상되었다.

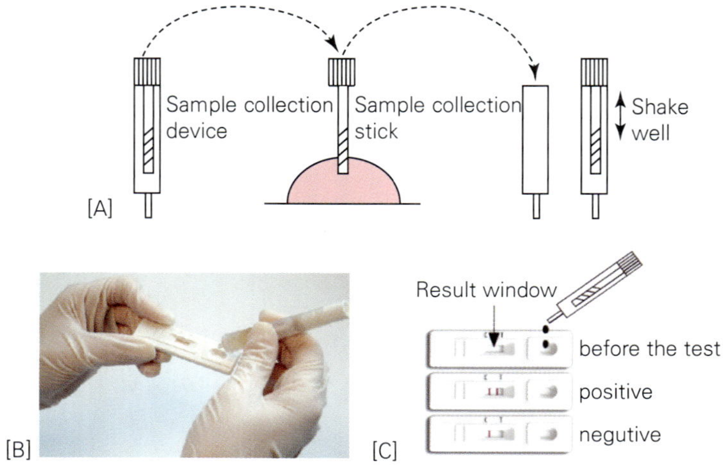

그림 22.2 **분변에서의 잠혈시험 (feacal occult blood test).**

[A]: 브러쉬를 이용하여 분변검체를 채취하여 시약 bottle에 넣고 혼화하는 과정을 거쳐, [B]: 검사 카셋트에 분변 시료를 분주하는 모습, [C]: 양성(positive) 음성(negative) 결과의 예

분변잠혈 검사법에 의한 검진에서의 양성(+)은(분변 중에 혈액이 혼입해 있는 사람의 빈도) 5% 정도 나타나며, 양성자 중 약 5%에서 대장암이 발견되고 있다. 그 외에 용종(polyp), 치질, 게실(장의 안쪽 벽이 작은 주머니 모양으로 부풀어 오른 상태를 게실이라 함. 원래 게실이 생겨도 증세는 없으나 게실 내에 장의 내용물이 괴어 염증이 일어난 것을 '게실염'이라함) 등도 발견됩니다.

분변 중의 혈액 유무 검사는 대장암 검진 이외에도 위나 십이지장 궤양, 위암 등 소화기 질환의 진단에 이용된다.

2. 기생충병 진단을 위한 분변 검사

가장 오래 전부터 시행되고 있는 분변 검사의 하나이다. 예전에는 회충, 구충, 편충, 요충 등을 자주 볼 수 있었다. 이러한 기생충에 의한 질병의 진단에는 대변검사가 필수적이었기 때문이다.

그러나 해외 여행의 증가, 식생활의 변화, 애완동물 사육의 증가 등의 생활환경의 변화에 의해, 기생충에 의한 질병도 이전과는 양상이 바뀌고 있다. 사라졌던 회충, 요충 등이 다시 증가하고 있으며, 아니사키스(오징어 회 등에 의해 감염) 감염이 빈번히 보

고되고 있다. 최근 증가하고 있는 기생충증의 진단에도 대변검사는 필수적이라 할 수 있다. 최근에는 기생충 항체를 이용한 효소면역측정법이 개발되어 진단에 활용되고 있다.

3. 소아 질병과 분변 검사

소아의 소화기 질병 진단을 위해서는, 분변의 형태를 관찰하는 것이 중요하다. 선천적으로 지방을 소화할 수 없는 아이가 다소 드물게 존재하는데 이 아이들에게는 지방을 소화하는 효소가 부족하기 때문이다. 이 질병을 앓고 있는 아이의 분변에서는 지방이 많이 발견된다.

앞에서 서술한 것처럼 유아를 중심으로 가을부터 초겨울에 분변이 하얀색을 띠는 설사변을 보이는 감기가 유행할 수 있다. 또 유아에서 반복적인 격렬한 복통과 혈액이 섞인 분변(혈변)을 볼 수 있다면, 장중첩증(腸重疊症, 창자의 일부가 인접하는 창자에 끼여 들어 가서 창자의 길을 막아 버린 증상)이라고 하는 질병을 의심할 수 있다. 보호자가 비정상적인 분변이라고 생각될 때에는, 기저귀나 분변을 병원에 가지고 가 보여주는 것이 필요하다.

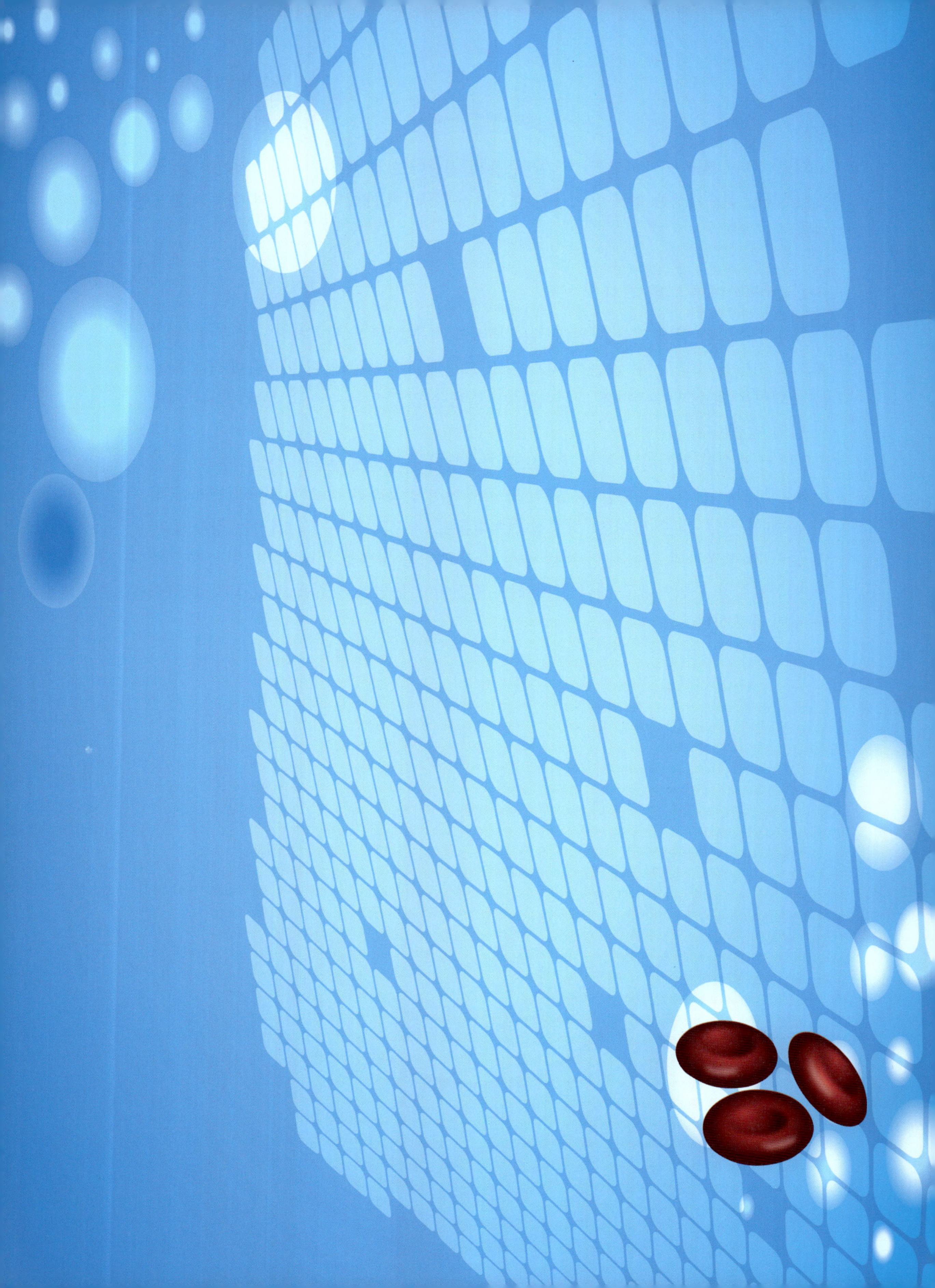

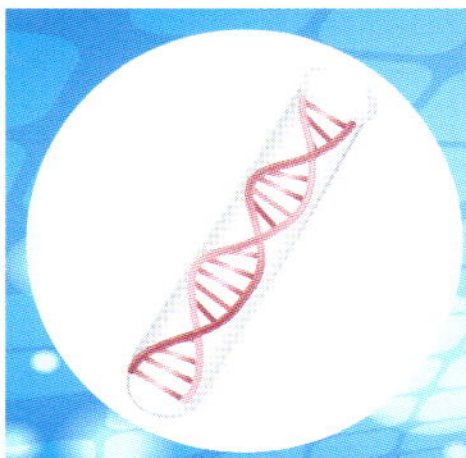

Chapter 23 분자유전학검사

학습목표

분자유전학적 검사의 의의를 알아보고, 현재 진단을 위해 시행되고 있는 분자유전학검사를 분류하며, 현재 사용되고 있는 검사법들의 특징을 알아본다.

23.1 분자유전학검사의 의의 및 분류

현재 유전자검사는 감염의 원인이 되는 바이러스, 세균 등(COVID-19, HCV, HBV, 결핵균, 클라미디아, 임균 등)의 외인성 인자를 조사하는 '병원체 유전자검사'와 인간의 유전자를 검사하는 '인간 유전자검사' 두 분야로 대별할 수 있다.

인간유전자검사는 백혈병과 고형종양세포(고형암)에서 볼 수 있는 후천적 유전자구조 변이와 발현이상을 조사하는 '체세포유전자검사'와 단일유전자질환(유전질환과 선천성 대사이상증)의 진단과 이식에 관련된 HLA 유전자형, 약리유전체학(pharmacogenomics), 다인자 질환의 질환감수성에 관련된 SNP(단일염기다형성)를 검사하는 유전학적 검사(생식세포유전자검사)와 개인식별 검사로 분류된다.

이와 같은 검사들은 검사대상 환자가 많고, 진단에 이용할 수 있거나, 치료효과 판정에 이용될 수 있고, 질병 모니터링 등에 활용할 수 있는 경우에 검사가 실시될 가능성이 높다. 특히 최근에는 약리유전체학에 대한 관심이 높아져 이 분야의 검사가 점차 증가하는 추세이다.

1. 병원미생물의 유전자검사

병원체의 유전자검사는 미생물 감염여부를 진단하기 위해 실시한다. 현재 주로 실시되고 있는 검사종류는 표 23.1과 같다.

표 23.1 **병원미생물 중 핵산검사가 실시되고 있는 주요 검사항목들**

결핵균 및 약제 내성 유전자 **Drug-Resistant Mycobacterium Tuberculosis**	C형 간염 바이러스 HCV
비정형 항산균증 **nontuberculous mycobacterium**	B형 간염 바이러스 핵산변이 HBV mutation
미코프라즈마 **Mycoplasma**	사스코로나 바이러스-1 SARS-CoV-1
인프루엔자 **Influenza**	사스코로나 바이러스-2 SARS-CoV-2
클라미디아균 **Chlamydia trachomatis**	사람면역결핍바이러스 HIV-1
인간유두종 바이러스 **HPV**	포도알균 메티실린 내성유전자 methicillin-resistant Staphylococcus aureus
임균 **Neisseria gonorrhoeae**	

2. 인간 유전자검사

1) 인간 체세포유전자검사

유전자 변이에 의해서 약의 효과가 발현되지 않거나 오히려 부작용이 나타나는 경우가 있다. 이런 경우에는 미리 유전자변이를 조사해 약이 투여 가능한지 판단하는 검사(*동반진단)를 시행한다.

* 동반진단: 특정 약이 그 환자에게 유효할지 투여 전에 진단하는 것.

2) 인간 생식세포계열 유전자검사

인간 생식세포계열 유전자검사는 유전병을 조사하거나, 부모와 자식 사이의 유전적 감정 등을 조사하는 것이다.

표 23.2 **악성 종양 관련 인간체세포 유전자검사와 대상 질환**

EGFR	비소세포 폐암, 대장암
HER2	유방암, 위암
ALK	비소세포 폐암
k-ras	대장암, 폐암, 방광암
EWS-FI	악성 골연부 종양
TLS-CHOP	악성 골연부 종양
SYT-SSX	악성 골연부 종양
c-kit	소화관 간질 종양
microsatellite instability	가족성 비용종증 대장암
sentinel lymph node	악성 흑색종
CYP2C19 변이	약물대사 간섭(예, 항혈소판제)
CYP2C9 변이	약물대사 간섭(예, 와파린)

23.2 유전자를 검사하는 방법

1) PCR (polymerase chain reaction, 중합효소 연쇄반응)

중합효소 연쇄반응은 DNA의 원하는 부분을 복제·증폭시키는 분자생물학적인 기술이다. 이 기술은 사람의 게놈과 같은 매우 복잡하며 양이 지극히 미량인 DNA 용액에서 연구자가 원하는 특정 DNA 단편만을 선택적으로 증폭시킬 수 있다. 또한 증폭에 필요한 시간이 2시간 정도로 짧으며, 실험 과정이 단순하고, 전자동 기계로 증폭할 수 있기 때문에, PCR과 여기서 파생한 여러 가지 기술은 분자생물학, 의료, 범죄수사, 생물의 분류 등 DNA를 취급하는 실험 전반에서 일반적으로 사용되고 있다. 이 때 증폭된 DNA들을 전기영동이나 real-time PCR로 확인한다.

노로 바이러스와 같은 RNA 바이러스(DNA를 가지지 않고 RNA에 유전자 정보를 싣고 있는 바이러스)를 검출하는 경우에는, RNA로부터 DNA를 생성(역전사라고 함)한 뒤에 PCR를 실시한다.

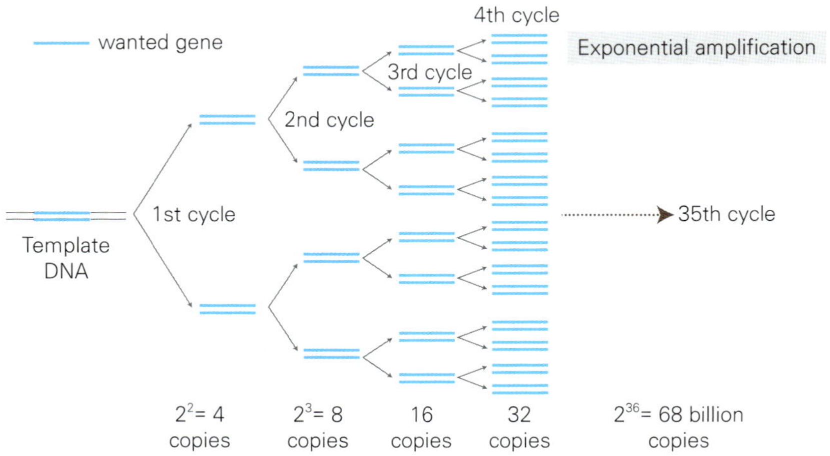

그림 23.1 중합효소연쇄반응의 도식.

최초 증폭에서 매 증폭사이클마다 2n개씩 target 절편들의 수가 증가한다. Target DNA의 절편수가 적은 경우 검출이 어렵지만 동일한 절편의 수가 많아지면 쉽게 검출할 수 있다.

2) 목표 DNA의 가시화

목적하는 DNA가 증폭되면 전기영동법이나 실시간 PCR법, 염기서열 판독, 형광동소교잡법(FISH) 등으로 관찰이 가능하도록 가시화한다.

(1) 전기영동법

전기영동법(gel-electrophoresis)은 겔 메트릭스에 전류를 흘려보내 DNA, RNA, 단백질을 전하, 모양, 크기의 특성에 따라 분리하는 실험방법이다.

이 방법은 간편하고 안정적이며, 병원검사실 혹은 연구실을 불문하고 유전자의 유무 판정에 널리 이용되고 있다. 전기영동법은 그 간편함과 응용 확장성이 좋아 DNA뿐만 아니라 RNA나 단백질 분석에도 이용된다.

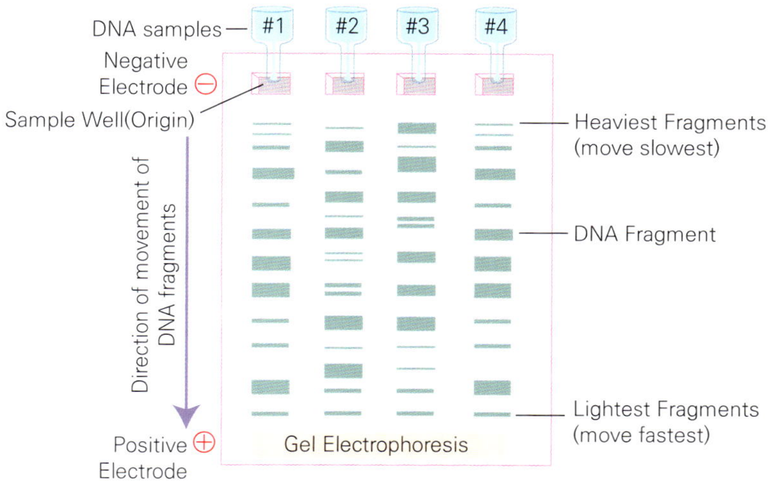

그림 23.2 **겔 전기영동을 실시한 모양.**

DNA 검체를 분주하고 전기를 흐르게 하면 전하, 모양, 크기의 특성에 따라 DN들이 이동한다.

(2) 실시간 PCR (real-time PCR)

앞에서 기술한 전통적인 PCR 방법은 endpoint에서 증폭된 DNA의 양을 정량하거나 검출하지만, real-time PCR(qPCR)에서는 PCR 산물의 양이 각 cycle마다 측정된다. 특히 증폭이 일어나는 구간에서의 반응을 실시간으로 확인할 수 있으므로 target 유전자의 최초 양을 정확하게 확인할 수 있다. qPCR은 각 cycle마다 형광리포터를 이용하여 매 cycle마다의 DNA의 양을 측정하고 형광신호는 exponential phase에서 증폭되는 PCR 산물의 양을 알려주게 된다. 또한 real-time PCR은 PCR을 마친 후 별도의 실험이 필요 없다.

종래의 PCR법을 이용한 바이러스의 정량은 오차가 크고, 측정 감도가 낮다는 문제가 있었다. 그러나 real-time PCR의 도입에 의해 B형 간염바이러스, C형 간염바이러스, AIDS 바이러스의 정량에서 높은 감도와 신속한 결과 산출이 가능하게 되어 현재는 real-time 검사가 주가 되고 있으며, 결핵균 검사도 제품화되어 있다.

(3) DNA sequence

DNA sequence는 염기서열(A, G, C, T의 정렬순서)을 조사하는 방법이다. DNA 중합효소가 네가지 dNTP(deoxyrobonucleoside triphosphate)를 가져와 지속적으로 DNA를 합성하는데, 이 때 DNA 합성을 멈추게 하는 ddNTP(dideoxyrobonucleoside triphosphate)를 혼합하면, 다양한 길이의 DNA가 만들어진다. 여기서, A, G, C, T에 상당하는 ddNTP에 서로 다른 형광염료을 첨가하고 PCR로 완성된 DNA를 오름차순으로 나열한 후 각각의 색상을 조사하는 것으로 염기배열을 알 수 있게 된다.

대장암, K-ras 유전자배열 이상의 검출, 폐암의 유전자배열 이상의 검출에 이 방법이 이용되고 있다.

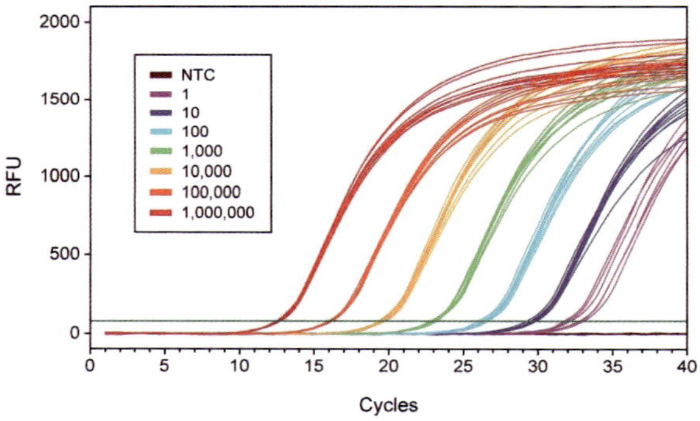

그림 23.3 **Real-time PCR 증폭곡선.**

이 곡선은 각 cycle마다 형광리포터의 신호에 의해 만들어 진다.

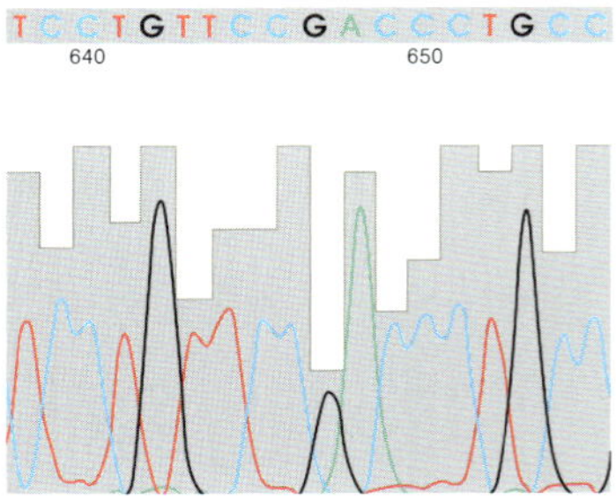

그림 23.4 **DNA 형광표지를 이용한 염기서열 분석**

(4) FISH (fluorescence in situ hybridization)

이 방법은 위의 방법과는 달리 유전자를 증폭시키지 않고 유전자의 위치를 파악하는 것이 가능한 검출방법이다.

우선 색소를 붙인 DNA(probe)를 준비하고, 분석하고자 하는 염색체를 포함한 조직절편을 슬라이드에 붙이고, probe와 함께 가열한 뒤에 냉각하면 조직절편의 DNA에 probe가 부착된다. 형광현미경하에서 형광을 있는 곳은 목적하는 염기서열 있는 곳으로 염색체 혹은 조직이나 세포의 어느 부분에 존재하는지를 찾을 수 있다. 이와 같은 실험은 분자병리 분야에서 통상적으로 시행된다.

이 검사는 위암, 유방암에서 유전자의 복제수를 확인하거나 백혈병 염색체의 전좌를 확인하는 등에 이용된다.

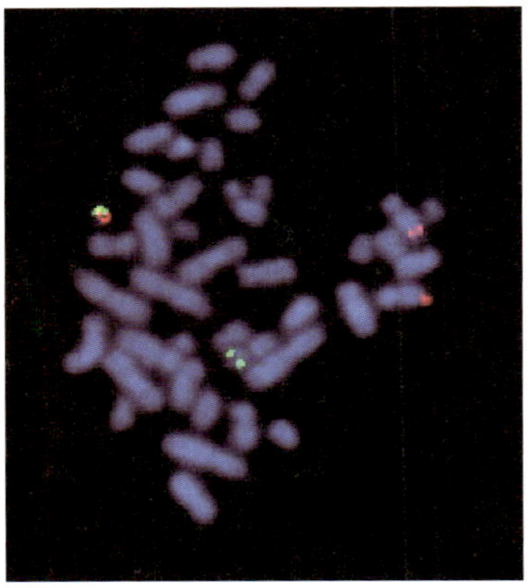

그림 23.5 **FISH법에 의해 확인된 target 유전자의 위치(형광색)**

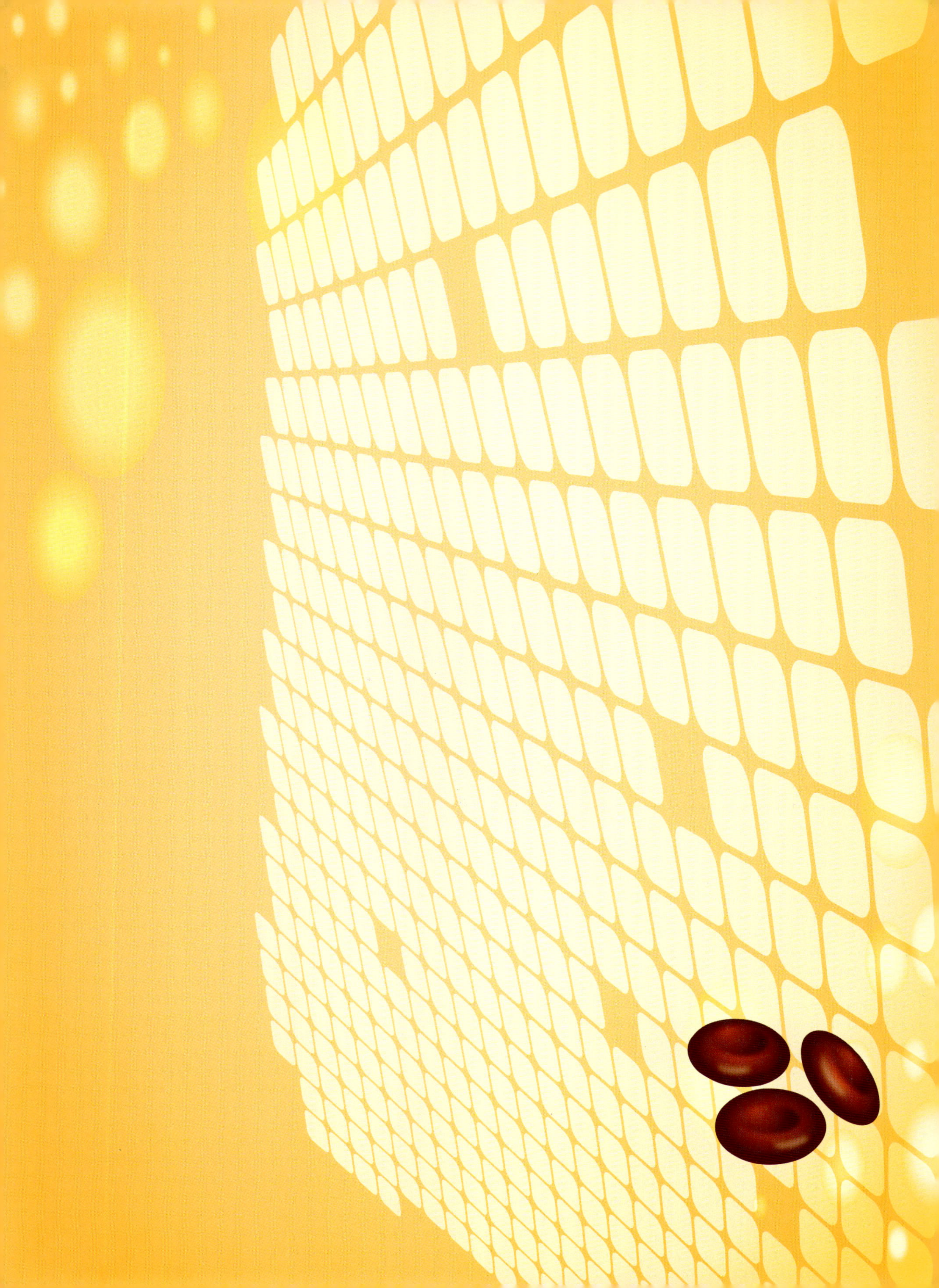

Part 4
생리학적 검사 및 특수검사

개 요

특수생리학 검사 분야는 현재 매우 중요한 일자리 창출의 기회를 제공하고 있다. 즉 의료시스템 내에서 임상병리사의 역할을 확대하고 있을 뿐만 아니라 새로운 직무와 도전의 기회를 제공하고 있다. 본 4부에서 소개하는 주요 생리학검사 분야는 물론 청력검사, 안과검사 분야 등 다양한 생리학 분야에까지 우리의 전문성이 녹아 들어가도록 진취적 노력을 기울여야 한다.

제24장 심전도검사
제25장 폐기능검사
제26장 신경계검사
제27장 심장초음파검사

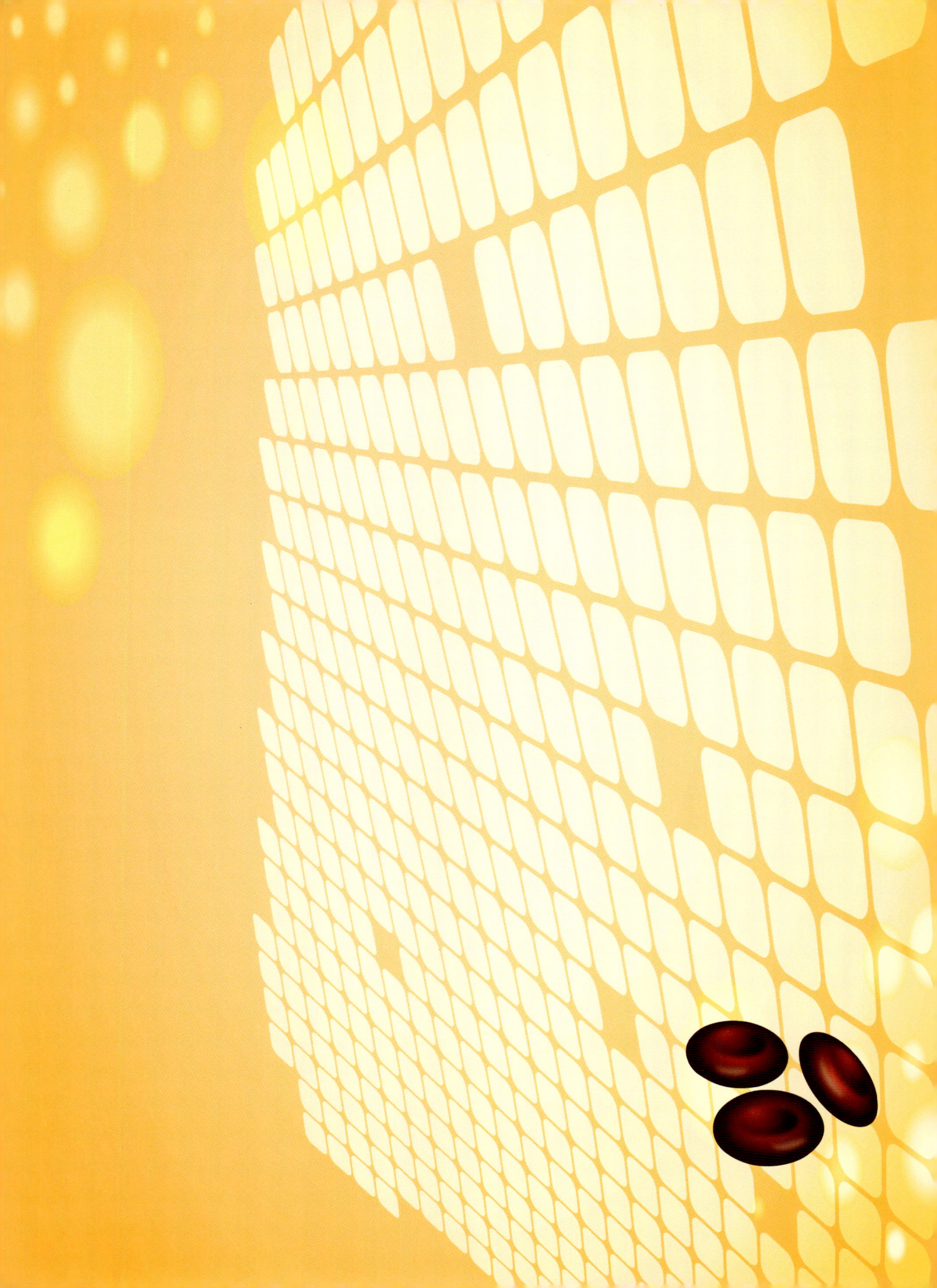

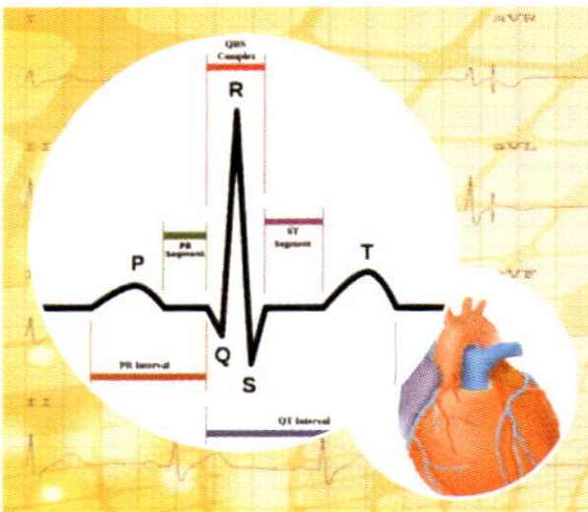

Chapter 24 심전도검사

학습목표

심전도검사의 의의를 이해하고 심장기능을 평가하기 위한 다양한 ECG 검사들에 대해 학습한다. 또한 최근 대두되고 있는 모바일 ECG 검사 등 새로운 검사기술의 도입에 대한 임상병리사의 입장을 논의하도록 한다.

심전도검사는 체표면을 통하여 심장의 전기적 신호를 기록하는 검사로 심방 및 심실의 비대, 심근경색증, 부정맥, 심낭염, 약물의 영향, 전해질대사의 이상(칼륨, 칼슘 등), 인공심박 조율기의 기능측정 등에 진단적 가치가 있는 비관혈적 검사로써 심혈관 질환이 의심되는 사람이나 심장병 환자에게는 기본적으로 시행되는 검사이다.

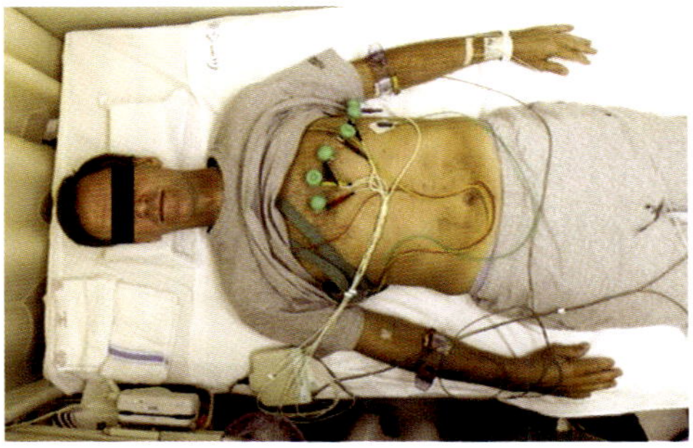

그림 24.1 **심전도 검사를 받고 있는 환자의 모습**

24.1 심전도(electrocardiogram, ECG) 검사의 기본개념

심장벽을 형성하는 근세포가 수축할 때 발생하는 활동전위는 심장으로부터 온몸으로 퍼져 전류 변화를 일으킨다. 몸 전체로 퍼진 전류는 몸의 위치에 따라서 전위차를 발생하며, 이 전위를 피부에 부착한 표면전극을 통해 검출하여 기록할 수 있는데 이때 발생한 심장의 전기적 전위파형(cardiac electrical potential wave form)을 도식화한 기록을 이용하여 심장의 이상 유무를 판독한다.

24.2 활동 중 심전도 감시

홀터기록(Holter recording)이라고도 부르며, 환자의 가슴에 전극을 붙이고 휴대가 가능한 기록기에 연결하여 대개 24시간~48시간 활동 중에 일어나는 증상을 기록하는데 활동의 종류, 시간 등을 기록하여 기록 사이에 일어났던 증상과 부정맥의 연관성을 규명하는데 이용된다. 적용증상으로는 가끔 나타나는 가슴 두근거림, 호흡곤란, 실신, 흉통 등이 부정맥에 의한 것인지 아닌지를 확인하고, 운동, 흥분, 긴장, 수면 등 일상생활에서 부정맥이 발생하는지를 확인할 수 있다. 부정맥 소견이 있는 환자에서 향후 발생할 수 있는 심장사건에 관한 위험도 평가, 항부정맥제 치료효과 판정, 인공심박 조율기와 삽입형 심실제세동기의 기능, 심근허혈 등을 감시할 수 있다.

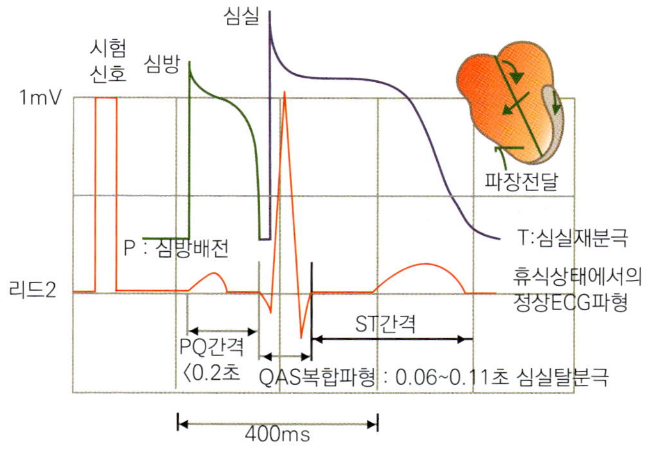

그림 24.2 **전형적인 ECG 파형**

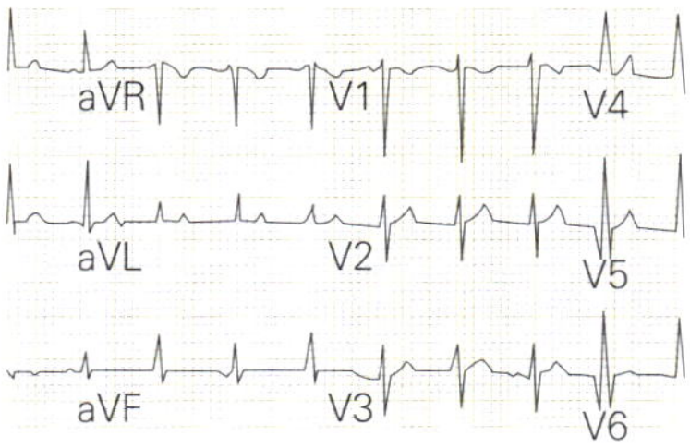

그림 24.3 **심전도검사 결과 기록지**

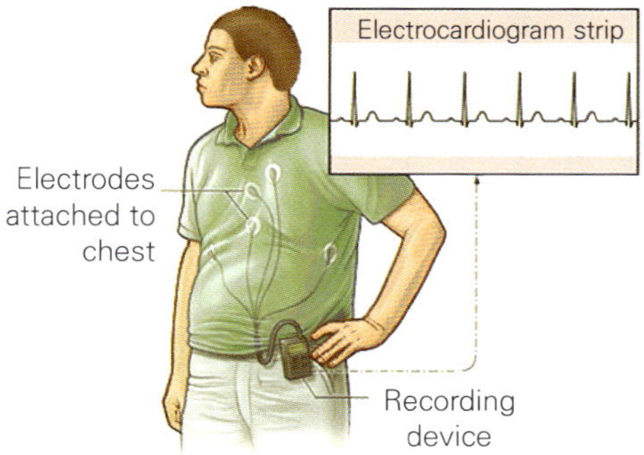

그림 24.4 **홀터기록(Holter recording) 모습**

24.3 운동부하 심전도(Treadmill Test)

운동부하 심전도검사는 심장질환의 진단, 치료에 대한 평가와 예후를 판정하기 위한 비관혈적 검사로, 검사방법이 비교적 용이하다. 특히 허혈성 심질환의 진단 및 예후 판정에 널리 이용된다. 답차(Treadmill)의 속도와 경사를 단계별로 일정하게 높임으로써 운동량을 증가시키는 것으로 검사자의 체력과 검사의 목적이 잘 부합되도록 조절하여 실시한다. 피검자는 검사 12시간 전에 일상적인 활동 이상의 신체 운동은 피하고, 적어도 3시간 전부터는 금연을 하여야 한다. 카페인이 든 음료는 물론 일반 음식물 섭취도 금해야 하고 관절염이 있는 환자는 피하도록 하여야 한다.

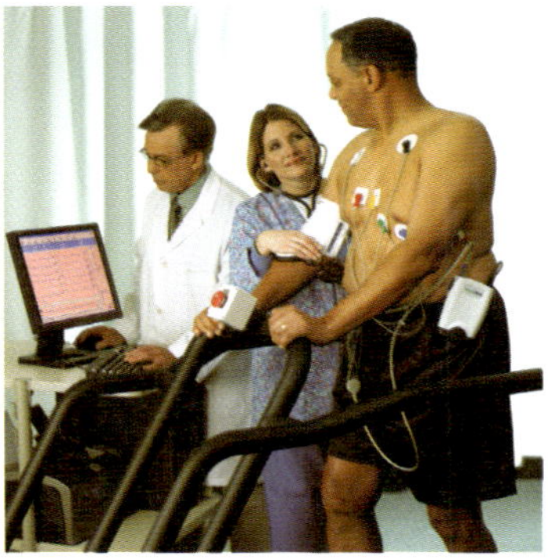

그림 24.5 **운동부하 심전도 검사(Treadmill Test)를 실시하고 있는 장면**

24.4 기타 ECG

이 외에도 아래와 같은 ECG 검사가 시행될 수 있다.

- 손가락 ECG: 두 손가락 사이의 ECG로, 인공심장박동기를 사용하는 환자의 가정에서의 배터리 잔류량 모니터링을 위해 사용된다.
- 식도 ECG: 알약형 전극을 삼켜 전극을 심장과 매우 가까운 곳에 위치시키고 외부의 쌍극(bipolar) 전극과의 상대전압으로부터 심장의 심방활동성을 검사한다. P파와 R파의 상대적인 크기는 심방의 감지를 위하여 위치를 산정하는 데에 사용된다.
- 좌변기 ECG: 좌변기 양쪽에 두 개의 전극을 사용한다. 여기서 얻어진 신호는 흔히 부정맥(arrythmia) 검출 소프트웨어가 작동하고 있는 컴퓨터에 연결되어 있다. 이 장치의 사용목적은 배변 시 환자의 긴장상태에서 종종 발생하는 심장 부정맥을 검출하기 위한 것이다.
- 스마트폰 ECG: AliveCor사에서 개발한 mobile ECG 측정기. 2개의 전극을 장착한 스마트폰 커버를 이용하여 양쪽 손가락을 접촉하거나, 전극을 심장 위치의 가슴에 대면 심전도가 측정된다.

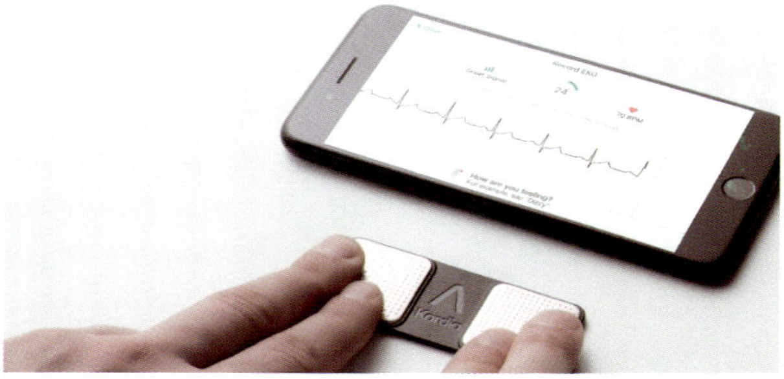

그림 24.6 **스마트폰용 mobile ECG.**

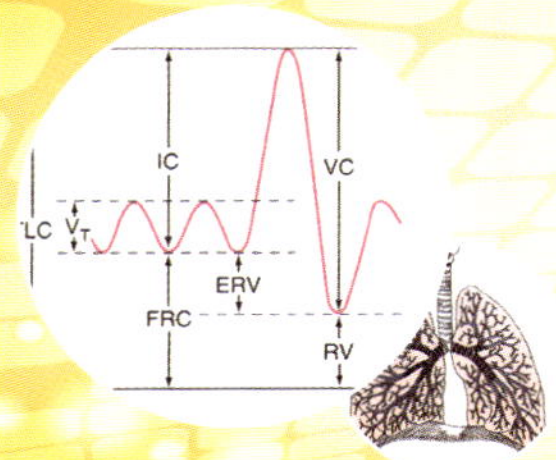

Chapter 25
폐기능검사

학습목적

폐기능검사의 목적과 검사종류를 알아보고 폐활량 측정의 정확성을 향상시키기 위한 요건들을 학습한다.

25.1 폐기능검사의 목적

폐기능 검사는 임상에서 환자의 진단 및 치료 판단을 위하여 활용되고 있으며, 폐활량(vital capacity) 및 정적 폐용적(static lung volume), 최대 노력성 호기곡선(maximal-effort expiratory spirogram), 최대 자발성 호흡량(maximal voluntary ventilation) 등을 평가하기 위하여 실시되는데 그 경우는 아래와 같다.

- 호흡곤란 환자를 평가하기 위하여
- 호흡기 질환으로 진단된 환자의 기능적 평가를 위하여
- 진단된 환자의 경과 관찰을 위하여
- 호흡기 병발증 위험이 높은 환자의 수술 전 폐기능 평가를 위하여
- 무증상 환자의 선별검사 등

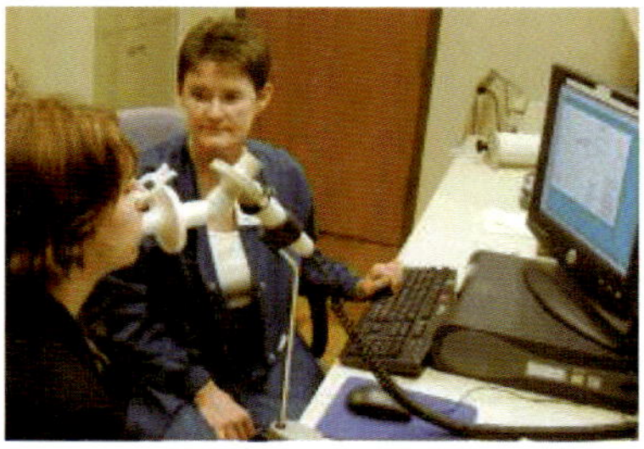

그림 25.1 폐기능검사를 실시하고 있는 장면

폐활량 측정(Spirometry)은 폐기능 검사 중 가장 일반적으로 사용된다. 폐활량 측정법은 피검자가 시간에 따라 들여 마시고 내쉬는 공기량과 유속(flow)을 측정하는 검사이다. 폐활량 측정법은 검사를 받는 환자가 검사방법을 충분히 이해하고 협조를 잘 하여야만 좋은 결과를 얻을 수 있으므로 임상병리사는 검사법을 숙지하고 환자에게 충분히 잘 설명할 수 있는 능력을 갖추어야 한다.

25.2 폐기능검사의 종류

1. 폐활량(vital capacity) 및 정적 폐용적(static lung volume)

환기 예비능력을 반영하는 지표로 환자로 하여금 평상 호흡을 하도록 하다가 끝까지 숨을 들이마시게 한 후 시간에 관계없이 천천히 가능한 한 끝까지 내쉬게 하여 폐활량과 동시에 호기 예비기량과 흡기용량 등을 측정하는 것이다.

2. 최대 노력성 호기곡선(maximal-effort expiratory spirogram)

최대 노력성 호기 시 유량감소가 임상적으로 호흡장애와 상관관계가 있다는 것을 평가한 후, 환자로 하여금 최대로 숨을 들이마시게 한 후 가능한 한 세고 빠르게 숨을 내쉬게 하여 최대 노력성 호기곡선을 얻기 위하여 실시하는 것이다.

3. 최대 자발성 호흡량(maximal voluntary ventilation)

환자가 자발적 최대 노력으로 1분간 호흡할 수 있는 기량을 말한다. 이 검사는 환자의 노력과 협조가 절대적으로 필요한 검사로 근육의 이상, 흉곽의 근골격계 질환 및 신경질환에 의한 호흡이상 진단에 도움을 줄 수 있다. 운동능력 및 수술 전 평가에도 이용되고 있다.

폐활량 측정의 임상적 유용성을 최대한 성취하려면 측정기기 선택에서부터 해석 및 임상적 분석에까지 여러 단계를 거쳐야 하는데, 첫째, 측정기기의 작동 기준의 확립, 둘째, 폐활량 측정기기가 권고 사항에 맞게 제작되었는지 여부를 확인할 수 있어야 하고, 셋째. 폐활량 측정기기를 대상으로 일상적인 정도관리의 시행이 준수되어야 한다. 넷째, 폐활량 측정검사는 노력의존성 검사이므로 검사를 시행하는 임상병리사와 환자의 협력과 이해가 매우 중요하며, 다섯째, 측정방법은 표준 권고사항에 따라 수행하여야 하고 결과의 재현성 등을 보장하기 위하여 기기 세척, 보정(calibration), 검증(verification) 같은 기기의 예방적 유지관리 활동과 질관리 활동이 필요하다.

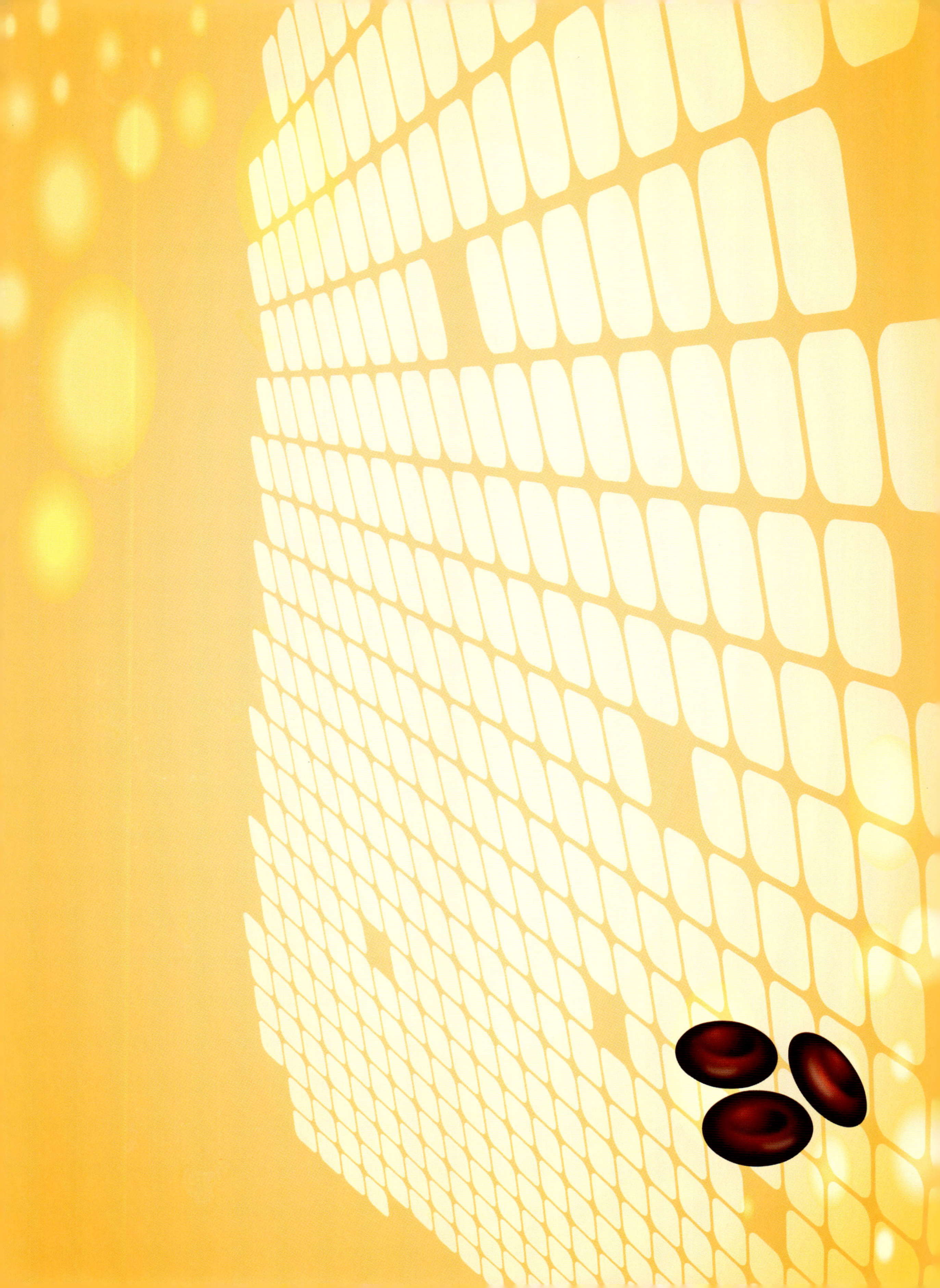

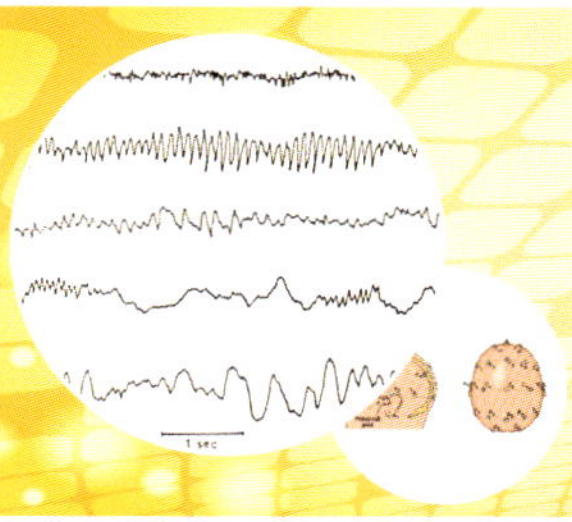

Chapter 26 신경계검사

학습목표

신경생리학검사의 종류를 알아보고 검사의의를 학습한다.

현재 임상신경생리학검사는 신경계 질환을 찾아내는데 결정적인 역할을 하고 있으며, 전기생리학적 검사기술과 지식이 확대되고 컴퓨터 기술 및 생체공학이 발달함에 따라 검사의 정확도와 효용성이 신경계 진료 분야에서 질적으로 높은 성공을 거두고 있다. 현재 아래와 같은 신경계 검사가 실시되고 있으며 이 외에도 새로운 검사들이 등장할 것으로 전망된다.

- 근전도(EMG)
- 뇌파(EEG)
- 뇌유발전위(EP)
- 초음파 뇌혈류(TCD)
- 수면다원(PSG)
- 전정기관기능(VOG)

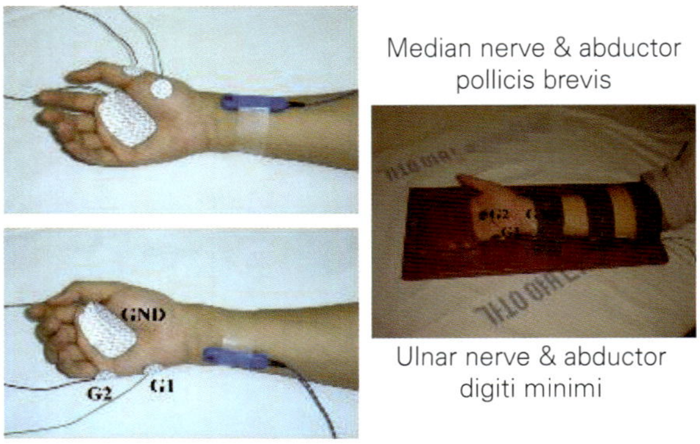

그림 26.1 **반복신경자극검사(Repetitive Nerve Stimulation Test).**
다양한 빈도의 신경자극을 주고 근육의 반응을 살펴보는 검사방법.

26.1 근전도검사

근전도검사(electromyography)는 근신경계질환(neuromuscular disorders)을 진단하고 평가하는데 매우 중요한 검사법으로 근신경계 중 병소 위치가 어디인지, 감각신경의 손상인지 운동신경의 손상인지, 말초신경 중 신경뿌리(nerve root), 신경총(plxus) 등 근위부에 국한된 병변인지 말초부위의 손상인지 등을 평가하는 검사이다. 근전도검사의 종류는 여러 가지가 있으며 주로 임상병리사들이 시행하는 검사는 신경전도검사(NCS), 반복신경자극검사(RNST) 안면운동신경반응검사(Blink reflex), 자율신경계검사(ANS-function test) 등이다. 측정방법은 검사에 따라 다르나 대부분 공통적으로 피부에 전극을 붙이고 말초신경을 자극하여 근육 또는 신경의 활동 전위를 측정하는 것이다.

26.2 뇌파검사

뇌파검사(EEG, electroencephalography)는 신경계 질환을 진단하는데 광범위하게 응용되고 있다. 특히 뇌질환 중 간질(epilepsy)의 진단에 많이 이용되고 있으며 이외에도 뇌종양, 의식장애, 두통 등에서 EEG 검사를 시행하고 있다. 뇌파검사는 시시각각 변화하는 뇌활동을 연속적으로 관찰 기록함으로써 뇌의 기능을 다양하게 평가하며, 뇌의 기능적 장애를 일으키는 모든 질환을 비침습적으로 검사할 수 있다. 뇌사판정 시에도 반드시 시행해야만 하는 검사이다. 뇌파검사는 신경계검사의 영상학적 진단(MRI, PET 등) 방법이 눈부시게 발전했음에도 불구하고 간질환자의 진단, 치료, 추적검사에 필수 불가결한 검사로 시행되고 있다. 검사의 종류에는 기본검사(Waking EEG), 수면검사(Sleep EEG), 비디오 뇌파검사(Video monitoring EEG), 대뇌피질 뇌파검사(ECoG) 등이 있다. 검사 방법은 두피에 국제적으로 표준화된 10-20 국제전극 배치법을 기준으로 전극을 부착한 후에 뇌의 여러 부위의 서로 다른 전기적 활동 전위를 최대한 얻어 내기 위한 여러 가지 조합(montage)을 만들어 검사한다.

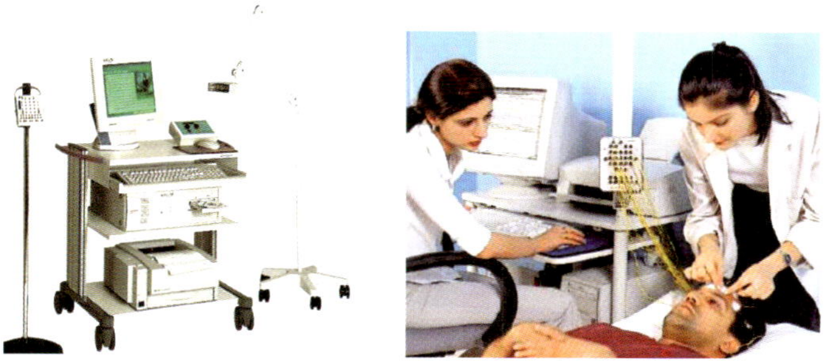

그림 26.2 **뇌파측정기와 뇌파측정을 하기 위해 머리에 전극을 붙이며 준비 중인 환자**

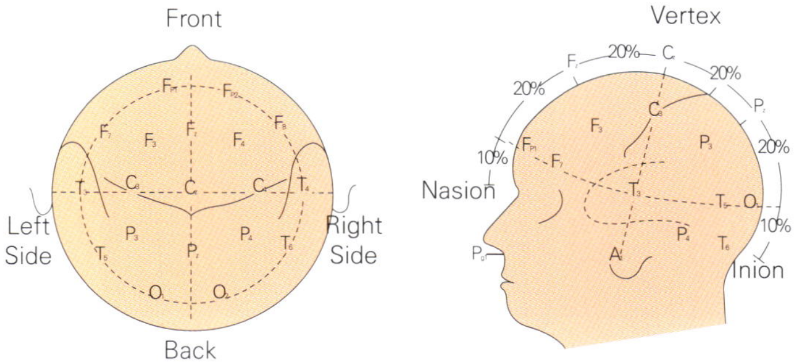

그림 26.3 **뇌파검사를 위한 10/20 전극배치법**

26.3 유발전위검사

유발전위검사(evoked potential)는 감각신경계의 기능을 객관적으로 평가하는 검사이다. 종전에는 척수 또는 뇌간 등의 기능을 적절히 평가할 수 있는 뚜렷한 방법이 없었고 간접적인 평가 방법에 있어서도 관혈적 방법으로 실시에 어려움이 많았다. 그러나 유발전위검사는 신경계 질환을 진단하고 예후를 추정하고 추적감시를 할 수 있는 점이 장점으로 임상적 효용성이 증대되고 있다.

검사 방법은 말초신경에 전기자극을 가할 때 반대쪽 대뇌에 매우 작은 유발전위가 기록된다는 사실에 기초한다. 유발전위 검사는 time-locked signals이라 하여 신경계의 각 감각부위를 자극한 후 일정한 시간대에 비교적 일정한 형태의 전위가 나타나는 특성을 이용한 것이다. 신호가 잡음 전위에 비해 너무 낮아 자극을 여러 번 시행하여 얻어진 평균값(평균화 과정, averaging)을 얻어 평가하는데 신경계 부위에 따라 시각유발전위(VEP), 뇌간청각유발전위(BAEP), 체성감각유발전위(SSEP) 검사가 실시된다.

	I	II	III	IV	V
경로	청각신경 원위부	청신경핵	Sup.Olivary complcx	l.ateral Lcmniscus	Inferior colliculi
해부학적 위치	Labyrinth	Pons		←······→	Midbrain
BAEP	Wave I	Wave II	Wave III	Wave IV	Wave V

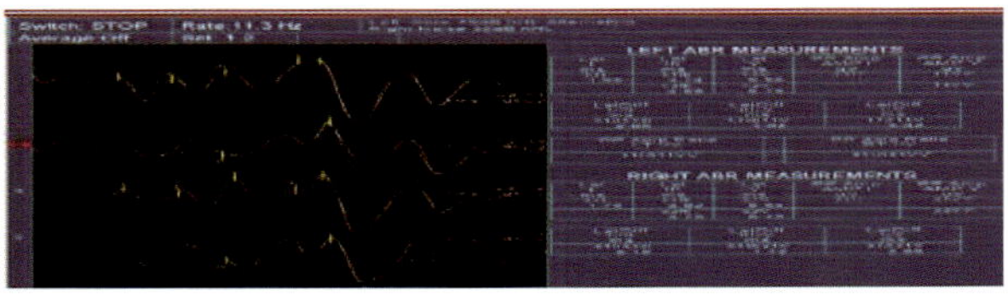

그림 26.4 **청신경로 질환 여부와 부위 확인을 위한 뇌간청각유발전위(Brainstem auditory evoked potential) 검사**

26.4 초음파 뇌혈류검사

초음파 뇌혈류검사(Transcranial Doppler Ultrasound: TCD)는 저주파 도플러 기기를 이용하여 두부의 외부에서 두개강 내에 직접 초음파를 투사하여 뇌혈관의 혈류 속도를 측정하는 검사이다. TCD는 뇌혈관 협착의 진단, 뇌동정맥기형과 뇌혈관 미세색전의 검사뿐만 아니라, 두통의 감별진단, 뇌혈관 수술의 감시, 뇌사판정, 지주막하출혈 후 뇌혈관 연축의 조기발견 등에 이용되고 있다. 이 검사는 비침습적이고 여러 번 반복할 수 있다는 장점이 있다. 측정 방법은 초음파가 투과되는 좋은 위치를 찾아내는 것이 중요하다. 두부에서 적절한 창(window)을 찾아 탐촉자(probe)를 위치시키고 필요한 초음파를 투사하여 두개내 혈관의 혈류 속도를 측정한다. 검사하는 위치 및 혈관은 경측두부위(Transtemporal approach)에서 중뇌동맥(middle cerebral artery)과 전뇌동맥(anterior cerebral artery), 후뇌동맥(posterior cerebral artery; siphon) 경안와부위(transorbital)에서 안동맥(ophthalmic artery), 내경동맥(internal carotid artery) 후두하골하부위(suboccipital approach)에서 추골동맥(vertebral artery), 기저동맥(basilar artery) 경부측정(submandibularl approach)에서 내경동맥(internal carotid artery), 외경동맥(external carotid artery) 등의 혈관에서 혈류 속도를 측정한다.

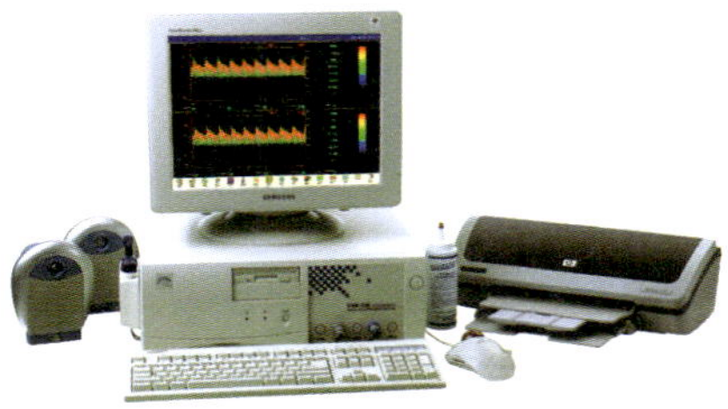

그림 26.5 **초음파 뇌혈류검사 장비**

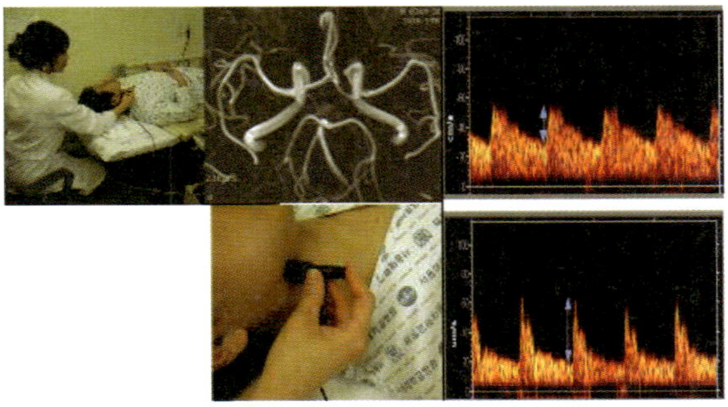

그림 26.6 **TCD를 이용한 하악골하검사(Submandibular approach)를 통해 내경동맥(internal carotid artery)을 초음파로 검사하는 장면.**

26.5 수면다원검사

수면다원검사(polysomnography: PSG)는 수면장애를 평가하는데 있어 정확하고 객관적인 자료를 제공하는 검사이다. 검사실에서 하룻밤을 자면서 측정, 기록된 데이터를 통하여 수면과 각성을 구분하고 수면의 단계(뇌파), 안구운동(EOG), 심장 활동(EKG), 혈중 산소포화도, 호흡 운동, 코골이, 잠자는 자세, 다리 움직임 및 이상행동을 종합적으로 관찰하며 국제적인 판독기준에 따라 수면장애를 진단하는 검사이다. 수면무호흡증(Obstructive sleep apnea), 불면증(Insomnia), 기면증(Narcolepsy), 하지불안증후군(Restless legs Syndrome), 과수면증(Hypersomnia), 사건수면(몽유병, 렘수면 행동장애), 일주기리듬장애(Delayed sleep phase syndrome) 등으로 진단하는데 이러한 수면장애를 치료하지 않고 방치할 경우, 수면과 삶의 질이 저하되고 고혈압, 뇌졸증, 심장병 등이 초래될 수 있으며, 학업, 직업 및 일상 생활에 많은 문제를 유발하기 때문에 수면장애에 관한 정확한 진단 및 예후 판정에 중요한 역할을 하는 검사이다.

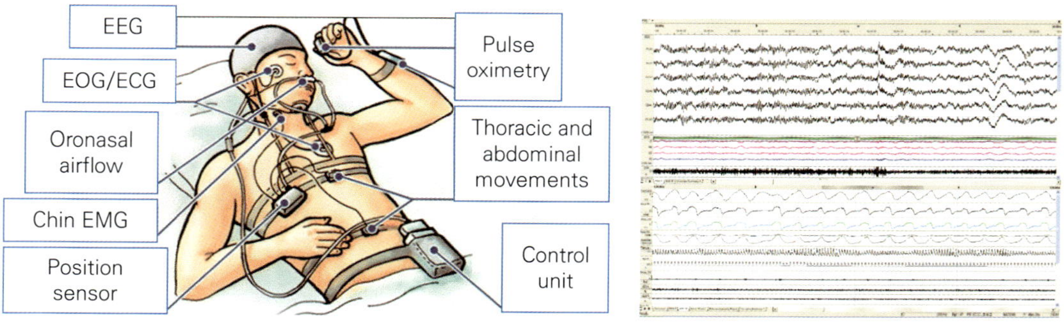

그림 26.7 **수면다원검사를 실시하는 장면과 센서로부터 얻어진 검사 파형, 파형 분석을 통하여 특정 장애나 질환을 진단한다.**

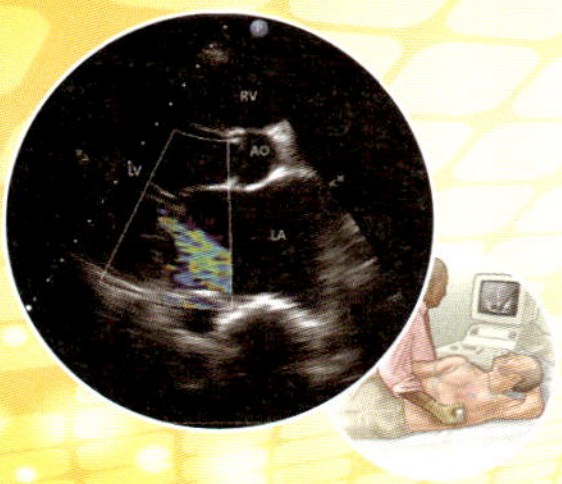

Chapter 27 심장초음파검사

학습목표

초음파를 이용한 심장병의 진단에 대해 설명하고 임상병리사들의 업무에 관해 논의한다. 또한 초음파가 무엇이며 어떠한 원리로 질환의 진단 및 평가에 적용되는지를 학습하도록 한다.

초음파는 자연에 널리 적용되고 있는 파동 에너지로 여러 용도로 활용되고 있지만 우리가 관심을 두는 분야는 질환의 진단 및 평가 부분이라 할 수 있다. 여기서는 초음파를 이용한 심장병의 진단에 대해 간략하게 설명하고 임상병리사들의 업무에 관해 알아보도록 한다.

27.1 초음파 적용의 기본원리

사람이 들을 수 있는 소리의 주파수는 20~20.000Hz이고 이 보다 높은 주파수를 가진 음파를 초음파(ultra wave)라 부르며 의료에서 사용하는 초음파 영역은 2~12MHz 사이이다. 초음파는 방향성을 가지고 움직이며 미세한 구조에 의해 반사된다. 또한 공기를 통과할 수 없다. 따라서 심초음파 검사 시 탐촉자와 피부의 충분한 접촉이 매우 중요하기 때문에 피부와 탐촉자 사이에 수용성 젤을 사용한다. 신체조직에서 초음파의 속도는 1,540 m/sec로 거의 일정하지만, 초음파가 통과하는 조직의 밀도와 탄력성에 의해 속도가 달라질 수 있다. 또한 초음파는 주파수가 높을수록 파장이 짧아지면서 작은 물질에 대해서도 반사될 수 있어 해상력은 우수하나 대부분 표면에서 반사되므로 투과력은 약해지는 특성이 있다. 해상력이란 연접해 있는 물체를 구분할 수 있는 능력을 말하며 파장 또는 주파수, 방출된 초음파 pulse의 기간과 밀접한 관계가 있다. 의료용으로 사용되는 주파수는 2-7.5 MHz로 성인에서는 2-2.5MHz, 소아에서는 5-7.5 MHz를 많이 사용한다.

초음파 진단은 아래와 같은 특성으로 질병 진단에 활용되고 있다.

1) 비파괴적, 비침습적이기 때문에 환자에게 고통이 적다.
2) 신체적 장해를 주지 않는다.
3) 주사면과 주사방향의 선택이 자유롭다.
4) 연부조직 구조와 움직이는 상에서 그 병소를 나타내는데 우수하다.
5) 혈류의 상태와 혈관이나 심장판막 등 움직이는 장기의 묘사에 뛰어나다.
6) 임상에서 쉽게 이용할 수 있고 그 결과를 곧바로 알 수 있다.
7) 장치가 소형이며 설치가 쉽고 이동이 용이하다.
8) 체내 gas와 뼈(bone)에 의한 영향이 크다.

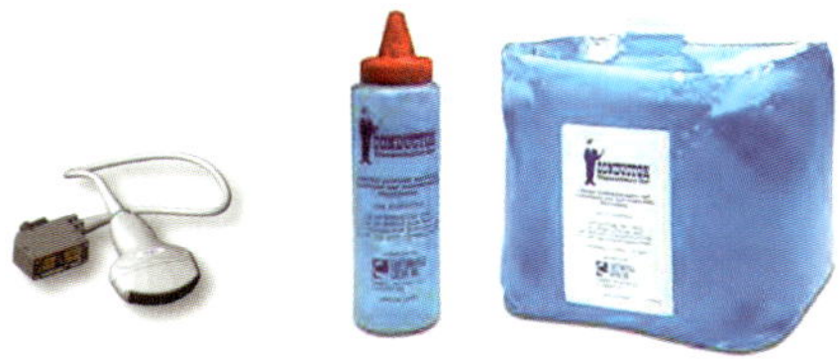

그림 27.1 **초음파 탐촉자 및 초음파 검사에서 사용하는 젤**

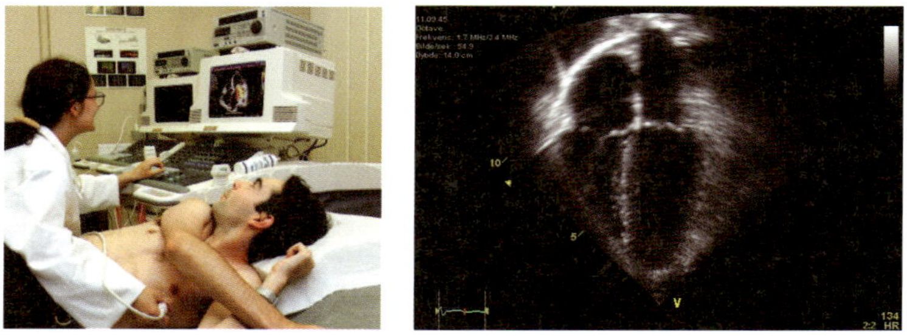

그림 27.2 **심장초음파(echocardiography)를 실시하는 장면 및 심장초음파 이미지**

27.2 심장초음파 검사방법

심장초음파 검사란, 탐촉자(transducer or probe)내부의 압전결정(piezoelectric crystal)에서 초음파를 발생시켜 인체로부터 반사되어 돌아오는 초음파를 수신하고 이를 이용하여 심장이나 대혈관의 해부학적 구조와 움직임, 심장의 기능 및 혈역학적 정보를 얻는 비침습적 검사이다.

초음파 기기를 사용하여 영상을 얻는 방법은 다양하다. 심장초음파에서 가장 많은 정보를 주는 2D(2-dimensional echocardiography) 영상으로 심장의 구조와 병변을 쉽게 평가할 수 있다. 또 다른 방법인 M-mode기법은 특정 조직 부위의 시간 흐름에 따른 움직임을 평가하는데 사용되고 있다. Doppler 방법은 심장 안의 혈액 흐름의 평가와 혈액이 한 방향으로 얼마의 속도로 움직이는지 평가할 수 있다.

초음파 영상을 얻는 기본적인 방법으로는 A-mode:(되돌아온 signal을 폭(amplitude)으로 표현), B-mode(한 점을 밝기(brightness)의 차로 표현) 그리고 M-mode(구조적인 움직임을 시간에 따라 표현)가 있다.

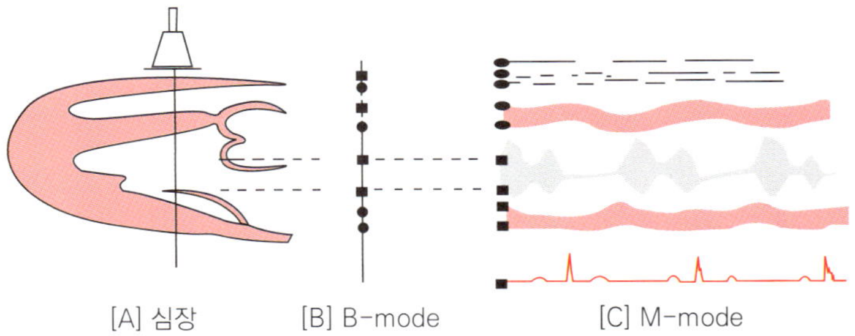

그림 27.3 **초음파 투사 후 돌아온 신호표현 모식.**

[A] : 탐촉자에서 발생한 초음파의 라인에서 보여지는 심장구조,
[B] : 심장구조에 투사된 후 반사되어 돌아온 신호를 B-mode로 나타낸 도형,
[C] : M-mode로 심장의 움직임을 나타낸 그림

Two-dimensional echocardiography는 여러 각도로 B-mode scan line을 반복적으로 만들어 평면에 정렬시킨 것으로 심장의 해부학적인 구조를 평가하기 쉽다.

Doppler mode : 움직이는 물체에 초음파를 송신하면 반사된 초음파의 주파수가 변하게 되는 현상(doppler effect)을 이용하여 혈류의 속도를 측정할 수 있는데 이를 이용하면 혈역학적(hemodynamic) 정보를 얻어 낼 수 있다. 심장초음파 검사에서는 혈류속도를 소리나 그래프로 나타낼 수 있으며 색깔로도 구별된 정보를 얻을 수 있다.

Doppler를 이용한 초음파 검사의 종류에는 심장 내 일정부위(sample volume)에 초음파를 일정한 속도로 주고받으면서 혈류의 속도와 방향(종축)을 시간(횡축)에 따라 표시하는 간헐파형 도플러(pulsed wave doppler echocardiography)와 탐촉자(transducer)가 초음파를 내는 횟수를 최대로 높여 반사된 초음파를 분석하는 연속파형 도플러(continuous wave doppler echocardiography) 그리고 2D 영상 내에 일정 부위의 혈류 속도를 간헐파형 도플러로 알아내고 혈류의 방향과 속도를 색깔로 나타내어 실시간으로 볼 수 있도록 한 색도플러 심초음파(Color flow mapping, color doppler echocardiography)가 있다.

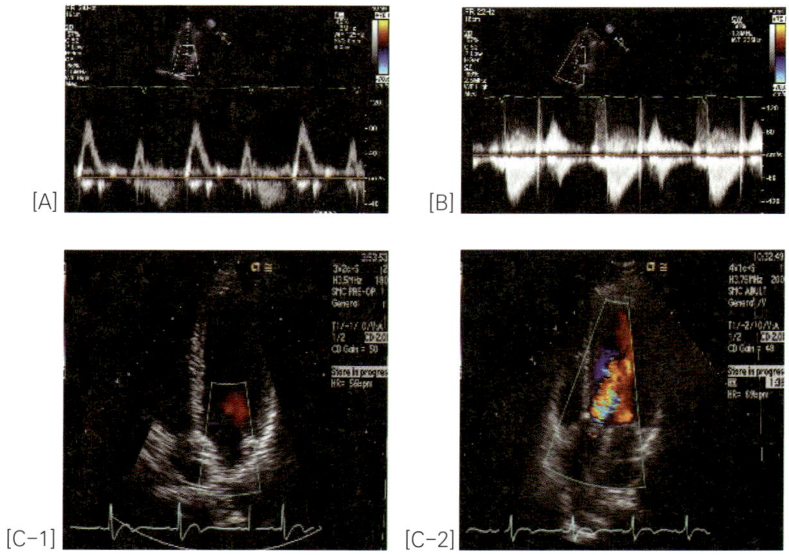

그림 27.4 [A]: 간헐파형 도플러(pulsed wave doppler echocardiography);
[B] 연속파형 도플러(continuous wave doppler echocardiography);
[C]-1, 2: 색도플러 심초음파(Color flow mapping, color doppler echocardiography)

이 외에도 특수 심초음파(special echocardiography) 검사로 흉곽을 통하여 영상을 얻는 일반 심장초음파(transthoracic echocardiography)와 달리 내시경검사처럼 구강을 통해 probe를 삽입하여 검사하는 경식도 심초음파 검사(transesophageal echocardiography), 조영제를 이용하여 심장내의 이상구조물이나 허혈을 알아보는데 사용하는 대조도 심초음파 검사(Contrast Echocardiography), 운동이나 약물을 이용하여 관상동맥질환의 진단과 심기능의 평가에 이용하는 부하 심초음파 검사(Stress Echocardiography) 그리고 3-D 심장 초음파(3-D Echocardiography) 검사가 있다.

심장초음파검사을 통해 진단할 수 있는 질환

1) 후천성 판막질환

(1) 승모판 협착증: 승모판 전엽의 doming, 승모판 개구면적 감소, 승모판 혈류속도 증가
(2) 승모판 폐쇄부전증: 수축기에 좌심방으로 고속의 혈류가 역류
(3) 대동맥판 협착증: 대동맥판 혈류속도 증가
(4) 대동맥판 폐쇄부전증: 좌심실 용적과부하, 확장기에 좌심실로 고속의 혈류가 역류
(5) 삼첨판 폐쇄부전증: 우심방 비대, 우심방으로 수축기 역류
(6) 감염성 심내막염: 우종(vegetation)의 발견

2) 허혈성 심질환

(1) 심근경색증: 심근벽 운동의 장애
(2) 허혈성 심근증: 심실확장과 심근벽 운동의 장애

3) 선천성 심질환

(1) 심방중격 결손증: 심방중격 결손부위의 확인 및 Doppler을 이용하여 shunt 확인
(2) 심실중격 결손증: 심실중격 결손부위의 확인 및 Doppler을 이용하여 shunt 확인

4) 심근증

(1) 비후성 심근증: 비대칭성 심실중격 비후(asymmetrical septal hypertrophy: ASH), 승모판 수축기 전방운동(systolic anterior motion of MV: SAM)이 관찰되면 IHSS(idiopathic hypertrophic subaortic stenosis)
(2) 확장성 심근증: 모든 심방과 심실의 확장, 좌심실 수축력의 감소
(3) 제한성 심근증: 심실의 확장기 장애

5) 심낭삼출

(1) 심낭 삼출과 심낭 지방
(2) 심낭 압전(pericardial temponade): 심낭 삼출이 급속히 진행되는 경우 심장내 혈류 이동 장애가 발생한다.
(3) 압축성 심낭염(constrictive pericarditis)

6) 심장 점액종 및 심장 내 혈전

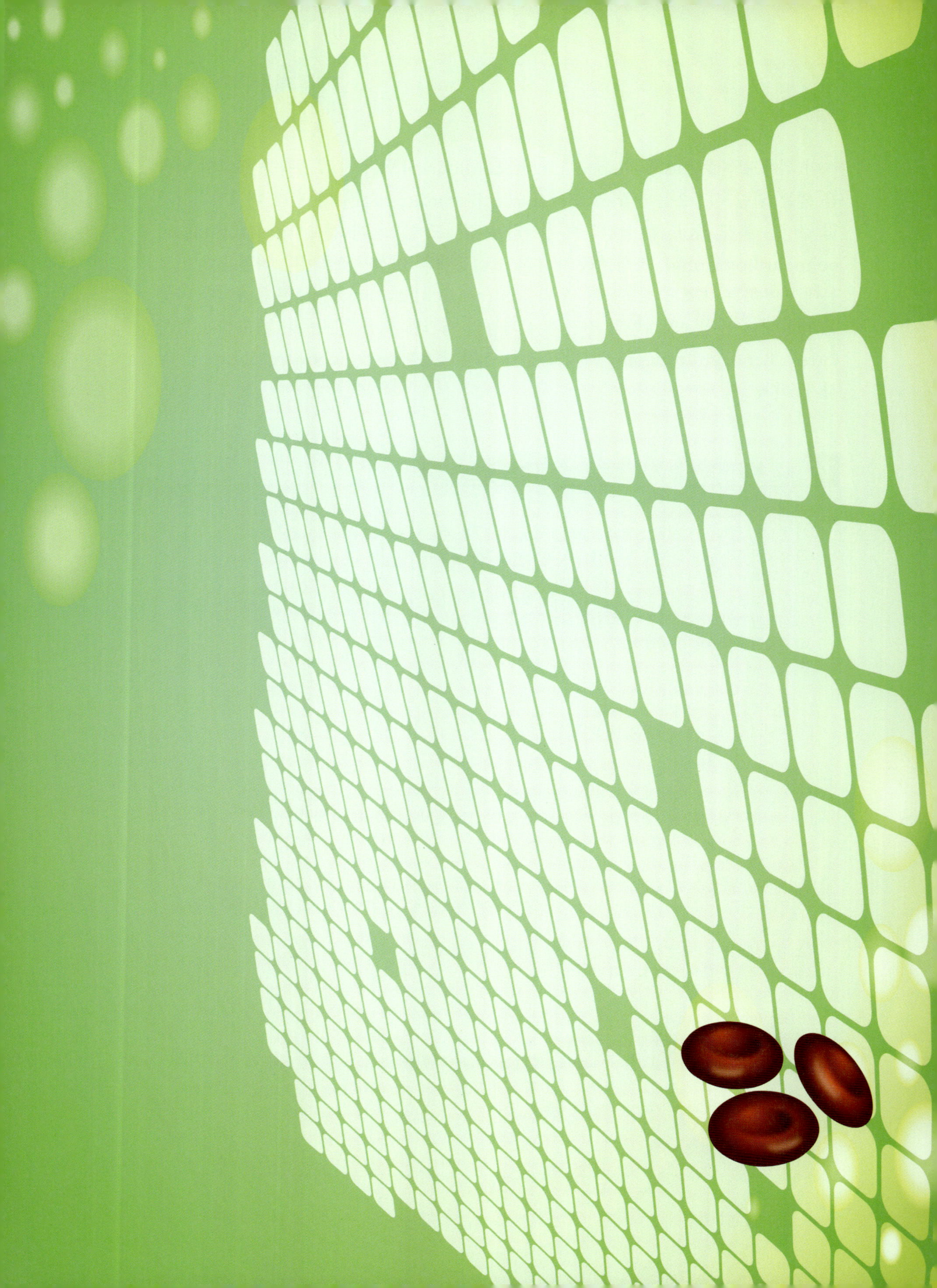

부 록

부록 1　임상병리사 국가시험 과목 및 범위

부록 2　국제 ASCP 자격 및 응시방법 안내

부록 3　진단검사 관련 의료정보사이트

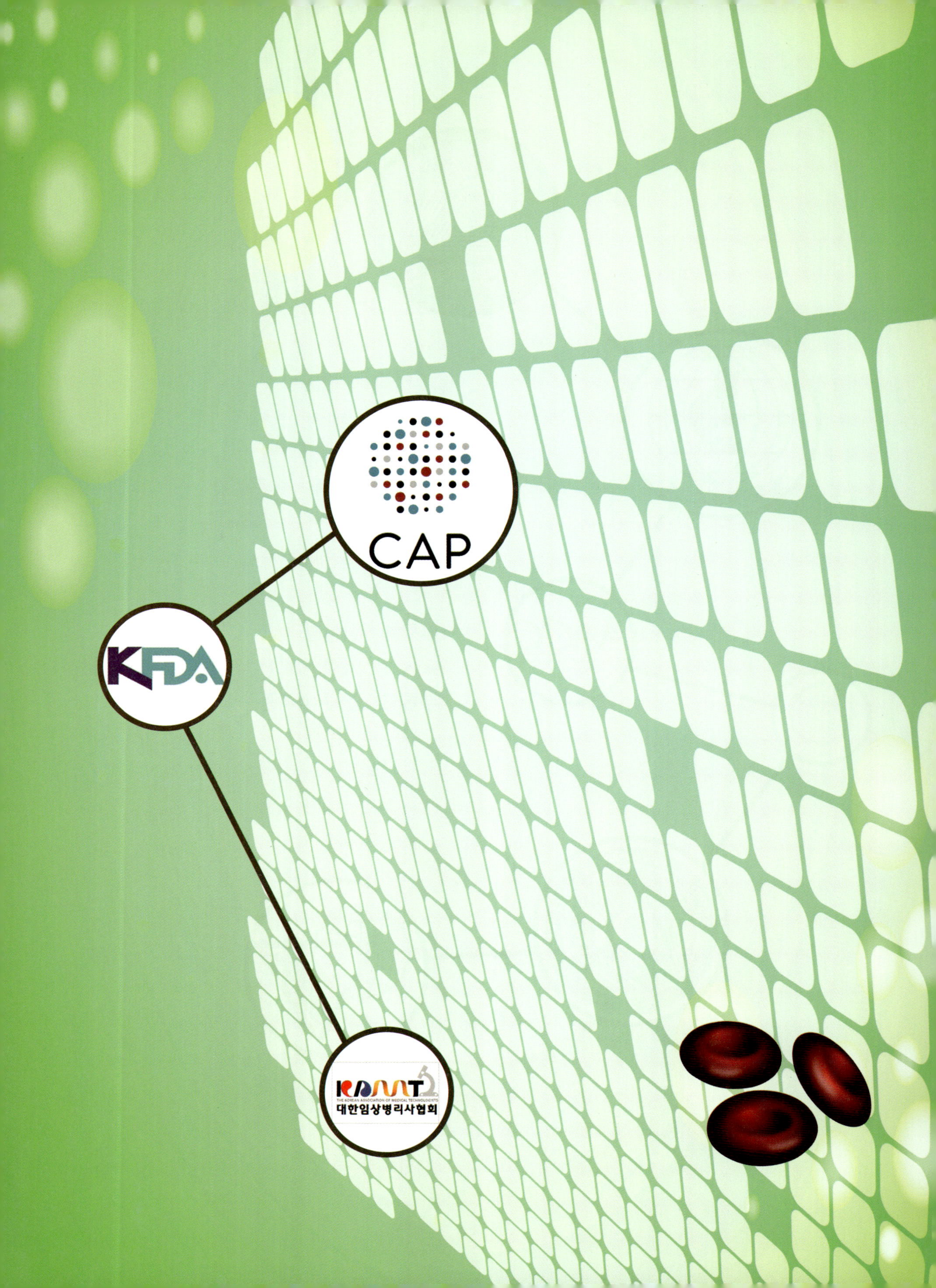
CAP
KFDA
KAMT
대한임상병리사협회

부록 1_ 임상병리사 국가시험 과목 및 범위

1. 국가시험 출제범위
2. 국가시험 시험과목 및 문항 수와 합격조건

1. 국가시험 출제범위

시험직종	임상병리사	적용기간	2015년도 제43회부터 ~ 별도 공지 시 까지		
직무내용	임상병리사란 사람으로부터 채취한 가검물이나 인체의 생리적 기능 변화를 과학적 방법으로 검사하여 질병의 진단, 예후 판정에 도움이 되도록 그 결과를 제공하는 전문 직업인이다.				
시험형식	객관식(5지 선다형)	문제 수(배점)	280문제(1점/1문제)	시험시간	245분

시험과목	분야	영역	세부영역
1. 의료관계법규			
	1. 의료법		
		1. 의료인	
		2. 의료기관	
		3. 감독	
	2. 의료기사 등에 관한 법률		
		1. 의료기사의 업무범위	
		2. 면허 및 국가시험	
		3. 면허취소 및 자격정지	
		4. 보수교육	
		5. 벌칙	

시험과목	분야	영역	세부영역
	3. 감염병의 예방 및 관리에 관한 법률		
		1. 목적 및 정의	
		2. 신고 및 보고	
		3. 예방접종	
		4. 고위험병원체	
	4. 지역보건법		
		1. 보건소	
		2. 건강검진 등의 신고	
	5. 혈액관리법		
		1. 정의	
		2. 혈액관리업무	
		3. 혈액의 적격여부 검사	
		4. 특정수혈부작용	
2. 임상검사이론 I			
	1. 공중보건학		
		1. 건강과 공중보건	
			1. 개념, 질병의 자연사 및 보건의료 실천활동
		2. 환경위생 및 환경보건	
			1. 환경위생 및 환경보전
			2. 산업장 및 직업병 관리
			3. 식품위생관리(보존법)
		3. 역학 및 질병관리	
			1. 역학적 인자 및 조사방법
			2. 질병관리
		4. 보건관리	
			1. 보건행정 및 국민건강보험
			2. 보건사업
	2. 해부생리학		
		1. 해부학	
			1. 뼈대 및 근육의 명칭
			2. 순환기의 형태적 특징

시험과목	분야	영역	세부영역
			3. 소화기의 형태적 특징
			4. 호흡기의 형태적 특징
			5. 신경의 분류와 특징
		2. 생리학	
			1. 일반 및 근육 생리
			2. 순환 생리
			3. 호흡 생리
			4. 소화 생리
			5. 내분비 생리
	3. 조직병리학		
		1. 병리학	
			1. 세포손상 및 세포적응
			2. 순환장애
			3. 염증과 수복
			4. 종양(tumor)
			5. 유전질환
		2. 조직학	
			1. 현미경 및 각 기관의 현미경적 구조
			2. 상피조직
			3. 결합조직
			4. 신경조직
			5. 근육조직
		3. 조직검사학	
			1. 조직검체 및 육안검사
			2. 조직의 고정
			3. 일반조직 및 뼈조직 절편제작
			4. 염색이론 및 헤마톡실린-에오신
			5. 결합조직 및 핵산염색
			6. 탄수화물염색
			7. 지질염색, 유전분염색, 생체색소염색, 병원미생물염색

시험과목	분야	영역	세부영역
			8. 면역 및 효소조직화학
			9. 분자병리 및 전자현미경검사
		4. 진단세포학	
			1. 진단세포학의 정의
			2. 세포검체 처리, 세포도말 고정 및 염색
			3. 여성생식기 조직 및 세포학
			4. 내분비 세포평가
			5. 염증성 및 양성증식성 변화
			6. 자궁의 상피성 병변
			7. 세포검사 결과보고
	4. 임상생리학		
		1. 심전도검사	
			1. 심전도검사의 기초
			2. 심전도 파형
			3. 표준 12유도법
			4. 심전도 소견의 특징
			5. 심전도 기록
			6. 심전도 측정법
			7. 24시간 심전도
			8. 부하 심전도
		2. 뇌파검사	
			1. 뇌파검사의 기초
			2. 뇌파 소견의 특징
			3. 뇌파 기록
			4. 뇌파의 부활법
			5. 인공산물의 원인 및 제거법
			6. 수면다원검사
		3. 근전도검사	
			1. 신경전도검사의 기초
			2. 신경전도검사법
			3. 유발전위검사

시험과목	분야	영역	세부영역
		4. 호흡계 및 기타 생리학적 검사	
			1. 폐기능검사의 기초
			2. 폐활량 및 최대환기량 검사법
			3. 노력성폐활량 검사법(FVC)
			4. 폐활량검사의 평가
			5. 기타 폐기능검사
			6. 기타 생리검사
		5. 초음파검사 (심장, 뇌혈류)	
			1. 초음파검사의 기초
			2. B모드(2-D) 심초음파
			3. M모드 심초음파
			4. 도플러 심초음파
			5. 뇌혈류검사의 기초
			6. 뇌혈류 초음파 검사창
3. 임상검사이론 II			
	1. 임상화학		
		1. 기초 임상화학	
			1. 검체의 보존 및 안정성
			2. 용량기구, 초자기구, 일반기구
			3. SI 단위, 단위 전환, 용액의 제조
			4. 질관리와 통계
		2. 검사기기학	
			1. 자동화학분석기
			2. 광학분석기
			3. 분리분석법
			4. 이온선택전극법
		3. 분석 임상화학	
			1. 단백질과 전기영동
			2. 비단백질소 화합물검사
			3. 지질검사

시험과목	분야	영역	세부영역
			4. 전해질, 산-염기평형 및 혈액가스검사
			5. 효소검사
			6. 탄수화물검사
			7. 부신호르몬검사 및 비타민
			8. 약물검사
			9. 기능 및 표지자검사
		4. 요검사 및 체액검사	
			1. 요검사 개요
			2. 요의 물리·화학적 검사
			3. 현미경적 검사
			4. 대사질환 요검사
			5. 체액의 화학적 검사
		5. 핵의학검사	
			1. 핵의학 기초이론 및 안전관리
			2. 핵의학적 검사
	2. 혈액학		
		1. 기초혈액학	
			1. 조혈, 적혈구계 성숙과 대사
			2. 혈색소, 철
			3. 비정상 적혈구
			4. 백혈구 성숙
			5. 비정상 백혈구
			6. 거대핵세포 및 혈소판
			7. 지혈기전, 응고활성과 억제인자
			8. 적혈구계 질환
			9. 백혈구계 질환
			10. 출혈성 질환
		2. 혈액학적 검사	
			1. 채혈과 항응고제, 일반혈액학, 체액세포 검사

시험과목	분야	영역	세부영역
			2. 자동 혈액학 검사
			3. 특수 혈액학 검사
			4. 골수검사 및 특수 염색
			5. 혈소판 기능 및 응고계 검사
			6. 유세포분석(흐름세포측정), 염색체, 분자생물학적 검사
		3. 수혈학	
			1. 혈액형 항원과 항체
			2. ABO 혈액형
			3. Rh 혈액형 및 기타 혈액형
			4. 헌혈
			5. 혈액 성분제제
			6. 수혈 요법 및 수혈부작용
			7. 항글로불린검사
			8. 수혈 전 검사(항체선별, 동정, 교차시험)
			9. 흡착, 해리, 타액, HLA, 혈액형 분자 유전학적 검사
			10. 질관리
	3. 임상미생물학		
		1. 임상세균학	
			1. 멸균과 항균요법
			2. 감염예방
			3. 산소성(호기성) 또는 조건무산소성 (통성혐기성) 그람양성 알균
			4. 산소성(호기성) 그람음성 알균
			5. 산소성(호기성) 그람양성 막대균
		2. 진균학	
			1. 효모
			2. 표재성 및 피부진균증
			3. 피하진균증

시험과목	분야	영역	세부영역
		3. 바이러스학	
			1. 바이러스 구조 및 분류
			2. DNA 바이러스
			3. RNA 바이러스
		4. 기생충학	
			1. 원충류
			2. 연충류(Helminth)
		5. 임상면역학	
			1. 면역기전 및 분류
			2. 항원, 항체 및 보체
			3. B림프구와 T림프구
			4. 이식면역
			5. 과민반응, 관용 및 자가면역
			6. 종양면역 및 면역결핍
		6. 임상혈청학	
			1. 혈청검사실내 검체처리 및 안전
			2. 항원항체반응
			3. 매독진단
			4. 바이러스성 간염 진단
			5. 후천성 면역결핍증후군
			6. 자가면역질환
4. 실기시험			
	1. 조직·세포병리검사		
		1. 조직병리검사	
			1. 육안조직검사 및 고정
			2. 동결절편제작 및 탈회방법 (감염관리 포함)
			3. 조직절편제작
			4. 일반염색방법 및 조직 (염증, 괴사 포함)

시험과목	분야	영역	세부영역
			5. 특수조직화학염색방법 (효소조직화학염색방법 포함)
			6. 면역조직화학염색방법
			7. 분자병리검사방법 (전자현미경검사방법 포함)
		2. 세포병리검사	
			1. 상피세포 및 여성생식기 구조
			2. 세포도말표본 제작방법
			3. 세포염색표본 제작방법
			4. 호르몬평가 및 염색체이상
			5. 부인과 염증성 및 양성증식성 병변
			6. 부인과 상피성 병변
			7. Bethesda 체계 및 진단 질관리
	2. 임상화학검사		
		1. 요화학검사	
			1. 콩팥의 구조와 기능 및 물리적 검사
			2. 요의 화학적 검사
			3. 요검사의 현미경적 검사
		2. 임상화학검사	
			1. 검체 취급과 시약의 조제 및 관리
			2. 용량 기구 및 일반 기기 관리
			3. 단백 및 비단백질소 화합물 검사 (비타민검사 포함)
			4. 탄수화물, 지질, 효소 검사
			5. 약물 농도 검사
			6. 전해질, 산 염기 평형과 혈액가스 검사
			7. 전기영동 검사
			8. 기능, 표지자 검사
			9. 분석 기기
			10. 체액검사
			11. 질 관리

시험과목	분야	영역	세부영역
		3. 핵의학적 검사	
			1. 핵의학 체외검사
			2. 방사선 안전 및 폐기물 관리
	3. 혈액학검사		
		1. 혈액학검사	
			1. 채혈 및 검체처리
			2. 일반 혈액학검사 및 체액검사
			3. 특수 혈액학검사
			4. 골수검사
			5. 염색체검사
			6. 혈액응고검사
			7. 질관리
		2. 혈액은행(수혈)검사	
			1. 혈액형 검사, 불일치 해결
			2. 수혈 전 검사
			3. 헌혈, 혈액성분제제관리, 혈액성분채집술
			4. 수혈 후 검사, 질관리 (혈액제제, 장비, 시약)
	4. 임상미생물검사		
		1. 임상세균검사	
			1. 검체별 염색 검사 및 배양 방법
			2. 동정에 이용되는 생물화학적 성상
			3. 병원성 세균의 분리 동정
			4. 항균제 감수성검사
			5. 질관리(검사, 항균제, 장비), 멸균, 감염관리
		2. 진균검사	
			1. 검체의 직접검사 및 효모진단
			2. 진균배양 및 형태학적 진단

시험과목	분야	영역	세부영역
		3. 바이러스검사	
			1. 바이러스 구조, 배양, 진단
			2. 바이러스 분자진단검사
		4. 기생충검사	
			1. 기생충 검사법 및 감별진단(원충류, 선충류, 조충류, 흡충류)
			2. 혈액기생충 감별진단
		5. 면역혈청검사	
			1. 기초실험(희석, 검체처리, 감염관리)
			2. immunoassay 방법론
			3. 발열성 질환, 간염, HIV 질환 및 알레르기검사
			4. 이식면역, 자가면역, 분자면역 및 종양면역검사

2. 국가시험 시험과목 및 문항 수와 합격조건

교시	시험과목(문제수)	시험형식	입장시간	시험시간
1교시	1. 의료관계법규(20) 2. 임상검사이론 I (80) - 조직병리학(30) - 임상생리학(30) - 해부생리학(10) - 공중보건학(10)	객관식	08:30	09:00~10:25
2교시	1. 임상검사이론 II (115) - 임상화학(38) - 임상미생물학(42) - 혈액학(35)	객관식	10:45	10:55~12:30
3교시	1. 실기시험(65)	객관식	12:50	13:00~14:05

※ 필기시험 (215문제)

과목명	출제문항수	세부과목 문항수(가변적)
임상화학	(38)	임상화학(27), 요화학및체액검사(7), 핵의학(4)
임상미생물학	(42)	임상세균학(20), 진균(3), 바이러스학(3), 기생충학(3), 면역혈청학(13)
혈액학	(35)	혈액학(23), 혈액은행(12)
조직병리학	(30)	조직검사학(12), 진단세포학(8), 조직학(5), 병리학(5)
임상생리학	(30)	순환계(9), 신경계(6), 근전도(3), 호흡계및기타(6), 심초음파(6)
의료관계법규	(20)	
해부생리학	(10)	
공중보건학	(10)	

※ 실기시험 (65문제)

과목명	출제문항수	세부과목 문항수
임상화학	(16)	임상화학(11), 요화학및체액검사(3), 핵의학(2)
임상미생물학	(17)	임상세균학(7), 진균(2), 바이러스학(2), 기생충학(2), 면역혈청학(4)
혈액학	(16)	혈액학(11), 혈액은행(5)
조직병리학	(16)	조직검사학, 병리학(9), 진단세포학(7)

※ 필기시험 - 의료법규, 임상검사이론Ⅰ, 임상검사이론Ⅱ은 통합과목으로 평가하여 각각 40%이하를 과락 적용.

※ 실기시험 - 평균 60% 이상(39문제/65문제) 합격

부록 2_ 국제 ASCP (ASCP[i]) 자격 및 응시방법 안내

ASCP는 해부학 및 임상병리학자, 전임의, 전공의 및 임상병리사 및 학생들에게 진단검사와 관련한 지식을 연구하고, 의료전문가들 간의 협력 및 글로벌 커뮤니티를 통해 환자치료를 개선하기 위해 검사의학을 발전시키는 미국의 단체이다. 임상병리사 자격관련 인증분야에서는 세계에서 가장 권위가 있는 기관으로 널리 인정받고 있는 기관이며 이 기관에서 실시하는 국제ASCP(ASCP[i]) 시험을 우리나라뿐만 아니라 세계 어느 지역에서도 응시할 수 있다.

ASCP[i] 시험에 응시하기 위해서는 ASCP 등록심사위원회에서 지정하는 필수교과목, 임상실습교육 및 실습을 모두 마쳐야 시험응시 자격을 부여하며 자격시험에 합격한 사람에게 인증서를 교부한다. 인증서 취득에 대한 특정 자격요건 사항에 관한 상세한 정보는 ASCP 웹사이트에서 찾아볼 수 있다. http://www.ascp.org/bor/international/

※ 대한임상병리사협회 서울시회에서 국제 ASCP (ASCP[i]) 자격을 위한 교육과 절차 안내 등을 실시하고 있으므로 관련 내용을 문의(02-3291-5605, 5606))할 수 있다.

ASCP에는 다양한 인증자격 시험이 있는데 한국에서는 다음과 같은 3개 시험분야의 인증서를 받을 수 있다.

- Medical Laboratory Technician, MLT(ASCP[i]) 임상병리사
- Medical Technologist, MLS(ASCP[i]) 임상병리사
- Molecular Pathology Technologist, MP(ASCP[i]) 분자병리사

I. ASCPi의 자격인정을 받기 위한 경로

1. Medical Laboratory Technician, MLT(ASCP[i])의 자격인정

경로1

한국의 *공인 전문대학 또는 대학교 임상병리과에서 2년 또는 3년간의 전문대학 과정을 수료하고, 한국의 보건복지부 장관으로부터 임상병리사 면허를 취득한 후 당해 년도 보수교육을 필한 자.

경로2

한국의 *공인 전문대학 또는 대학교에서 2년 또는 3년간의 전문대학 수료과정을 마치고 한국의 보건복지부장관으로부터 임상병리사 면허를 취득한 후 당해년도 보수교육을 필한 자. 여기에 더하여 다음 분야의 실험실에서 만 3년간의 실험실 경험을 갖춘 자. (해당분야: 수혈기술, 임상화학, 혈액학, 면역학, 미생물학, 현미경검사.)

2. Medical Technologist, MLS(ASCP[i])의 자격인정

이 시험분야의 자격을 갖추려면 신청인의 최소한 다음 경로의 요구조건 가운데 하나를 충족시켜야 한다.

경로1

한국의 *공인 대학교에서 4년의 학사학위(임상병리학과) 과정을 수료하고, 보건복지부장관으로부터 임사병리사 면허를 취득한 후 당해년도 보수교육을 필한 자.

경로2

한국의 *공인 전문대학 또는 대학교에서 2년 또는 3년의 전문대학 임상병리과 과정을 수료하고, 한국의 보건복지부장관으로부터 임상병리사 면허를 취득한 후, 편입 등을 통해 교육부장관의 인가를 얻은 대학에서 학사학위를 취득하고 당해년도 보수교육을 필한 자.

3. Molecular Pathology Technologist, MP(ASCP[i])의 자격인정

경로1

한국의 *공인 대학교에서 4년의 학사학위(임상병리학과) 과정을 수료하고, 보건복지부장관으로부터 임상병리사 면허를 취득한 후 당해년도 보수교육을 필한 자.

경로2

한국의 *공인 전문대학 또는 대학교에서 2년 또는 3년의 전문대학 임상병리과 과정을 수료하고, 한국의 보건복지부장관으로부터 임상병리사 면허를 취득한 후, 편입 등을 통해 교육부장관의 인가를 얻은 대학에서 학사학위를 취득하고 당해년도 보수교육을 필한 자.

*한국의 교육부 또는 보건복지부에 의하여 인증된 대학 및 학과

II. 시험신청 및 응시 절차

인증서를 받으려면 규정된 학력과 경험 교육연수의 요건을 갖추고 해당 시험에 합격해야 한다. 신청인은 ASCP 협회 인터넷 웹사이트를 통하여 필요한 신청서의 내용을 기입할 수 있으며 신용카드를 이용하여 온라인으로 지불할 수 있다.

1. 시험 비용

응시료: $200_신용카드로 결제

온라인 연습시험(Practice Test)을 응시할 수 있는데 이 연습시험은 미국임상병리학회(ASCP)의 웹사이트를 통해 구입할 수 있다.

http://www.ascp.org/bor/international/

2. 시험절차

한국 피어슨센터에서 MLT(ASCP[i]), MLS(ASCP[i]), MP(ASCP[i])의 시험을 응시할 수 있다.

한국 Pearson Professional Center(Pearson Education Korea Ltd.): 서울특별시 중구 무교동 45 코오롱빌딩 6층

신청서를 제출하고 신청절차를 끝내면 시험예정일시 정보를 수험자에게 e-mail로 발송한다. 시험을 치르고 나면 즉시 그 자리에서 합격 여부를 확인할 수 있다.

Pearson VUE의 웹사이트 www.pearsonvue.com/ascp를 방문하면 피어슨 시험에 관한 상세한 내용을 알아볼 수 있다.

부록 3_ 진단검사 관련 의료정보사이트

인터넷이나 스마트폰앱을 활용한 학술정보 및 검사기술은 실무에서뿐만 아니라 학생들에게도 매우 유용하다. 아래 소개된 진단검사사이트 외에도 매우 많은 사이트들이 있지만 여기서는 진단검사를 배우는 학생들에게 유용한 학술정보 웹사이트와 진단검사의 정체성을 이해하고 확립하는데 필요한 웹사이트를 소개한다. 스마트폰이나 태블릿PC로 쉽게 접근할 수 있도록 QR code를 첨부하였다.

- 진단검사 정보
- 국가 및 국제기구
- 진단검사 관련 전문기관
- 의료전문정보
- 제품 및 기술정보
- 전문학술지 (Journal)
- 협회 및 학회
- 전시회

◈ 진단검사 정보

검사 및 학업에 필요한 정보나 용어들을 제공하는 사이트로 대부분 영어로 서비스를 하지만 Lab Tests Online은 한글서비스도 제공하고 있어 매우 유용할 것으로 보인다.

TESTING.COM

https://www.testing.com/

과거 Lab tests online으로 운영되던 진단검사관련정보 사이트이다. 진단검사 관련 정보를 이해하고 활용해야 하는 사람들(의사, 임상병리사, 환자, 보호자 등)을 위해 제작된 정보사이트로 진단검사정보뿐만 아니라 건강상태 및 질병의 진단과 치료에 대한 컨텐츠를 서비스하는 사이트이다. 과학 및 의료 전문기관인 AACC(미국임상화학회)에 의해 제공되는 콘텐츠를 영어와 한국어 외에 여러 언어로 서비스하고 있다. 일반인 및 임상의사들에게는 검사별, 질병 및 환자의 상태에 따른 검사의 활용과 연령대별 선별검사에 대한 검사정보를 제공하고 있지만 임상병리사처럼 전문실험을 수행하여야 하는 전문가들에게도 정확한 검사를 수행하는데 필요한 유용한 정보를 제공하고 있다. 또한 최근 가정용 검사에 대한 교육 컨텐츠를 강화하고 있다.

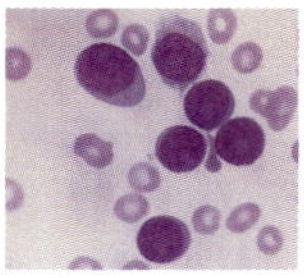

Atlas of Hematology

http://www.hematologyatlas.com/principalpage.htm

혈액학 관련 세포 이미지를 잘 분류해 놓은 사이트이다. 체계적으로 세포이미지를 학습하는 학생들에게 유용한 사이트이다.

BLOODLINE.net
http://www.bloodline.net/

미국혈액학회에서 운영하는 사이트로 임상의사와 연구자들에게 혈액과 관련한 다양한 정보와 교육자료를 제공하는 곳이다. 임상병리사들에게는 혈액학 세포이미지와 진단 그리고 혈액학적 검사와 관련한 정보를 얻을 수 있는 유용한 사이트이다.

ARUP
http://www.aruplab.com/testing

ARUP 검사실은 미국정부로부터 인정 받은 진단 및 병리검사 표준수탁기관으로 Utah 대학 병리학과에서 운영하는 3,000명 이상이 고용된 기업 검사실이다. 일반검사에서 분자유전학적 검사에 이르는 3,000여가지의 검사서비스를 수행하고 있는데 검사와 관련한 질환 및 진단정보 그리고 검사를 수행하는데 필요한 정보를 제공한다.

LabCorp
https://www.labcorp.com/wps/portal

다양한 진단검사서비스를 제공하는 수탁기관이다. 진단검사서비스의 형태가 어떻게 진보될 것인지를 벤치마킹할 수 있는 사이트이다. Test Menu를 이용하면 검사에 필요한 다양한 정보를 얻을 수 있다.

CLP 채혈정보
http://clplab.wix.com/clp-phlebotomy

채혈이론 및 실습에 관한 정보를 제공하는 사이트이다. 채혈에 관한 새로운 이론이나 제품, 채혈안전 등을 소개하고 있으며 특히, 채혈 동영상 자료는 채혈실습 시 매우 유용하게 활용될 수 있다.

대한의사협회 Korean Medical Association 의학용어위원회

대한의사협회 의학용어위원회 의학용어6판

http://term.kma.org/

대한의사협회 의학용어위원회에서 제공하는 온라인 우리말 의학용어 6판 사전이다. 검색한 단어들의 관련용어들이 앞,뒤 중간에 들어가는 경우를 모두 검색해주어 용어학습이나 논문작성 등에 유용하다.

med·i·cal dic·tion·ar·y MedTerms™

MedicineNet 의학용어사전

http://www.medicinenet.com/medterms-medical-dictionary/article.htm

16,000개 이상의 어려운 의학용어를 이해하기 쉽도록 정의한 용어사전이다.

A.D.A.M. Suite of Healthcare Products

Medlineplus 의학용어사전

https://www.nlm.nih.gov/medlineplus/encyclopedia.html

A.D.A.M. Medical Encyclopedia(의료백과사전)을 이용하여 정보를 제공하고 있으며 질병, 검사, 증상, 부상 및 수술에 대한 4,000개 이상의 전문컨텐츠를 이용할 수 있다. 또한 의학사진 및 그림들이 포함되어 있어 일반인뿐만 아니라 전문가들에게도 유용하게 활용되는 사이트이다.

◈ 국가 및 국제기구

진단검사와 관련한 국가기관으로 진단검사를 수행하는 임상병리사들과 사회적, 법적, 의료적 업무 관계성을 갖고 있는 기관들이다.

식품의약품안전처
MINISTRY OF FOOD AND DRUG SAFETY

한국식품의약품안전처 의료기기안전국

http://www.mfds.go.kr/medicaldevice/index.do

식품의약품안전평가원(의료기기심사부) 체외진단기기과. 체외진단제품에 관한 허가 및 심사자료 등을 통하여 체외진단시약 및 기기 등의 국가차원의 관리체계를 이해할 수 있고, 이를 이해함으로써 체외진단의료기기의 의료·기술적 이해를 향상시킬 수 있다.

KOREA CENTERS FOR DISEASE CONTROL & PREVENTION
질병관리본부

한국질병관리본부

http://www.cdc.go.kr/CDC/main.jsp

감염병에 대한 대응 및 예방과 만성질환 및 장기기증과 이식, 희귀 난치성 질환에 관한 시험연구 그리고 질병관리 및 검역업무 등을 수행하는 기관으로 산하에 국립보건원과 국립검역소를 두고 있다. 임상병리학 교육과정 이수에 필요한 질병 관련자료들을 유용하게 활용할 수 있다.

World Health Organization

WHO

http://www.who.int/en/

세계보건기구(World Health Organization)는 유엔의 전문기관으로 보건분야에 대한 각국의 정보를 수집하고 협의하며 질병관리를 위한 원조를 수행한다. 또한 유행병이나 풍토병 등이 근절되도록 다양한 사업을 시행하고 있으며 영양이나 위생상태가 개선되도록 장려하는 사업을 수행하고 있다. 뿐만 아니라 다양한 보건관련 연구사업을 수행하며 국제적인 협약과 기준 등을 제정한다. 임상병리학 교육과정 및 국제적으로 이슈가 되는 질병 관련자료들을 유용하게 활용할 수 있다.

CDC

http://www.cdc.gov/

미국질병통제예방센터(Centers for Disease Control and Prevention)는 미국 보건복지부의 산하기관 중 하나이다. CDC는 건강 및 의학정보를 제공하고 공중보건 및 안전을 개선하기 위해 질병예방 및 통제를 실시하며 환경보건, 산업안전보건, 건강증진, 상해예방 및 건강교육 등 건강과 보건에 관한 다양한 분야의 업무를 실시하고 있다. 진단검사에 대한 다양한 자료, 특히 미생물과 기생충에 대한 유용한 자료를 활용할 수 있다.

FDA

http://www.fda.gov/

미국식품의약국(Food and Drug Adminstration)은 미국 보건복지부 산하기관으로 식품과 의약품에 대한 관리 및 규제를 수행하는 기관이다. 대부분의 식품과 약품, 백신, 의학 관련 물품, 혈액 관련 물품, 의료기구, 방사능 측정기구, 화장품에 이르기까지 다양한 분야의 안전규칙을 정하고 허가하는 기관이다. 또한 공중보건 활동과 관련규제를 통괄하며 보건 상태의 점검 등 인체의 건강과 관련된 정보, 의학기술 분야 등의 정보를 공공 목적으로 제공하고 안전성이 확보되지 않은 보건의료제품의 사용을 규제하는 업무를 수행한다. 체외진단기기와 관련한 미국의 정책과 관련 기술들을 조사하고 활용함으로써 체외진단제품에 대한 가이드라인이나 기술적 기준 등을 학습할 수 있다.

∨ 미국식품의약국 체외진단제품 관련 정보

http://www.fda.gov/medicaldevices/productsandmedicalprocedures/invitrodiagnostics/

NIH

http://www.nih.gov/

미국립보건원(National Institutes of Health)은 미국 보건복지부 산하기관으로 1887 년에 설립된 미국에서 가장 오래된 의학연구의 거점기관이다. 질병예방과 건강증진을 위해 다양한 과학적 연구를 수행하며 산하기관으로는 국립 암연구소, 국립 심폐혈액 연구소, 국립 노화 연구소, 국립 소아보건발달 연구소, 국립 정신건강 연구소 등 각각의 전문 분야를 다루는 연구소와 의학도서관 등의 두고 있다. 첨단 연구동향 및 대중적으로 유행하는 질환(http://www.nih.gov/health-information)에 대한 내용을 잘 설명하고 있어 임상병리학과 학생들에게 매우 유용할 것으로 사료된다.

◈ 진단검사 관련 전문기관

진단검사와 관련한 인증 및 표준지침 등을 제공하는 기관들로 실무에서 필요한 업무 가이드라인 및 검사표준 등을 제정, 평가하는 기관들이다.

사단법인 대한임상검사정도관리협회 The Korean Association of Quality Assurance for Clinical Laboratory	**대한임상검사정도관리협회** http://keqas.org/
	임상병리검사에 대한 정도관리 및 학술사업과 임상병리검사정도관리기술의 향상, 개발, 보급 및 교육사업, 임상병리검사실의 표준화 사업 등을 수행하는 협회
재단법인 진단검사의학재단 Laboratory Medicine Foundation	**진단검사의학재단** https://lmf.or.kr/
	진단의학검사실 심사 및 인증제도를 운영하는 기관으로 신임인증 평가를 시행하며, 신임인증과 관련한 교육 및 검사실 질향상 등의 연구사업을 수행하는 기관이다.
ASCP STRONGERTOGETHER	**미국 임상병리학회 ASCP** https://www.ascp.org/content/home
	ASCP는 해부학 및 임상병리학자, 전임의 및 전공의 및 임상병리사 및 학생들에게 진단검사와 관련한 지식을 배양하고, 의료전문가들 간의 협력 및 글로벌 커뮤니티를 통해 환자치료를 개선하기 위해 검사의학을 발전시키는 단체이다. 임상병리검사사 자격관련 인증분야에서는 세계에서 가장 권위가 있는 기관으로 널리 인정받고 있는 기관이며 이 기관에서 실시하는 국제ASCP (ASCPi) 시험을 우리나라에서도 응시할 수 있다

COLLEGE of AMERICAN PATHOLOGISTS

CAP

www.cap.org

미국임상병리학회로 검사실의 질관리와 진단검사를 통한 고품질, 비용효율적인 의료수행을 주창하는 단체이다. 이를 위하여 CAP은 진단검사실의 서비스 품질향상과 환자의 안전을 개선시키기 위하여 인증평가를 실시하는데 인증프로그램의 목표는 교육과 표준설정을 통해 매우 엄격한 검사기준과 규제 요구사항을 충족시키는 것이다. 미국뿐만 아니라 전세계적으로 약 7600개의 검사실을 인증하고 있으며, 우리나라에도 일부 대형병원과 검사수탁기관이 인증을 받고 있다.

또한 20,000개 이상의 검사실이 등록되어 있으며, 숙련도시험/외부정도관리(Proficiency Testing/External Quality Assurance) 혹은 survey(600개 이상의 종목)에 가장 많은 수의 검사실이 참여하고 있는 세계에서 가장 큰 유사그룹-비교 프로그램(the laboratory peer-comparison program)을 운영하고 있다.

CLINICAL AND LABORATORY STANDARDS INSTITUTE ™

CLSI

http://clsi.org/

미국임상검사표준연구소(Clinical and Laboratory Standards Institute, CLSI)는 임상검사의 표준을 개발하는 조직으로 자원봉사자 중심의 회원들이 후원하는 비영리단체이다. CLSI는 보건의료 내에서 자발적으로 일치된 검사표준 가이드라인을 개발하고 사용하도록 촉진한다. CLSI의 미션은 임상 및 검사방법을 개발하고 전 세계적으로 사용을 촉진하는 것이다. CLSI의 정규교육 프로그램은 표준과 가이드라인의 효율성을 높이기 위해 워크숍으로 시작되었고, 현재는 온라인 워크샵, 세미나 및 인증 프로그램 등을 수행하고 있다. 2005년 이전에는 National Committee for Clinical Laboratory Standards (NCCLS)라는 이름으로 알려져 있었다.

◈ 의료전문정보

의료와 관련된 정보를 제공하는 사이트는 매우 많지만 여기서는 진단검사를 배우는 학생들에게 좀더 쉽고 다양한 정보를 얻을 수 있는 대표적 사이트들과 의학용어, 그리고 논문을 검색할 수 있는 PubMed(미국립의학도서관에서 운영하는 의생명과학분야의 검색엔진)를 소개한다.

WebMD
http://www.webmd.com/

WebMD는 일반인들을 대상으로 건강뉴스, 건강에 대한 조언, 전문지식을 제공하는 미국의 주요 건강포털사이트이다. WebMD에는 주로 증상 체크리스트, 약조제정보, 약물정보, 특정 주제의 의사 블로그, 그리고 개인의료정보를 저장하는 공간을 서비스하고 있다. 또한 건강과 건강관리에 관한 정보를 이미지 등을 활용하여 보다 일반인들이 쉽게 의료정보를 이용할 수 있도록 도움을 주는 공개 웹사이트이다. 특히 최근에는 건강한 식단을 위한 요리법을 제공하여 좋은 호응을 얻고 있다.

MedicineNet
http://www.medicinenet.com/script/main/hp.asp

MedicineNet은 질병정보, 상태, 약물치료 및 일반적인 건강에 대해 자세한 정보를 제공하는 의료전문 웹사이트이다. MedicineNet는 이해하기 쉬운 언어로 기술된 종합적인 의료정보를 제공하기 위해 미전문의들과 헬스전문가들이 함께 만든 네트워크이다. MedicineNet는 WebMD의 소비자 네트워크의 한 부분으로 건강웹사이트 부문에서 매년 상위부분에 랭크된다. 각종 진단검사와 관련된 정보뿐만 아니라 의학용어사전(MedTerms Dictionary)도 유용하게 활용할 수 있다.

PubMed

PubMed

http://www.ncbi.nlm.nih.gov/pubmed

PubMed를 생명과학 및 의생명 분야의 주제에 대한 references와 초록을 검색할 수 있는 MEDLINE 데이터베이스에 액세스할 수 있는 무료 검색엔진이다. 미국립보건원 내에 있는 미국립의학도서관 정보검색시스템인 Entraz의 한 부분으로 유지되고 있다. PubMed는 무료로 개인이나 가정, 사무실에서 MEDLINE을 검색할 수 있는 시대를 열어 고급의료정보의 일반화에 기여하였다. 매우 다양한 검색방법 및 조건으로 원하는 정보를 검색 및 분류할 수 있는 의생명분야의 최고 검색엔진이다.

MEDLINE은 의학문헌 분석 및 온라인 검색시스템((Medical Literature Analysis and Retrieval System, MEDLARS)으로 생명과학 및 의생명 정보 서지데이터베이스이다. 의학, 간호, 약학, 치의학, 수의학, 헬스케어를 포함하고 있는 학술저널의 내용을 서지정보로 포함하고 있다. 또한 MEDLINE은 생물학, 생화학 분야의 연구도 포함하고 있다. MEDLINE은 PuBMed와 미국립도서관의 National Center for Biotechnology Information(NCBI) Entrez system을 통해 무료로 검색할 수 있다.

MedlinePlus® Trusted Health Information for You

MedlinePlus

https://www.nlm.nih.gov/medlineplus/

MedlinePlus는 미국립의학도서관에서 제공하는 건강과 약물에 관한 온라인 정보서비스이다. 미국립보건원과 기타 건강관련 정부기관의 정보를 이용하고 있다. MedlinePlus는 백과사전식으로 건강과 약물에 대한 자세한 정보를 제공하고 의료서비스의 이용 방향에 관해서도 정보를 제공한다. 또한 MedlinePlus는 환자와 의료공급자가 전자의무기록을 이용하여 질병상태와 치료에 대해 MedlinePlus를 이용하도록 MedlinePlus Connect 서비스를 제공하고 있다.

◈ 제품 및 기술정보

아래 사이트들은 체외진단분야의 새로운 뉴스, 제품정보, 기술정보, 학술정보 등을 제공하는 상업적인 광고지이지만 새로운 기술이나 다양한 제품들을 검색할 수 있고, 기술과 시장의 흐름을 파악할 수 있다는 측면에서 유용한 정보사이트들이라고 할 수 있다. 매월 정기적으로 프린트판과 디지털판이 발행되고 있으며, newsletters 형태로도 발행되고 있어 새로운 정보를 e-mail이나 SNS 등으로 신속히 받아 볼 수 있다.

CLP	http://www.clpmag.com/	Clinical Lab Products
MLO	http://www.mlo-online.com/	Medical Laboratory Observer
CLI	http://www.cli-online.com/	Clinical Laboratory international
CAP TODAY	https://www.captodayonline.com/	CAP에서 제공하는 전문광고지. 분야별 제품들의 스펙 비교 등이 유용하다.

LabMedica DAILY CLINICAL LAB NEWS .com	LabMedica http://www.labmedica.com/
	LabMedica Daily Clinical Lab News

CLN	CLN https://www.aacc.org/publications/cln
	Clinical Laboratory News. AACC에서 제공하는 뉴스

CLINICAL LABORATORY MARKETPLACE	Clinical Laboratory Marketplace http://clinlabmarketplace.com/
	AACC Clinical Laboratory Marketplace

The Association for Clinical Biochemistry & Laboratory Medicine	ACB News https://www.acb.org.uk/
	The Association of Clinical Biochemistry and Laboratory Medicine(영국 임상생화학 및 검사의학협회 http://www.acb.org.uk/home.aspx)에서 매월 발행하는 진단검사관련 뉴스로 다양한 정보와 학습정보 등을 활용할 수 있다. 특히 sudoku나 crossword puzzle을 통해 학업의 질이나 학습 흥미를 유발시킬 수 있는 사이트로 활용할 수 있다.

IDSE Infectious Disease SPECIAL EDITION	**Infectious Disease Special Edition IDSE** https://www.idse.net/
	감염병 치료에 관여하는 감염병전문가, 미생물전문가, 약사 및 의사와 관련된 최신 의료 개발동향과 진료지침에 대한 기사를 검토하고 뉴스를 제공하는 분기별로 제공하고 있다.

GEN	**Gen** http://www.genengnews.com/
	Genetic Engineering & Biotechnology News. 유전공학과 생명공학분야의 신기술과 분석방법, 도구 등을 소개하는 사이트

◈ 전문학술지 (Journal)

진단검사와 병리검사 분야의 전문학술지로 진단검사 의학분야와 기술분야에 대한 학술 정보들을 검색하고 활용할 수 있다.

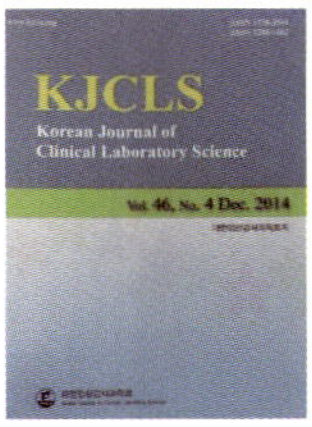

임상검사과학회지

http://www.kscls.or.kr/

대한임상병리사협회 공식학회지

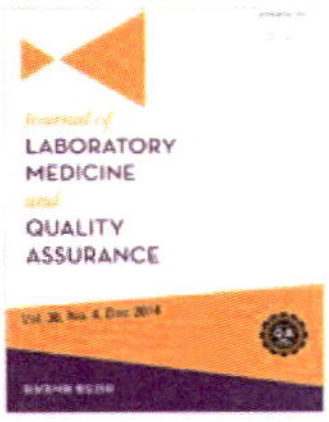

임상검사와 정도관리 J Lab Med Qual Assur

http://www.jlmqa.org/main.html

대한임상검사정도관리협회 공식학회지 Journal of Laboratory Medicine and Quality Assurance. 정도관리 신빙도조사와 진단검사에 대한 원저들을 게재하는 학술지

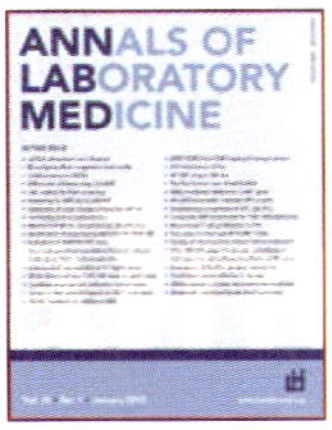

Annals of Laboratory Medicine (Ann Lab Med)

http://www.annlabmed.org/

대한진단검사의학회에서 발간하는 공식학회지

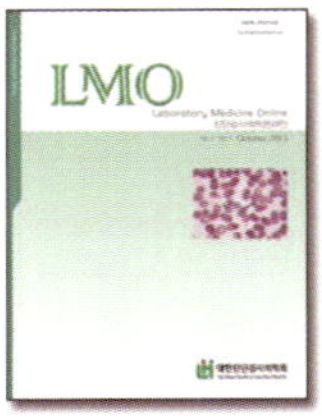

Laboratory Medicine Online(LMO)

https://labmedonline.org/main.html

대한진단검사의학회에서 발간하는 온라인 전자저널

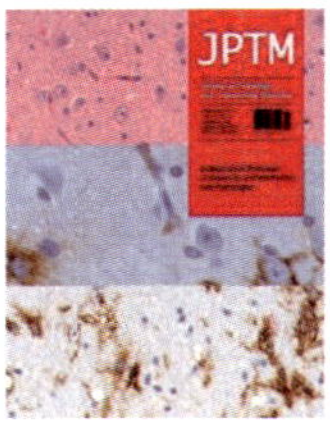

Journal of Pathology and Translational Medicine(J Pathol Transl Med)

http://www.jpatholtm.org/

대한병리학회와 대한세포병리학회에서 공동으로 발간하는 전문학술지

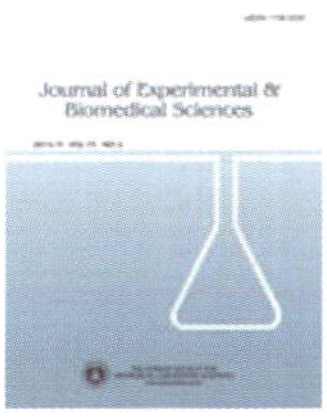

대한의생명과학회지

http://www.biomedsci.or.kr/

대한의생명과학회에서 발간하는 학회지

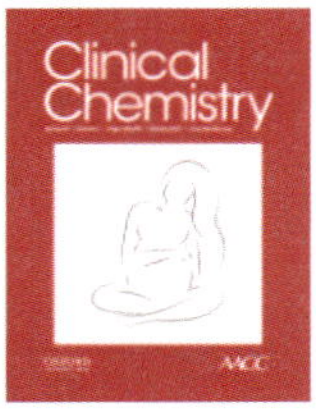

Clinical Chemistry

https://academic.oup.com/clinchem

미국임상화학회(Clinical Chemistry, AACC)에서 발간하는 학회지.

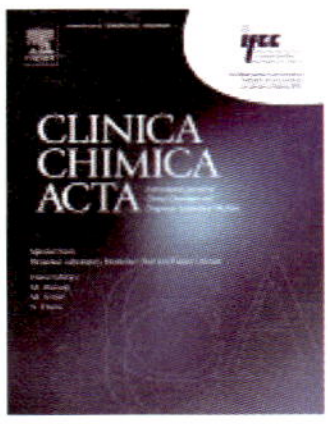

Clinica Chimica Acta

http://www.journals.elsevier.com/clinica-chimica-acta/

국제 임상화학 및 검사의학회(International Federation of Clinical Chemistry, IFCC) 공식학회지

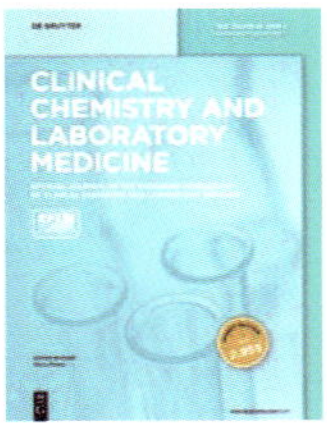

CCLM

http://www.degruyter.com/view/j/cclm

Clinical Chemistry and Laboratory Medicine(CCLM)와 European Federation of Clinical Chemistry and Laboratory Medicine (EFLM)와 공동으로 발행하는 임상화학과 검사의학 분야의 학술지

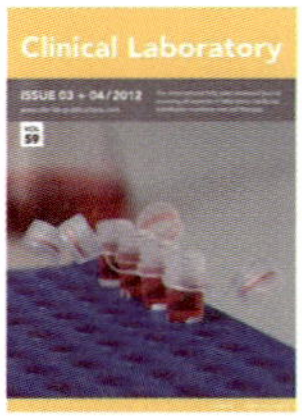

CLIN. LAB.

https://www.clin-lab-publications.com/

Clinical Laboratory(CLIN. LAB.) 검사의학 전반에 대한 내용과 수혈의학 분야의 연구 및 실험결과를 다루는 독일 학술지

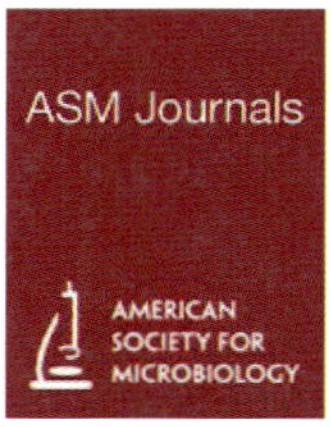

American Society for Microbiology

http://journals.asm.org/

American Society for Microbiology(ASM)은 미생물 전문가와 미생물학 분야의 발전을 위해 헌신해온 세계에서 가장 오래된 생명과학단체이다. 미생물에 관한 다양한 종류의 전문학술지뿐만 아니라 ASM 홈페이지(http://www.asm.org/)에는 미생물 연구와 학습에 유용한 콘텐츠들이 제공되고 있어 진단검사와 관련한 검사프로토콜, 이미지 등 유용한 정보들을 활용할 수 있다.

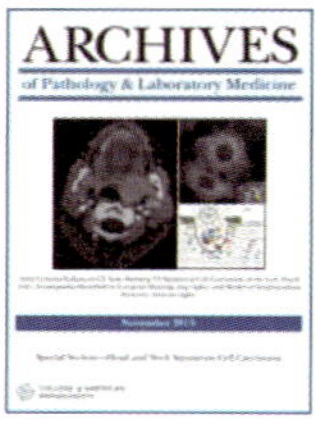

Archives of Pathology & Laboratory Medicine

http://www.archivesofpathology.org/

CAP에서 만드는 병리학과 진단검사 분야 전문학술지

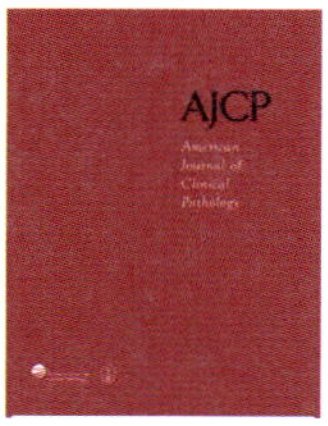

Am J Clin Pathol

http://ajcp.ascpjournals.org/

Am J Clin Pathol(American Journal of Clinical Pathology)는 ASCP(American Society for Clinical Pathology)에서 발행하는 임상병리와 해부병리 분야의 학술지

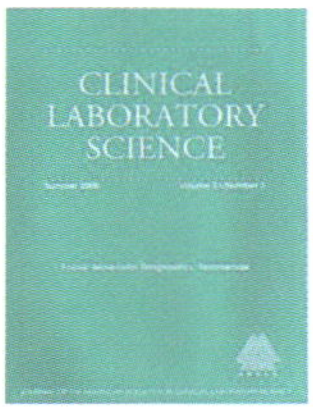

Clinical Laboratory Science

https://www.ascls.org/communication/clinlabsci-journal

미국임상병리사협회(ASCLS)에서 발간하는 전문학술지

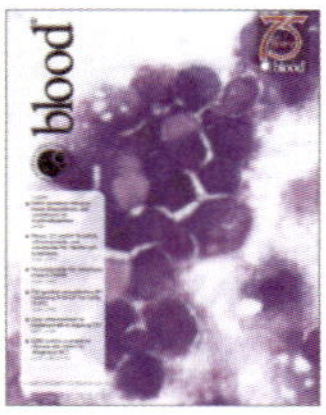

American Society of Hematology

https://ashpublications.org/blood

미국혈액학회에서 발간하는 공식저널

◈ 협회 및 학회

회원들의 학술연구와 교육사업 등을 수행하고 회원들의 의료·사회적 역할 확대와 권익 신장을 위해 노력하는 단체들로 국가별로 차이를 보인다. 대한민국 임상병리사회의 사회적, 학술적, 기술적, 산업적 역할 확대와 미래 역할을 위해 각 협회나 학회 활동을 비교조사하고 분석할 필요가 있고 이를 통해 학생들은 국제적인 감각과 진단검사에 대한 정체성을 재확립할 수 있다.

	대한임상병리사협회 KAMT https://www.kamt.or.kr/main/main.aspx
	일본임상병리사협회 JAMT http://www.jamt.or.jp/index.php
	미국임상병리사협회 ASCLS http://www.ascls.org/
	캐나다임상병리사협회 CSMLS http://www.csmls.org/

국제임상병리사협회 IFBLS

http://www.ifbls.org/

The International Federation of Biomedical Laboratory Science (IFBLS)

대한진단검사의학회

http://www.kslm.org/

진단검사의학을 전공하는 의사들의 학회

대한병리학회

http://www.pathology.or.kr/html/

병리학을 전공하는 의사들의 학회

◈ 전시회

체외진단제품 박람회를 통해 획득하는 학술 및 기술정보는 미래 체외진단검사의 방향을 가늠해 볼 수 있는 매우 유용한 자료이고 또한 박람회는 유용한 학습공간이라 할 수 있다. 전시회장을 직접 방문하지 않더라도 홈페이지 등을 통해 유용한 정보들을 획득할 수 있다.

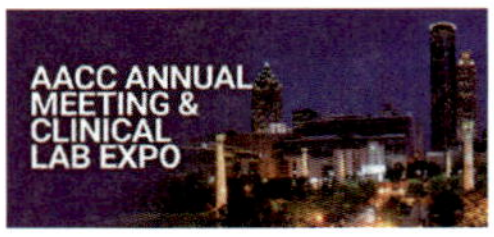

AACC

https://www.aacc.org/meetings-and-events

Clinical Lab Expo는미국임상화학회(AACC)에서 주관하는 학술세미나 및 체외진단제품 전시회이다. 진단검사기술의 최신 동향과 체외진단제품의 경향 등을 파악할 수 있는 전시회로 매년 미국내 도시를 순회하며 개최된다. 2015년에는 전세계에서 700개 이상의 업체가 참여하였다.

MEDICA (Messe Düusseldorf GmbH)

http://www.medica-tradefair.com/

매년 독일에서 열리는 의료분야 기술 및 제품 박람회이다. 전세계에서 가장 큰 의료박람회이며 컨퍼런스와 포럼 등도 함께 열린다. 의료기기 시장을 적용기술 별로 구분하여 전시회를 개최하고 있다. Laboratory equipment / Diagnostics 전시장에서 진단검사와 관련한 제품들의 전시 및 상담 등이 이루어진다.

JACLaS EXPO

http://jaclas.or.jp/exhibitions/index.html

일본임상검사기기, 시약, 시스템 진흥협회에서 주최하는 연례박람회이다. 임상검사기기, 시약. 시스템 등을 전시되며, 주로 일본 및 글로벌 회사들이 참가하지만 체외진단분야의 선도적 기술을 갖고 있는 일본의 기술과 제품의 변화 등을 볼 수 있다.

Medlab Middle East	Medlab Middle East https://www.medlabme.com/en/home.html
	중동 두바이에서 열리는 체외진단제품 전시회로 헬스케어제품 전시회인 Arab Health와 공동으로 운영하고 있다.

찾아보기

Index

A

B

C

D

E

– 저 자 –

권영일(신한대학교)
김인식(을지대학교)
박상용(동아보건대학교)
심문정(안산대학교)
윤대위(중원대학교)
임용(동의대학교)
조민호(경동대학교)
표상신(중원대학교)

강지언(나사렛대학교)
김효신(대경대학교)
박창은(남서울대학교)
여영규(전주기전대학교)
이석준(청주대학교)
장정현(대구한의대학교)
주경웅(광주보건대학교)
홍승복(충북보건과학대교)

김대은(경복대학교)
박상남(경동대학교)
서혜경(신한대학교)
오지은(극동대학교)
이지웅(서영대학교)
정무상(제주한라대학교)
최연임(송호대학교)
황석연(대전대학교)

김수강(가톨릭관동대학교)
박상묵(동강대학교)
신숙희(대전보건대학교)
오혜종(한려대학교)
이헌모(동의과학대학교)
정한나(김해대학교)
최정수(경남정보대학교)

진단검사과학개론

2016년 03월 10일 초판발행
2022년 03월 10일 개정판발행

지은이 : 권영일·강지언·김대은·김수강·김인식·김효신·박상남
박상묵·박상용·박창은·서혜경·신숙희·심문정·여영규
오지은·오혜종·윤대위·이석준·이지웅·이헌모·임 용
장정현·정무상·정한나·조민호·주경웅·최연임·최정수
표상신·홍승복·황석연
펴낸이 : 이상태
펴낸곳 : 청구문화사
(03706) 서울특별시 서대문구 성산로11길 15
전 화 : 02-332-0541(代) FAX : 02-337-9577
등 록 : 1990년 11월 2일 제9-247호

가격 35,000원

ISBN 978-89-5616-872-2 93510

나의 목표

* 토익
* 좋은
* 졸업

나의 꿈 C

진단검
나의

임상병리사

나의 미래

1 적성 및 흥미

- 자연과학에 흥미
- 탐구정신, 창의정신, 논리적 사고, 분석력
- 끈기와 인내, 소통능력 – 연구와 분석, 실험을 위해 오랜 시간 집중
- 연구, 논문 작성에 필요한 창의력, 윤리성, 언어표현능력
- 통계분석 능력(SAS, SPSS 프로그램 운용 등) – 의생명과학자로서의 활동을 위함
- 결과물의 빠른 평가로 인한 심리적 부담을 극복
- 관련 분야에 관한 심층적인 탐구 능력

2 취직 방향

- 보건 관련 국공립기관
- 제약회사(품질관리과, 합성과, 개발실)
- 생명(공)과학 관련 연구소
- 의료(기기) 관련 업체
- 의과대학 및 대학병원 연구소
- 임상검사센터
- 보건직 공무원
- 국립검역소
- 국립보건원
- 과학수사연구소
- 출입국관리소
- 전문 임상검사센터
- 국제 자격을 취득 – 해외 진출
  - 국제임상병리사 해외취업
  - 한국국제협력단 및 민간의료봉사단
  - 도핑검사관

3 업무

- 기본적으로 질병의 진단과 원인을 규명하는 업무수행
  - 검체를 의학적검사법을 통해 분석 ↵
  - 검사방법 ↵
    - 검체에 반응하는 시약을 사용해 반응 정도를 측정
    - 세포 조직 추출
      - 이상 세포 및 조직을 슬라이드로 만들어 ↵ 현미경으로 세포의 변화를 발견 – 정보를 의사에게 전달
    - 혈액, 소변에 화학적 처리를 가해 미생물,기생충 유무 조사
      - 환자의 건강 상태 파악,질병의 유무 밝힘 ↵
    - 첨단검사장비 및 분석장비의 이용 (과거 : 진단과정이 수작업으로 이루어짐)
      - 검사가 한층 신속 – 업무가 자동화, 첨단화 ↵
    - 단백질체의 지도를 활용해 유전질환 및 질병의 발현 정도를 예측
      - 질병 예방 및 관리에도 관여 ↵
- 실험실에서 약물에 대한 표본을 추출, 약물의 치료 효과 검증을 위한 동물실험
- 현재 사용 중인 검사법, 분석법을 평가하여 개선, 새로운 검사법을 연구
  - 의생명과학자로서 실험동물을 대상으로 전임상시험 수행 ↵

한 가지 영역의 업무를 수행하기도 하지만 영역간 순환을 통해 다양한 검사업무 수행

4 역할

- 헬스케어 시스템 이용자에게 효율적 수혜 최대한 적용 – 건강정보와 서비스를 제공
- 의료자원을 적정 수준에서 활용하여 정확한진단,치료결정을 내리게 함
  - 정확한 검사 결과를 제공 ↵
- 정확하고 민감성,특이성 높은 정보를 산출
  - 임상의에게 임상진료에 가장 효과성 높은 검사정보 제공 ↵

비전

- 질병과 질환이 점점 세분화되고 복잡하게 변화 – 검사방법도 세분화 되고 다양화
  - 치료 중심에 있어 임상검사의 필요성은 더욱 증대 ↵
  - 질병의 예방,치료, 건강관리에서 중요한 역할 담당 ↵
  - 그 활동 영역도 더욱 넓어짐 ↵
- 근무분야의 확대
  - 의료의 전문 분야,일반기업,기관, 관공서 등으로 확대
  - 제대혈 관련 실험, 생명보험회사의 심사업무,유전자를 통한 다양한 검사,법의학 관련 검사 분야
- 글로벌헬스케어의 분야가 각광받을 것
  - 국민들의 건강에 대한 관심이 증대
  - 질병을 사전에 예측하고 건강을 진단하는 수요증가 ↵
- 임상병리사의 사회적 역할과 중요성 부각

본 mindmap은 진단검사고
자료입니다. 임상병리학과에
미래 목표와 사명을 정하고
되기를 희망하며 제작학생의
본 마인드맵은 하나의 샘플
들의 더욱 훌륭한 의료사회적
적을 기대합니다.

0점 이상
대학 졸업
병리 국가 자격 취득 → 시험과목
- 공중보건학개론
- 조직병리학
- 임상화학
- 혈액학
- 임상미생물학
- 의료관계법규
- 해부생리학
- 임상생리학

임상병리사로 취직

업과제로 제작한
한 새내기들에게
행하는데 도움이
넌어 게재합니다.
상병리학과 학생
창의적인 미래 개

진단검사과학의 미래

1 의료기술의 변화 → 진단 민감도, 진단 향상도, 특이도 향상
→ 맞춤의학, 약리유전체학, 치료진단에 활용

2 의료 환경의 변화 → 현장검사(POC)의 확산
- 의사,환자의 현장 검사 방식 선호
  - ↳ 현장검사 증가
    - ↳ 임상병리사의 역할 변화 요구
- 검사서비스의 변화
  - 로컬병원 의원 등에 당뇨크리닉 등 전문 크리닉 설치
  - 일일 외과 수술의 증가
  - 이동형 신속 진단 및 치료센터 개발
    - ↳ 환자이동의 패러다임 전환

3 질병 진단의 확장
- 췌장암 – 혈액검사를 통해진단
- 암전이 – CTC를 이용
- 피부암 – CTC를 이용
- B형,C형 간염의 간암으로 이행할 때 유전자
- 알레르기 빠른 진단 – AAO 바이오센서 이용 – 미량의 혈액 이용
- 난치성 두경부암 – PI3K 시그날 돌연변이와 염증성 사이토카인인 예측인자 이용
- 암 조기진단법 – 암세포를 육안으로 확인하는 진단법 개발

4 영역별 기술 개발 전망
- Diagnostic biochemistry – 점점 더 정확하고 자동화 된 실험
- Diagnositic immunology – DNA 칩은 개인의 면역 시스템의 유전적 특성 결정을 가능하게 할 것
- Histo-compatibility – 기존의 혈청학 검사는 DNA 기반 테스트로 대체
- Haematology – 새로운 소형 현장 진료 장치
- Microbiology – DNA 칩은 신속하고 정확한 결과를 산출할 것으로 예상됨
- Pathology – DNA 기반 분석의 응용 프로그램
- Cytology – DNA 기반 분석의 응용 프로그램
- Genetics – DNA 칩을 사용하여 개인의 유전 정보 취득